SANDRA CAMMANN

DER BLUTGRUPPEN-CODE

DAS FITNESS-GEHEIMNIS

WINDPFERD

Wichtiger Hinweis
Dieses Buch ist kein Ersatz für die Empfehlung eines Arztes. Der Leser soll vielmehr mit Informationen versorgt werden, die eine Zusammenarbeit mit medizinischen Fachleuten erleichtert. Die Informationen und Intensitätsangaben in diesem Buch sind mit Sorgfalt überprüft und lediglich eine Richtlinie. Dennoch übernimmt der Autor – auch im Hinblick auf mögliche Schreibfehler – keine Gewähr für die Richtigkeit. Eine Haftung des Autors oder des Verlages für irgendwelche Nachteile oder Schäden, die angeblich aus in diesem Buch enthaltenen Informationen oder Vorschlägen erwachsen, ist ausgeschlossen. Alle in diesem Buch vorgestellten Informationen sind für Interessierte zur Weiterbildung gedacht.
Die Namen der Sportler aus den Fallbeispielen wurden geändert und sind fiktiv, um das allgemeine Persönlichkeitsrecht dieser Menschen zu wahren. Aus Gründen der leichteren Lesbarkeit wird durchgängig die männliche (neutrale) Anredeform verwendet, die selbstverständlich die weibliche mit einschließt.

1. Auflage 2017

Umschlaggestaltung, Satz und Layout:
Jennifer Jünemann – www.bitdifferent.de
Coverfoto: Sarah Muthig
Bildnachweise Innenteil: siehe S. 224
Gesetzt aus der Weidemann
Druck und Bindung:
KESSLER Druck + Medien GmbH & Co. KG, Bobingen
Printed in Germany
ISBN 978-3-86410-154-0
www.windpferd.de

Inhaltsverzeichnis

Vorwort

Der menschliche Körper ist das Zuhause der Seele. Dieses Heim sollte man sich schön einrichten. Für maximales Wohlbefinden – ein Leben lang. Die meisten Menschen verbringen jedoch viel kostbare Zeit beim Arzt, sobald ihr Körper streikt. Dabei ist dieses Streiken oft nur ein wichtiges Warnsignal. Störungen im sensiblen System zeigen sich durch vielfältige Symptome. Zeit und Geld könnte man sich oft sparen, denn leichtere Beschwerden vergehen oft wieder von selbst.

Vor einigen Jahren hat auch mein Körper gestreikt. In dieser Zeit habe ich mich intensiv mit Studien beschäftigt, die sich mit menschlichen Blutgruppen und deren Auswirkungen auf typische Gesundheitsprobleme beschäftigen. Ich entdeckte viele Theorien, die Krankheiten mit Blutgruppen in Verbindung brachten. Auch wenn diese Hypothesen nicht alle wissenschaftlich belegt sind, so fand ich es doch erstaunlich, dass es immer mehr Forschungsarbeiten über den Zusammenhang von Krankheitsveranlagungen und dem Blut gibt.

Auffällig erschien mir auch die Verbindung zwischen der Art der Blutgruppe, körperlichen Belastungsgrenzen, dem Sozialverhalten und der Ernährung. Diese für mich neuen Theorien wandte ich daraufhin an mir selbst an. Innerhalb weniger Wochen gehörten meine jahrelangen Beschwerden der Vergangenheit an.

Die Blutgruppentheorie hat sehr viel Ähnlichkeit mit der Lehre des Ayurveda. In der alternativen Medizin ist Ayurveda als ganzheitliche Heilmethode anerkannt, wenngleich die wissenschaftlichen Beweise (noch) nicht existieren.

Das Fundament des Ayurveda ist anders strukturiert als die bekannte Schulmedizin. Und doch ist es eine Heilmethode, welche sich anpasst und individuell ist. Die Lehre besagt, dass jeder Mensch über eine individuelle Zusammensetzung der drei charakteristischen Doshas verfügt. Die Doshas beeinflussen die Lebensenergie und bestimmen den Körperbau, die Persönlichkeit und den allgemeinen Gesundheitszustand. Die drei Doshas heißen Vata, Pitta und Kapha. Jeder Mensch hat unterschiedliche Anteile dieser Energien in sich. Auch das Schlafverhalten, die Stress-Resistenz oder Vorlieben für bestimmte Gerichte werden von den Doshas beeinflusst. Als gesund gilt ein Mensch im Ayurveda, wenn sich die Doshas im Gleichgewicht befinden.

Es dauert eine Weile, bis man sich in dieses System eingearbeitet hat. Ayurveda-Ärzte haben bereits ein mehrjähriges Studium hinter sich, wenn sie diese Lehre praktisch anwenden. Die westlichen Denkansätze der Blutgruppentheorie hingegen sind oft einfacher zu verstehen.

Immer suchen Menschen nach Rastern oder Systemen, um Tendenzen im Verhalten oder in der Gesundheit zu verstehen. Mit dem Wissen um die Blutgruppe können ähnlich wie beim Ayurveda Menschen in vier Typen eingeteilt werden. Diese Typen haben herausragende Charaktereigenschaften, bestimmte Anfälligkeiten für Krankheiten und unterschiedliche Voraussetzungen, was die Verarbeitung von Stress angeht. Natürlich spielen auch Bewegung und die damit verbundenen Stoffwechselprozesse eine große Rolle.

In diesem Buch werde ich Ihnen die wichtigsten Zusammenhänge erläutern, die für eine gesunde Lebensweise in Abstimmung mit Ihrer Blutgruppe notwendig sind. Auch psychosoziale Tendenzen der einzelnen Blutgruppentypen werden vorgestellt, die von Heilpraktikern, Psychologen und einem ganzen Volk – den Japanern – seit vielen Jahren beobachtet werden. Trotz dieser Tendenzen soll dieses Buch hervorheben, dass jeder Mensch individuell, einzigartig und liebenswert ist.

Erfahren Sie nun, warum der 0-Typ ständig in Bewegung ist, der A-Typ auf sein Herz Acht geben sollte, der B-Typ in Balance bleiben muss und der AB-Typ mit Gehirnjogging gut beraten ist.

Sie wissen Ihre Blutgruppe nicht? Dann tun Sie Gutes und spenden Blut. Im Spenderausweis wird Ihre Blutgruppe vermerkt.

Ihre Sandra [illegible]

Eine Geschichte, die das Leben schreibt

Es begann im Jahr 1977. In einer staubigen Turnhalle saßen plaudernde Eltern am Rand. Viele kleine Kinder sprangen vergnügt im Entenmarsch auf ein Minitrampolin. Danach wurde über eine umgedrehte Sitzbank balanciert, auf Teppichfliesen durch die Halle gerutscht und mit einem kleinen Sprung auf einen Kasten gehüpft. Die Kinder hatten Spaß wie auf einem Spielplatz.

Eins von diesen Kindern war ich selbst. Damals war ich zwei Jahre alt. Ich wurde älter und in den Folgejahren wurden nur noch Talente beim Turnen gefördert. Mit einigen anderen saß ich oft auf der Bank. Meine Motivation zum Geräteturnen sank dramatisch. Niemals hätte ich mir damals erträumen lassen, dass Sport der wichtigste Teil meines beruflichen Lebens werden könnte.

Erst mit 17 Jahren wurde mein sportlicher Ehrgeiz geweckt. Laufen, Radfahren, Inline-Skating und Krafttraining – ich konnte von diesen Individualsportarten gar nicht genug bekommen. Als Dauerkunde im Fitness-Studio ließ ich keinen Aerobic-Kurs aus. Mit einer kleinen Gruppe von gleichgesinnten Frauen tanzten wir die wildesten Choreographien, bis der Boden von Schweiß getränkt war. Aus faul und träge wurde athletisch und dynamisch – eine junge Frau voller Lebensfreude. Als eine beliebte Trainerin aus meinem Fitness-Studio ausfiel, fragte mich die Koordinatorin, ob ich mir vorstellen könne, selber Kurse zu geben. Mit Anfang Zwanzig absolvierte ich deshalb eine Trainerausbildung, machte etliche Fortbildungen und nahm ein paar Jahre später mein sportwissenschaftliches Studium auf. Währenddessen bildete ich selber in Fortbildungen und auf Kongressen neue Trainer aus.

15 Jahre später – kurz nachdem unser Sohn geboren wurde – kam der körperliche Zusammenbruch. Drei Jahre lang kämpfte ich mit chronischen Nasennebenhöhlenentzündungen, Bauchschmerzen und einem Gefühl der Kraftlosigkeit. Meinen Kindern ein Buch vorlesen? Das kostete mich zu viel Energie. Ich schleppte mich ins Fitness-Studio und bündelte meine ganze Kraft für die täglichen Kurse. Die Zeit davor verbrachte ich liegend auf dem Sofa. Ich dachte, so müssen sich alte Menschen fühlen. Aber so alt war ich nun wirklich nicht. Ständig diese Schmerzen und die Kraftlosigkeit – mir war klar, dass das nicht der normale Alltag einer jungen Mutter sein konnte. Doch aus ärztlicher Sicht war bei mir alles in Ordnung. Häufige Infektionskrankheiten sollen schließlich bei jungen Eltern normal sein. Aber eine Erkältung über drei ganze Monate? Mit nur wenigen Tagen Pause, bis die nächste im Anmarsch ist? Manchmal wusste ich nicht so recht, wie ich es schaffen sollte, mit dem Fahrrad von der Arbeit nach Hause zu radeln. Kraftlos und weinend stand ich einmal minutenlang am Wegesrand, bis ich mich endlich überwinden

konnte loszufahren. Mit der Kraftlosigkeit kam die Depression. Meinen Körper mochte ich schon lange nicht mehr. Die überschüssigen Speckrollen an Bauch und Hüften wollten durch das Stillen meines Sohnes und den Sport einfach nicht verschwinden. Bei jedem Blick in den Spiegel sah ich eine gut genährte *Mami*. Tatsächlich wollte ich lieber wie ein Personaltrainer aussehen, denn das war mein Beruf. Doch authentisch ist ein Personaltrainer nur, wenn man ihm die Sportlichkeit auch ein wenig ansieht. Ich stand zu Hause vor dem Spiegel, zupfte an meinem Bauch herum, kaufte mir zu enge Jeans, schwelgte in schönen Erinnerungen und bekam davon richtig schlechte Laune. Mein Gefühl und mein Verstand flüsterten mir zu, dass es einen Weg aus diesem Dilemma geben müsste.

An diesem Tiefpunkt angelangt, erweckte ein Buch meine Aufmerksamkeit: Die Blutgruppendiät von Dr. D'Adamo. Peter James D'Adamo ist ein US-amerikanischer Forscher und Arzt der Naturheilkunde. Er gilt als weltweiter Experte der Glykobiologie. Nach seinen Erfahrungen und Erkenntnissen sollte sich die Ernährung eines Menschen nach seiner Blutgruppe richten. Mich beeindruckten in seinem Buch die biochemischen Zusammenhänge zwischen der Ernährung und dem Immunsystem. Ich hatte wieder Hoffnung auf ein gesünderes Leben – das Leben eines aktiven Menschen mit der Blutgruppe 0. Für mich begann nun ein spannendes Experiment: Schrittweise durchbrach ich meine Ernährungsgewohnheiten. Meinen Kaffee ohne Milch trinken? Unmöglich! Auf meinen kurzfristigen Energiekick durch Nudeln verzichten? Ausgeschlossen! Ich fluchte und ich verzweifelte fast, bevor ich mich endlich sammelte. Viele Lebensmittel wurden von meinem Speiseplan gestrichen: jene, die ich nicht mehr essen sollte, und andere, die mir einfach nicht schmeckten. Oft wurde ich in Versuchung geführt, wenn ich unterwegs war. Dann schlug ich mir entweder selbst auf die Finger oder riskierte gemeine Bauchschmerzen, die mich wiederum die ganze Nacht quälten. Ich wollte nicht länger der Spielball meiner körperlichen Probleme sein. Deshalb entwickelte ich einen starken Ehrgeiz, diese gesundheitliche *Lernaufgabe* zu einem guten Ende zu bringen. Die Verzweiflung wich, als ich kreativ wurde. Meinen Milchkaffee trank ich zunächst mit Mandelmilch. Später ersetzte ich den Kaffee durch Matcha-Tee. Meine Brötchen am Morgen backte ich selber aus Dinkelmehl. Mittlerweile gibt es gute Waren ohne Weizen in ganz normalen Bäckereien zu kaufen, was das Zeitmanagement im Alltag doch sehr erleichtert. Seit einem Jahr verzichte ich sogar weitgehend auf Gluten. Das bedeutet: Backwaren kommen nur noch selten auf den Tisch. Dafür esse ich jeden Tag eine Handvoll Walnüsse und eine große Schale Obstsalat zum Frühstück. Ich vermeide Fertignahrung und versuche, möglichst alles frisch zuzubereiten. Mein Nahrungsanteil an Obst und Gemüse ist dadurch noch einmal gestiegen. Hinzu kommen hochwertiges Fleisch, Fisch und Eier, welche durch ihren tierischen Eiweißanteil die Grundlage für meine sportlichen Höhenflüge sind.

Doch aller Anfang ist schwer. Zu der Müdigkeit und den Bauchschmerzen gesellten sich schlechte Laune und Kopfschmerzen. Erst nach sechs Wochen der Quälerei kam endlich der lang ersehnte Durchbruch. Mein Stoffwechsel fing an zu *feuern*. Die Schmerzen und Entzündungen wurden stetig weniger. Die Kraft kam zurück. Schon bald wurde aus dem Verzicht und Austausch von Nahrungsmitteln Genuss. Dazu begannen die Pfunde zu purzeln. Das Leben wurde leichter. Die Energie kam explosionsartig zurück. Nun musste ich lernen, diese Energie zu bündeln und zu halten. Meinen Trainingsplan stellte ich um von langen Ausdauereinheiten auf kurze, intensive Intervalle, die zeitlich gut in den Alltag mit Kindern und Beruf passten.

Zehn Kilo Körperfett hat mein Körper nach der zweiten Schwangerschaft durch die Nahrungs- und Sportumstellung endlich abgeschüttelt. In nur wenigen Wochen hatte ich mein Idealgewicht aus den *Zwanzigern* wieder. Muskeln kamen zum Vorschein, die hartnäckige Speckrolle um den Bauch verschwand und ich konnte endlich Sport auf hohem Niveau treiben. Ich entdeckte das Laufen wieder für mich. Laufen ist für mich heute die beste Möglichkeit, um Stress abzubauen. Seit ich weiß, dass ich die genetischen Voraussetzungen eines Urzeitkriegers in mir trage, kann ich viel besser mit der ständigen Adrenalinausschüttung und den damit verbundenen Emotionen umgehen. Mein hohes Energiepotential halte ich nun seit mehreren Jahren. Richtig krank war ich seither nicht mehr und leichte Erkältungen ziehen schnell vorüber. Auch der Blick in den Spiegel ist keine Qual mehr, sondern das stolze Ergebnis einer konsequenten Lebensstiländerung.

Die Blutgruppe als genetischer Code

Seit es Menschen gibt, wird das Blut als Träger der Lebenskraft gesehen. Blut ist der Urstoff des Lebens und die Farbe Rot das Symbol von Leben und Fruchtbarkeit. Ein österreichisch-US-amerikanischer Pathologe und Serologe hat sich bereits vor einem Jahrhundert der Faszination des Blutes angenommen. Karl Landsteiner interessierte sich für die Besonderheit des roten Saftes in unserem Körper. Er stellte fest, dass die Blutübertragung von einem Menschen zum anderen eine Reaktion nach sich zog, die das Blut des Empfängers oft verklumpte und zersetzte. Karl Landsteiner untersuchte die Zusammenhänge zwischen Antigenen und Antikörpern im Blut und bündelte seine Ergebnisse in einzelne Blutgruppen. 1930 erhielt er für die Entdeckung des AB0-Systems den Nobelpreis für Medizin. Das Blut ist ein wichtiges Erkennungs- und Abwehrsystem. Es schützt vor Infektionskrankheiten, indem es eingedrungene Erreger bekämpft und unschädlich macht. Welche Infekte das Blut besonders schnell bekämpft, ist im genetischen Code eines Menschen festgelegt. Dieser steckt in nur einem einzigen Tropfen Blut, der eine Mischung aus Wasser, Salzen und Milliarden von Zellen und Eiweißen ist. Den flüssigen Teil nennt man Blutplasma. Die festen Bestandteile setzen sich zusammen aus verschiedenen Zellen wie roten und weißen Blutkörperchen sowie Blutplättchen. Sie haben bei jedem Menschen dieselben Aufgaben, aber je nach Genetik unterschiedlich vererbte Merkmale. Rote Blutkörperchen (Erythrozyten) sind ringförmig aufgebaute Zellen, die wie fleißige Ameisen arbeiten. Sie binden Sauerstoff und Kohlendioxid und tragen diese durch die Blutbahnen. Erythrozyten werden wie alle Zellen im Körper von einer Membran umhüllt. Diese Strukturen sind von Zelle zu Zelle unterschiedlich. Die roten Blutkörperchen besitzen in ihrer Membran Kohlenhydratreste, die sich an Eiweißstrukturen heften. Auf der Zelloberfläche finden sich verschiedene Glykoproteine – die Blutgruppen-Antigene. Diese sind auch im Speichel, in den Schleimhäuten, im Magen, in der Leber, im Dünndarm – einfach überall, wo verdaut wird. Fremde Antigene aus der Nahrung, von Viren oder Bakterien können eine Immunabwehrreaktion auslösen. Das Immunsystem erkennt die eingedrungenen *Fremdlinge* an ihren Zelloberflächen. So kann das Immunsystem zwischen körpereigenen und körperfremden Zellen unterscheiden. Als Reaktion auf fremde Antigene werden Antikörper gebildet. Antikörper sind wie Polizisten, die Antigene unschädlich machen.

Durch den Körper eines erwachsenen Menschen fließen vier bis sechs Liter des kostbaren Saftes durch 100.000 Kilometer Blutbahnen. Dabei nimmt das Blut auf seinem Weg alles mit – von Nährstoffen, Sauerstoffmolekülen bis hin zu Giftstoffen.

Das Herz pumpt Unmengen von Blut kraftvoll bis hin zu den Haarwurzeln. Es wirkt wie ein stromerzeugendes Wasserwerk. Blut ist deswegen nicht nur ein Transportmittel, es leitet auch Energie durch den Körper. Bewegt sich der Mensch, fließt das Blut noch schneller durch die Adern und die Haut gibt Wärme ab. An kalten Tagen hingegen wird weniger Blut an die Oberfläche geschickt, damit der Körper von innen wohlig warm bleibt. Das Blut wirkt also kühlend wie eine Klimaanlage oder erhitzend wie ein Heizkörper.

Antikörper: Polizisten im Einsatz

Auch in Pflanzen und Tieren sind Antigene zu finden. Sobald diese *Nahrungsmittel-Antigene* den Körper erreichen, beginnt er mit einer Immunreaktion. Bereits im Kindesalter wird der Körper vielen Antigenen ausgesetzt. Dabei lernt er, wer Freund oder Feind ist. Ein gut ausgebautes Immunsystem ist das natürliche Ziel dieser Entwicklung. Es soll stark und gesund bleiben. Doch in der letzten Lebensphase baut der Körper wieder ab – die Abwehrkräfte lassen nach. Wünschenswert wäre es daher, auch in fortschreitendem Alter die Abwehrkräfte zu erhalten.

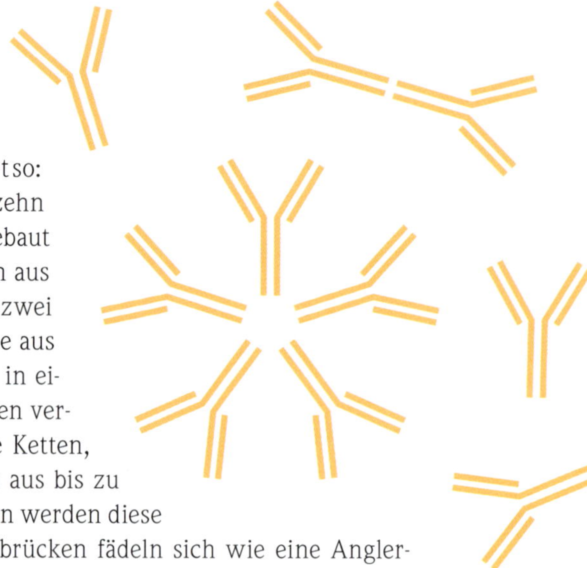

Das Abwehrsystem unseres Körpers funktioniert so: Antikörper (Immunglobuline) besitzen bis zu zehn Bindungsstellen für Antigene. Sie sind aufgebaut wie ein Schmuckstück in Y-Form und bestehen aus Polypeptiden – einem Zusammenschluss von zwei leichten und einer schweren langen Perlenkette aus Aminosäuren. Je nachdem wie sich die Perlen in einer Kette anordnen, bekommen die Peptidketten verschiedene Funktionen und Eigenschaften. Die Ketten, aus denen Antikörper gestrickt sind, bestehen aus bis zu 440 Aminosäureresten. Durch Schwefelbrücken werden diese Einzelteile zusammen gehalten. Die Schwefelbrücken fädeln sich wie eine Anglerschnur durch die einzelnen Perlen und geben ihnen ihre einzigartig vollendete Form. Das passende Gen sorgt hier für die richtige Ordnung – dieser Code ist in jedem Körper individuell festgelegt.

Fertig gebildete Antikörper schwirren durch den Blutkreislauf wie funkelnde Diamanten. Sie sind so klein, dass sie über die feinsten Blutkapillaren in alle Körpergewebe gelangen können. Schlägt der Körper nun Alarm, weil ein Fremdkörper eindringt, steigt der Immunglobulin-Wert rasch an. Die Antikörper lassen ihre Maske fallen und werden zum kampfbereiten Polizisten: Wie ein Superkleber verbinden sich Antikörper mit fremden Antigenen. Eine Kette von Abwehrreaktionen wird ausgelöst. Allein durch das Besetzen des fremden Parasiten kann dieser bereits unschädlich gemacht werden. Den Immunglobulinen ist das in der Regel nicht genug. Der Fremdkörper bekommt eine Marke aufgeklebt. Durch diese Markierung werden kleine Fresszellen (Makrophagen) angelockt. Sie verschlucken den kompletten Erreger und können ihn dadurch unschädlich machen. Danach kommt die Aufräumtruppe und befördert die Zellklumpen inklusive Makrophagen aus dem Körper heraus. Immunglobuline können sich auch an Giftstoffe heften, die mit der Nahrung aufgenommen oder durch Bakterien im Körper abgesondert werden. Giftstoffe werden dadurch komplett ummantelt. Danach werden sie transportfähig gemacht, bevor sie einen Schaden anrichten können. Antikörper sind also das Produkt einer Immunreaktion und ständig in Alarmbereitschaft.

Unter den Antikörpern gibt es Spezialtruppen, die individuell ausgebildet sind. Sie sind vollkommen unterschiedlich zusammengesetzt und durch ihren Aufbau nur für spezielle Zwecke einsetzbar: Immunglobuline G (IgG), A (IgA), M (IgM), D (IgD) und E (IgE). Den größten Anteil mit 75 Prozent machen die IgG aus, welche auch dauerhaft im Einsatz gegen Bakterien und Viren sind. Kommt der gleiche Erreger nach ein paar Tagen oder Wochen wieder in den Körper, schießt dieser eine große Menge IgG ins Blut, um eine erneute Erkrankung zu verhindern. Die *IgG-Polizisten* sind so clever, dass sie sogar während einer Schwangerschaft durch die Plazenta dringen und den ungeborenen Fötus schützen können. Dieser Schutz hält bis zu drei Monate nach der Geburt an.

Immunglobuline G verteilen sich auf weitere vier Spezialeinheiten – die sogenannten Subklassen. IgG1 ist am häufigsten vertreten und der wichtigste Gegner von Viren. Auch IgG2 kommen oft vor. Es kümmert sich um Bakterien wie zum Beispiel Streptokokken. IgG3 wird im Körper in geringer Anzahl gebildet. Es kümmert sich wie IgG1 um die virale Abwehr. Auch IgG4 ist in geringen Mengen nachweisbar. Dieses ist ein allergen-spezifisches Antigen, welches unter einer Hyposensibilisierung gebildet wird zum Beispiel bei Kontakt mit Bienengift.

Immunglobulin A (IgA) lauert an der Oberfläche von Schleimhäuten auf den Feind. Weitere IgA-Truppen befinden sich auf den Schleimhäuten im Darm, im Rachen und in der Nase. Es macht etwa 17 Prozent aus und kann Krankheitskeime und Allergene direkt vor Ort eliminieren, ohne dass wir von diesem Kampf etwas mitbekommen. Zu einer Immunreaktion kommt es jedoch, wenn die Erreger stärker oder in der Überzahl sind. IgA wird über die Muttermilch auf den Säugling übertragen – eine sinnvolle Einrichtung der Natur.

Immunglobulin M (IgM) ist die Rakete unter den Antikörpern. IgM agieren schnell – sie reagieren sofort bei Eindringen eines Erregers in den Körper und schlagen die Alarmglocken. Wie Aufklärer einer Truppe arbeiten IgM mit IgG Hand in Hand. Deswegen werden IgM auch als Frühantikörper bezeichnet. Bei dem Erstkontakt mit einem Erreger steigt die Konzentration von IgM rasch an, bei einem Zweitkontakt bleibt sie gering. So halten sich IgM und IgG normalerweise die Waage.

Immunglobulin D (IgD) ist das seltenste aller Antikörper. Viel ist über IgD nicht bekannt. IgD ist scheu und zeigt sich nicht gerne. Dafür arbeitet es vermutlich im Untergrund als verdeckter Ermittler. IgD sitzt auf der Oberfläche von B-Lymphozyten und schwirrt mit letzteren durch den Blutkreislauf. Die B-Lymphozyten wiederum gehören zu den weißen Blutkörperchen, die sich um die Abwehr der Krankheitserreger kümmern, indem sie die Immunglobuline produzieren. Die Vermutung liegt nahe, dass IgD den Zustand *sichtet* und Meldung an die Lymphozyten abgibt, damit diese gezielt Immunglobuline produzieren können.

Immunglobulin E (IgE) ist die letzte Antikörper-Spezialeinheit. IgE kümmert sich nur um die VIPs unter den Feinden: Insbesondere um Allergien und die Abwehr von Wurminfektionen. Produziert wird IgE im Lymphgewebe, das in der Nähe der Atemwege und des Verdauungstraktes liegt. Von dort gelangt IgE in das Blut. Immunglobulin E spielt bei 90 Prozent aller allergischen Reaktionen eine Rolle, ist aber nur in sehr geringen Mengen nachweisbar. Es bewirkt eine Veränderung in der Zelle, wenn Allergene mit der Haut und

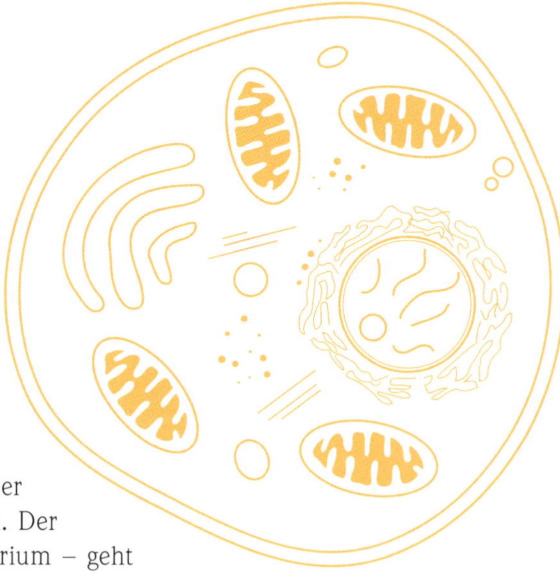

den Schleimhäuten in Verbindung kommen. Dadurch werden verschiedene biochemische Stoffe wie Histamin ausgeschüttet und eine Entzündungsreaktion hervorgerufen.

Wie Nahrung zu Gift wird

Niemand würde auf die Idee kommen sein Auto absichtlich mit dem falschen Kraftstoff zu betanken. Ein Dieselmotor fährt mit Benzin zwar zunächst weiter, aber auf Dauer geht der Motor kaputt. Mit unserem Körper ist es ähnlich. Der Motor in jeder einzelnen Zelle – das Mitochondrium – geht zugrunde, wenn Stoffe aus der Nahrung eine negative biochemische Reaktion auslösen. Mitochondrien sind wie Antriebsmotoren mit aufladbaren Batterien, welche Energie produzieren, speichern und verteilen. Eine menschliche Zelle hat ca. 1.500 Mitochondrien. In der Muskulatur und in der Leber gibt es noch viel mehr davon. Ohne diese Powerakkus ist kein Leben möglich. Durch den falschen Kraftstoff können jedoch vereinzelte Mitochondrien verschleißen, verstopfen und zugrunde gehen. Wenn diese Antriebsmotoren absterben oder sich selbstständig machen, kann das gesamte System zusammenbrechen. Unser Körper ist jedoch komplizierter gebaut als ein Auto. Es gibt mehr als vier Kraftstoffe zur Auswahl. Eine Vielzahl von Lebensmitteln muss clever kombiniert werden. Gerade das Überangebot an Nahrungsmitteln macht viele Menschen oft krank. Schnell muss es gehen im stressigen Alltag. Wer zudem hungrig den Supermarkt betritt, handelt wie ein Kreuzfahrttourist am All-inclusive-Buffet. Es wird alles in den Korb gepackt, was das Angebot hergibt. In der Regel wird auch alles aufgegessen. Viele Jahre kann der Körper Ernährungssünden wegstecken. Manche Menschen bekommen davon gar nichts mit und essen fleißig weiter. Dabei ist es ein wenig wie bei der Entstehung von Karies an den Zähnen – in kleinen Schritten richtet sich der harte Kern zugrunde. Erst wenn das Loch entstanden ist, kommt der quälende Schmerz.

Die Nahrungsmittel werden bereits im Mund und Magen zu Brei verarbeitet und in kleinste Teilchen aufgespalten. Später können sie ins Blut abgegeben werden. Was der Körper nicht braucht, führt er über das Verdauungssystem einfach wieder ab. Die biochemischen Teile aus der Nahrung werden mit dem Blut durch den gesamten Körper geschleust. Die Polizisten unseres Immunsystems werden aufgeweckt. Sie machen an den Grenzübergängen fleißig ihre Arbeit. Fremdkörper sind in so gut wie jedem Nahrungsschwung dabei. Oft werden die Antikörper in der Masse von schlechten Nahrungssubstanzen überrascht und schaffen die Arbeit nicht. Das Immunsystem wird überfordert, wenn die Einheiten ständig überlastet sind. Angstzustände, Neurodermitis und Migräne bringen die meisten Menschen aber nicht damit in Zusammenhang.

Jeder Mensch hat mindestens eine Nahrungsmittelunverträglichkeit. Nicht alles, was essbar ist, ist auch gesund und verträglich. Die meisten Beschwerden äußern sich in Verdauungsstörungen wie Bauchschmerzen, Blähungen oder Durchfall. Die Symptome treten oft einige Stunden später auf. Manchmal liegen zwischen dem Verzehr des Nahrungsmittels und den Beschwerden sogar einige Tage.

Nahrungsmittelunverträglichkeiten sind eine kleine Dosis Gift, die bei täglichem Konsum auf lange Sicht den Körper krank machen können: Durch die ständig erhöhte Anzahl der Antikörper, richtet sich nach vielen Jahren der Körper gegen sich selbst. Dabei sind Nahrungsmittelunverträglichkeiten ein Gesundheitsrisiko, das man ganz einfach beseitigen könnte.

Unverträglichkeiten sollten jedoch nicht mit einer Nahrungsmittelallergie verwechselt werden. Bei einer Allergie gibt es heftige Reaktionen, die unmittelbar nach dem Verzehr der Nahrung bis zu zwei Stunden danach auftreten. Das Immunsystem reagiert mit einer schnellen Ausschüttung des Hormons Histamin. Zusätzlich erhöht sich die Konzentration von IgE-Antikörpern wie zuvor beschrieben.

Superkleber Lektin

Neben den Antikörpern gibt es einen weiteren Abwehrstoff in Nahrungsmitteln und im Körper: Lektin. Auch dieser kann ordentlich Bauchschmerzen bereiten. Lektin ist eine Eiweißverbindung, die sich an Kohlenhydrate heftet – ähnlich wie ein Antikörper. Diese Eiweißverbindung wirkt wie ein Klebstoff. Sie neigt dazu, das Blut zu verklumpen. Ihre eigentliche Aufgabe im Körper besteht jedoch nicht darin, den Körper selbst zu zerstören. Vielmehr können Lektine sich mit Bakterien und Viren verbinden. Sie befinden sich in hoher Zahl oberflächlich auf der Leber, dem Darm, der Lunge oder dem Herzen. Von dort fangen sie Parasiten und Bakterien ein. Fremde Lektine aus der Nahrung können jedoch aufgrund ihrer Klebereigenschaft großen Schaden anrichten. Jedes Lektin hat eine andere biochemische Zusammensetzung – genau wie unsere Antigene. Komplette Systeme und Organe werden angegriffen, wenn körperfremde Lektine mit dem eigenen Antigen unverträglich sind. Besonders gut bestückt sind Hülsenfrüchte. In rohem Zustand sind Hülsenfrüchte für jeden Menschen hochgiftig. Die darin enthaltenden Lektine können rasend schnell das Blut verklumpen und sich überall festsetzen, wo sie eine Stelle zum

Andocken finden. Innerhalb kurzer Zeit verstopfen die Arterien. Durch den Garvorgang wird die Eiweißstruktur der Lektine jedoch in den meisten Fällen elementar verändert. Trotzdem reagiert der Körper in Einzelfällen auch auf die durch Hitze biochemisch veränderten Glykoproteine zum Teil besonders stark – meist wieder in Form von Bauchweh und Durchfall.

Lektine kommen in fast allen Lebensmitteln vor. Besonders in Hülsenfrüchten, Fisch, Getreide und Gemüse. Jedoch sollte man nicht gleich bei jedem Bissen in Panik verfallen. Normalerweise kann der Körper mit einer individuell angepassten Ernährung alle Lektine beseitigen. Viel wichtiger ist, die Lektine zu beachten, die der jeweiligen Blutgruppe Schaden zufügen können. Bahnen sie sich ihren Weg in den Verdauungstrakt, können Entzündungen der Schleimhäute und Verdauungsstörungen die Folge sein.

Lektine greifen unterschiedliche Organe und Systeme im Körper an. Bleibt das Nahrungslektin nach dem Angriff der körpereigenen Antikörper unversehrt, nistet es sich irgendwo in den Zellen ein und zerstört eine gesamte Region. Es blockiert die Wiederherstellung der Schleimhäute in Magen und Darm und erhöht die Durchlässigkeit des Darms. Dauerhaft führt das zu Entzündungen in dieser Region. Eine Besonderheit stellt das Lektin aus Weizen dar. Dieses wird bei Hitze kaum verändert und kann somit eine von mehreren Ursachen entzündlicher Erkrankungen der Magen- und Darmschleimhaut sein. Auch das hormonelle Gleichgewicht wie zum Beispiel die Produktion von Insulin kann durch Lektine maßgeblich gestört werden. Besonders Sportler haben mit Weizenlektin oft Probleme. Dieses verbindet sich mit dem körpereigenen Acetyl-Glucosamin, welches zum Aufbau von Gelenkstrukturen gebraucht wird. Wird dieses Monosaccharid an das Weizenlektin gebunden, kommt es leichter zu Verletzungen und vielfältigen Gelenkproblemen. Außerdem wird das Muskelwachstum gehemmt. Zudem verändert dieses Lektin die Struktur von Immunzellen. Generell führt ein zu hoher Getreidekonsum zu einem verringerten Vitamin D-Spiegel, was besonders in den Wintermonaten ein Problem darstellt.

Mittlerweile sind die industriemäßig angebauten Weizensorten so *multiresistent* gegen natürliche Widrigkeiten, dass auch der Mensch zunehmend Schwierigkeiten hat, diese Weizensorten aufzuschlüsseln und zu verwerten. Gute Alternativen zu Weizen sind daher Hirse, Amaranth, Hafer, Quinoa und Dinkel.

Grundbaustoff Eiweiß

Antigene und Antikörper, sowie viele andere Stoffe im Körper, sind aus Eiweißstrukturen aufgebaut. Diese Proteine kann der Körper nicht selber herstellen und müssen mit der Nahrung aufgenommen werden. Dabei spielt die biologische Wertigkeit der Nahrung eine wichtige Rolle. Diese beschreibt die Qualität von eiweißhaltigen Nahrungsmitteln. Die biologische Wertigkeit gibt an, wie viel Körpereiweiß aus 100 Gramm Nahrungseiweiß aufgebaut werden kann. Der höchste Wert wird mit 100 angegeben. Jedes Eiweiß besteht aus verschiedenen Aminosäureresten. Es gibt Aminosäuren, die der Körper nicht selber herstellen kann. Um genau zu sein, sind es acht lebensnotwendige, die mit der Nahrung aufgenommen werden müssen. Zwei weitere sind in der Wachstumsphase von Kindern wichtig. Diese essentiellen Aminosäuren bilden immer ein Team und richten sich nach dem schwächsten Teammitglied: Fehlt eine Aminosäure in der Nahrung gänzlich, kann von den restlichen anderen keine im Körper verwendet werden. Ein Nahrungseiweiß ist daher immer nur so wertvoll wie seine limitierende Aminosäure.

Da es kaum Lebensmittel gibt, in denen alle lebensnotwendigen Aminosäuren im perfekten Verhältnis vorkommen, müssen Nahrungsmittel miteinander kombiniert werden wie beispielsweise die Kartoffel mit Quark. Nur tierische Lebensmittel wie Eier, Fleisch und Fisch haben von Natur aus eine hohe biologische Wertigkeit.

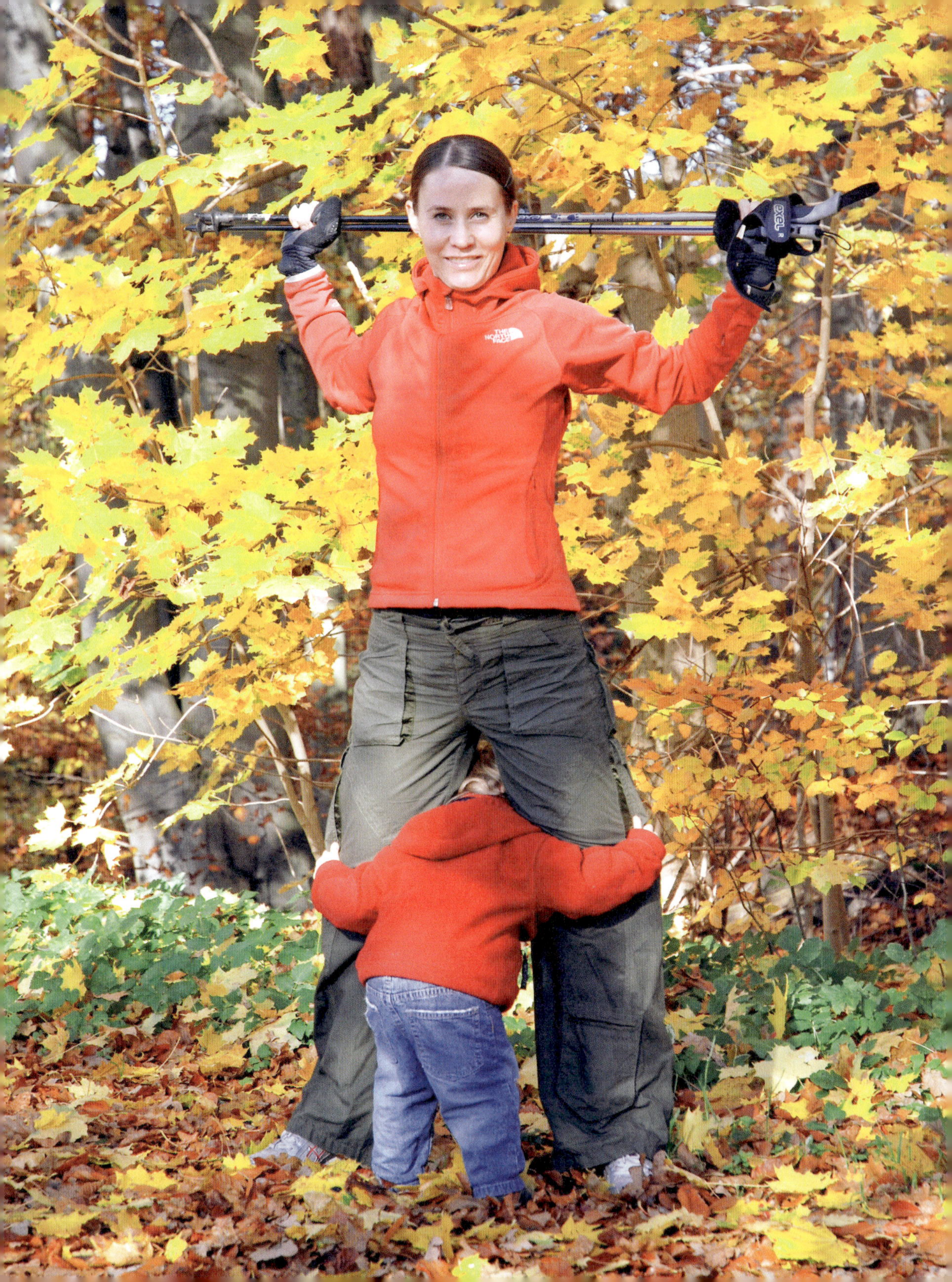

DIE INDIVIDUALITÄT DER BLUTGRUPPENTYPEN

„Sag mir deine Blutgruppe und ich sage dir, wer du bist" – seit 1916 glauben die Japaner fest daran, dass anhand der Blutgruppe auch Rückschlüsse auf die Persönlichkeit des Menschen gezogen werden können. In Japan wird jeder Fremde nach seiner Blutgruppe befragt. Für Japaner ist diese Frage so normal, wie bei uns nach dem Tierkreiszeichen für das Horoskop.

Der japanische Psychologe Furukawa Takeji veröffentlichte 1927 eine Reihe von Artikeln, in denen er seine Beobachtungen über die Blutgruppen beschrieb. Japaner haben seitdem kein Verständnis dafür, dass man seine eigene Blutgruppe nicht kennt. Mittlerweile hat sich ein blühender Markt von Zeitschriften, Partnervermittlungen und Personalberatern ergeben, die Unternehmern bei Personalentscheidungen helfen, den perfekten Mitarbeiter nach der Blutgruppe zu finden. Jeder japanische Teenager kennt den genetischen Code seines Idols – sogar fiktive Mangafiguren und Charaktere aus Computerspielen werden den Blutgruppen zugeordnet.

Als *Pseudowissenschaft* wurden diese Theorien in den vergangenen Jahren abgetan. Neuere Untersuchungen belegen jedoch, dass die Persönlichkeit eng mit den Genen verbunden ist. Japanische Forscher haben im Jahr 2014 die Hypothese aufgestellt, dass ein Zusammenhang zwischen dem Blutgruppen-Gen und der Produktion von Hormonen wie Dopamin besteht. Dopamin ist unser Glückshormon. Bei geringer Ausschüttung scheint es einen Menschen impulsiv zu machen, was besonders auf den Bluttyp 0 zutrifft. Deshalb ist Bewegung für ihn elementar: Insbesondere Ausdauersport erhöht nachweislich den Dopaminspiegel und wirkt dadurch ausgleichend auf die Psyche. Auch die französische Psychologin Leon Bourdel ermittelte auf Grundlage der Blutgruppen vier verschiedene Persönlichkeitstypen: A, B, AB und 0. Menschen suchen immer nach Mustern und Beweisen. Bei all den Beobachtungen, die Psychologen, Ärzte und Wissenschaftler in Bezug auf die Blutgruppe und ihre Persönlichkeitsmerkmale gemacht haben, geht es lediglich um eins: die optimale Gesundheit. Die Beobachtungen und Studien können helfen, beim Individuum genau da anzusetzen, wo es hakt. Therapeuten und Trainer bekommen einen Wegweiser an die Hand. Sie müssen keine Experimente durchführen und können gezielter auf Probleme eingehen. Ernährungsvorlieben, Stressmanagement, Bewegungsniveau und die Anfälligkeit für Krankheiten zeigen einen wichtigen Leitfaden, um das Gleichgewicht von körperlicher und seelischer Gesundheit wieder herstellen zu können.

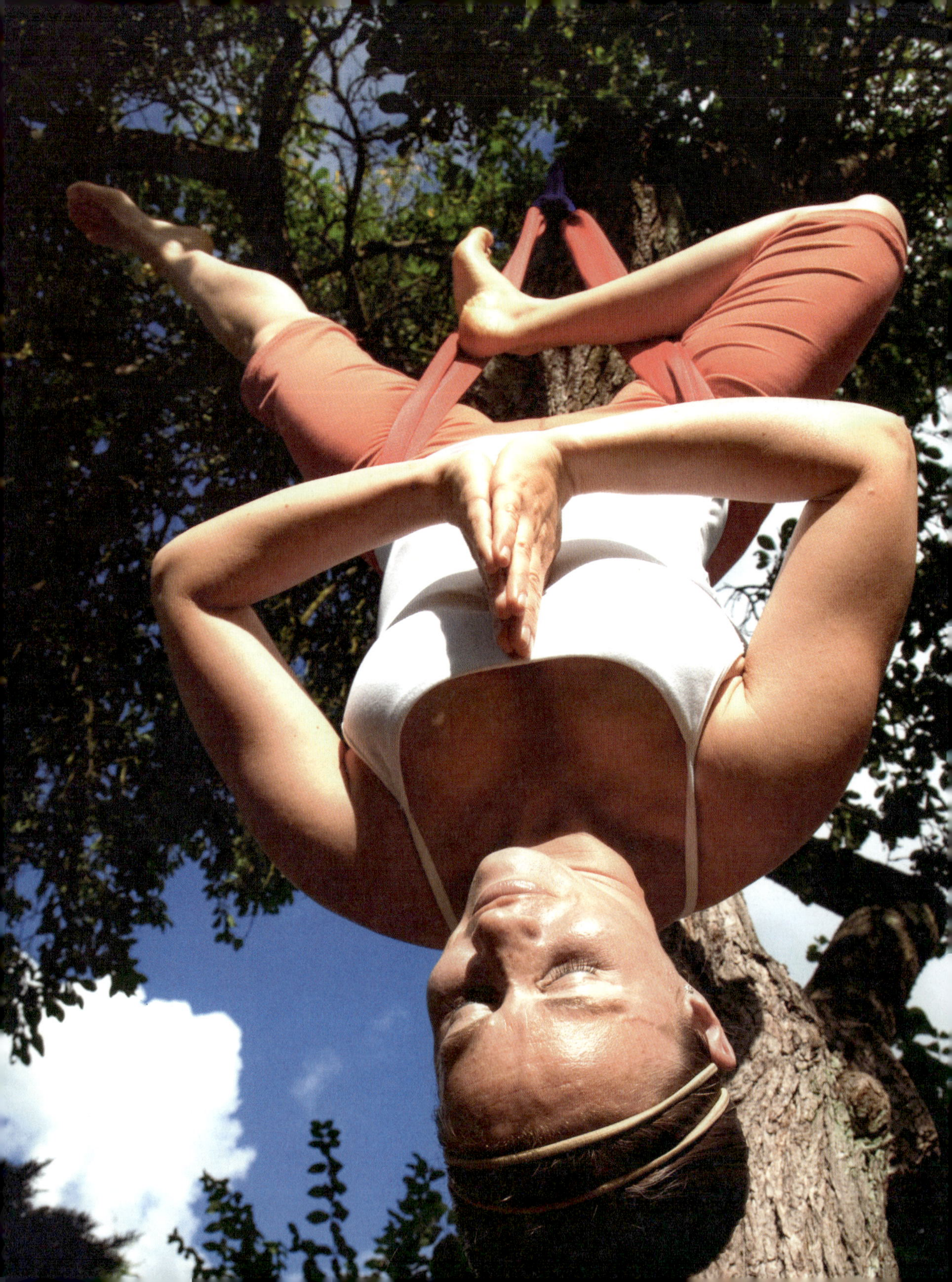

Blutgruppe 0

In der Geschichte der Menschheit ging es primär ums Überleben. Urzeitmenschen hatten athletische Körper und waren den ganzen Tag in Bewegung. Forscher haben durch den Fund der Neandertaler rekonstruieren können, dass diese bereits vor 43.000 Jahren Blutgruppe 0 hatten. Damit scheint Blutgruppe 0 die älteste von allen Blutgruppen zu sein. Krieger aus Urzeiten waren sehr robust und litten selten an Krankheiten. Das liegt daran, dass diese Blutgruppe mehr Antigene gegenüber Krankheitserregern besitzt als alle anderen. Ihr Blut ist flüssiger und damit auch nicht so anfällig für Gefäßverschlüsse. In Ihren Körpern schlagen kräftige, gesunde und aktive Herzen.

In unserer modernen Welt lässt die Genetik in manch einer Situation das das Verhalten aus Urzeiten wieder hervortreten. Emotionen kochen schnell über und ein wütender Krieger hat früher zu seinen Waffen gegriffen, sich verteidigt und getötet. Heutzutage kann der Krieger-Typ seinem Chef nicht einfach einen Pfeil in die Brust rammen, wenn er sich von ihm angegriffen fühlt. Emotionen müssen kontrolliert werden. Diese Kontrolle erhält der impulsive Bluttyp 0 durch sein tägliches Sportprogramm.

Der 0-Typ hat sehr viel Energie, ist aufgeschlossen, selbstbewusst und optimistisch. Er trägt sein Herz auf der Zunge, ist ausdrucksstark und ehrgeizig. Das macht ihn oft zu einer starken Führungspersönlichkeit. Der 0-Typ ist teamfähig und liebt es, Menschen um sich herum zu haben. Erst die Zusammenarbeit mit anderen lässt ihn bei der Arbeit richtig aufblühen. Hochgesteckte Ziele, Arbeitsdruck und viele Aufträge genießt er besonders. Doch dabei übersieht er manchmal wichtige Details. Ihm fehlen in der Eile Präzision und Hartnäckigkeit. In der Regel interessiert es ihn nicht, was andere über ihn denken und er setzt gerne alles auf eine Karte. Dabei ist er sehr geduldig und ausdauernd. Die große Stärke der Blutgruppe 0-Träger ist die Fähigkeit, mit Menschen umzugehen.

Intensiver Sport und Bewegung ist ein Muss für den 0-Typ. Die Freude an der Bewegung überwiegt. Er ist der perfekte Athlet. Von allen Bluttypen ist der 0-Typ daher der kräftigste mit der höchsten Lebenserwartung. Durch Sport blüht er regelrecht auf und er hat einen kräftigen Körperbau. Menschen mit der Blutgruppe 0 sind sehr sesshaft und naturverbunden. Schnelle Veränderungen im Leben bereiten ihnen Sorgen und Ängste. Die Einheit aus Natur und Bewegung ist der optimale Ausgleich zu einem stressigen Alltag. Doch der Kreislauf kann schnell träge werden. Ein regelmäßiges Fitnessprogramm ist daher unerlässlich. Nicht nur die Batterien werden dadurch aufgeladen – der 0-Typ schafft durch körperliche Bewegung auch geistige Klarheit für starke Leistungen im Alltag.

Neben der Bewegung sollte der 0-Typ genau auf die Ernährung achten. Nur mit dem richtigen Kraftstoff kann er seine ganze Energie entfalten. Tierisches Eiweiß ist extrem wichtig für seine Muskulatur und einen gesunden Organismus.

Nimmt der Körper eines 0-Typs zu wenig hochwertiges Eiweiß mit der Nahrung auf, kommt es schon bald zu einem chronischen Mangelzustand. Die Muskulatur baut ab, weil der Körper das darin enthaltene Eiweiß für andere Stoffwechselprozesse benötigt. Außerdem wird das Immunsystem anfällig für Infekte.

Der Hungerstoffwechsel

Der Stoffwechsel ist *Herr* über alle biochemischen und physikalischen Abläufe im Körper. Das bedeutet: Nahrung wird in Energie umgewandelt, körpereigene Strukturen wie Muskeln, Knochen und Sehnen werden gebildet, Hormone und Enzyme produziert und vieles mehr. Die einzelnen Stoffwechselprozesse können sich beim Bluttyp 0 jedoch ständig ändern. Das bereitet ihm oft Probleme, verschafft ihm manchmal aber auch Vorteile. Eine bewusste Steuerung dieses Systems funktioniert nur, wenn man die Zusammenhänge versteht.

Der Stoffwechsel ist von Natur aus wie ein Brennstoffofen. Wenn der Brennstoff stimmt, feuert der Ofen langanhaltend und mit viel Energie. Dieser Ofen kann mit unterschiedlichen Stoffen betrieben werden. Bei einem hohen Aktivitätslevel nutzt dieser Ofen zur Verbrennung mehr Fette. Unter einer Voraussetzung: Die Ernährung ist kohlenhydratarm. Kohlenhydrate sind die erste Wahl für den Körper, um schnell Energie freizusetzen. Auch das Gehirn benötigt Glucose, um leistungsfähig zu bleiben. Zunächst erscheint es also wichtig, viele Kohlenhydrate mit der Nahrung aufzunehmen. Viele Kohlenhydrate im Blut stoppen jedoch die Fettverbrennung. Der Körper schaltet erst auf die Fettverbrennung um, wenn Kohlenhydrate aufgebraucht sind und nicht mehr von außen zugeführt werden. In diesem Fall kann der Körper selbstständig aus anderen Substanzen im Körper Glucose herstellen. Dieses clevere System kann den Energiehaushalt ständig mit Hilfe von körpereigenen Fetten und Eiweißen aufrecht halten. Als Erstes greift sich der Körper die Eiweißreserven im Muskel, um Energie zu gewinnen. Dabei entstehen erhebliche Nachteile: Die Muskeln schrumpfen und die Kraft lässt nach. Das Gleiche kann der Körper aber auch mit Fettreserven anstellen. Auch hier schrumpft etwas am Körper, aber kaum jemand wird den Speckröllchen nachtrauern. Die Frage ist nur, wie wir die Systeme dahin lenken, dass sie überflüssiges Fett in Energie umwandeln und eben nicht die kostbaren Eiweißreserven angreifen. Die wichtigste Rolle in diesem Prozess spielen Ketonkörper. Sie sind Zwischenprodukte, die beim Abbau von Fetten entstehen. Ketonkörper werden gebildet, wenn unser Körper mehr Energie benötigt, als ihm von außen zugeführt wird. Auch bei einer kohlenhydratarmen Ernährung muss der Stoffwechsel vermehrt auf Ketonkörper zugreifen. Bei einem niedrigen Blutzuckerspiegel steuert das Hormon Glucagon die Bildung von Ketonkörpern. Das Ganze funktioniert so: Fett wird zunächst aus dem Blut und später aus dem Gewebe abgebaut. Es wird in viele freie Fettsäuren gespalten, welche über das Blut transportiert werden. In der Leber werden aus Acetyl-CoA diese Fettsäuren in Ketonkörper umgebaut. Durch das Acetyl-CoA werden Ketonkörper auch für die Zelle transportfähig gemacht. Die Fettpölsterchen sind damit einem ständigen Wandel unterzogen. Der Körper definiert sich – Muskeln werden sichtbar. Ein typisches Zeichen für einen gesunden athletischen Körper des 0-Typs. Die vermehrte Energiebereitstellung über die Fette funktioniert allerdings nur, wenn der Körper intensiv belastet und mit der Nahrung viel Eiweiß und hochwertiges Fett aufgenommen wird.

Der Bluttyp 0 muss die Balance bei der Steuerung der Stoffwechselprozesse wahren. Er neigt häufig zu Extremen. Für ihn ist es daher besonders wichtig, dass er in der Ernährung einen basischen Ausgleich für seinen Körper schafft, um einer Übersäuerung durch zu viele Eiweiße, Fette und intensiven Sport entgegenzuwirken. Die bewusste eiweißreiche Ernährung mit einem hohen Anteil an Gemüse und Obst sind deswegen für diesen Bluttyp elementar.

Kohlenhydrate – weniger ist mehr

Nicht nur der Körper – auch das Gehirn eines gesunden 0-Typs profitiert von einer *ketogenen* Diät. Neben einer deutlichen Gewichtsabnahme und gesunkenen Blutfettwerten haben amerikanische Wissenschaftler bei Probanden ein verbessertes Körpergefühl und eine höhere geistige Aktivität im Gehirn festgestellt. Intensiv erforscht wird der Zusammenhang zwischen dem Gehirn und der in den Mitochondrien erzeugten Lebensenergie. Die Besonderheit der Mitochondrien ist ihr eigenes genetisches Erbgut. Dadurch können sie sich unabhängig von der Zelle, in der sie sich befinden, vermehren. Je mehr Mitochondrien in der Zelle vorhanden sind, desto mehr Energie hat der Mensch. Mit fortschreitenden Alterungsprozessen im Gehirn tritt in der Regel eine verminderte Energieversorgung der Hirnzellen ein. Schuld soll die nachlassende Leistungsfähigkeit der Mitochondrien sein. Dieser Prozess ist schleichend und kaum merkbar. Die Vermutung macht sich stark, dass eine kohlenhydratreiche Ernährung die Kraftwerke der Zellen regelrecht verstopfen. Mit Atmung, UV-Strahlung, Umweltgiften, Genussmitteln, Medikamenten und einer kohlenhydratbetonten Ernährung erhöht sich automatisch der *oxidative Stress* in der Zelle. Rostiges Eisen, das Braunwerden aufgeschnittener Äpfel und ranzige Butter – sie alle unterliegen einem Oxidationsprozess. Durch oxidativen Stress wird giftiger Müll angehäuft, der im schlimmsten Fall zum Untergang der Zelle führt. Natürlich erlischt damit auch die

Kraft der Mitochondrien. Durch die biochemische Stoffwechselreaktion in der Zelle mit den Kohlenhydraten entstehen freie Radikale, die ihr Unwesen treiben. Übertreibt man oxidativen Stress, kommt es zu einem schleichenden Verstopfungsprozess der Zelle. Was aber viel schlimmer ist: Es entstehen keine Schmerzen – der Mensch bekommt davon in der Regel nichts mit. Nur durch einen Blick in den Spiegel: Oxidativer Stress führt zu vorzeitiger Hautalterung. Das jugendliche Aussehen geht verloren. Die Haut wird faltig, grau und verliert an Elastizität.

Gänzlich auf Kohlenhydrate verzichten sollten Sportler jedoch keineswegs. Besonders nach intensivem Training gilt es, die Glykogenspeicher in den Muskeln und der Leber wieder aufzufüllen. Diese finden sich aber auch zahlreich in Gemüse und Obst und müssen nicht durch weiter verarbeitete Lebensmittel wie Brötchen, Pizza und Nudeln aufgenommen werden.

Stoffwechselblockaden

Ein jahrelanger Konsum von Nahrungsmitteln mit Gluten kann dem 0-Typ seine gesamte Kraft nehmen. Statt schlank und athletisch wird er träge und baut Fettgewebe in Form von Rettungsringen auf. Die Kalorien aus der Nahrung werden nicht mehr effektiv genutzt. Das Gewicht auf der Waage steigt. Der Stoffwechsel verklebt und wird in seinen Abläufen immer langsamer.

Glutenfreie Lebensmittel erobern mittlerweile auch in Deutschland den Lebensmittelmarkt und scheinen die Antwort auf alle Probleme zu sein. Machen Sie sich aber unabhängig von der Industrie und ihrem suggestiven Marketing selber ein Bild von Gluten, welches das Klebereiweiß vom Getreide ist.

Dieser Kleber besteht aus den zwei Proteinen Prolamin und Glutelin. Kommen diese Eiweißstoffe mit Wasser in Verbindung, entsteht eine gummiartige elastische Masse. Die typische Konsistenz eines Mehlteiges. Ohne diese Klebereigenschaften würde das Mehl nicht backen. Dabei ist die Menge des Gluten für die Backeigenschaft von großer Bedeutung. Weizen besitzt besonders viel Gluten und ist daher das meistgenutzte Mehl für Brot und Gebäck. Das Klebereiweiß ist sehr dehnbar und sorgt durch seinen Gärprozess mit Kohlendioxid dafür, dass das Gebäck aufgehen kann. Das fertige Brot behält nur seine Form, weil alles so gut klebt.

Zahlreiche Ernährungsratgeber empfehlen viel Getreide in Form von Vollkornbrot und Nudeln. Tatsächlich versorgen die Körner den Körper mit Kohlenhydraten, Vitaminen und wichtigen Ballaststoffen. Aber nicht jeder verträgt das gute Stück Brot am Morgen. Im Gegenteil: Bei vielen Menschen reicht schon ein Bissen aus, um quälendes Bauchweh hervorzurufen. Wenn alles krampft, folgen vielleicht noch Übelkeit, Durchfall und Blähungen. Ist man erst einmal sensibilisiert gegen Gluten, gibt es kein Zurück mehr. Das Krankheitsbild nennt sich Zöliakie und zählt zu den Autoimmunkrankheiten. Eine Entzündungsreaktion in den Darmzotten schwächt das Nervensystem. Diese winzigen Schleimhautfalten ummanteln den gesamten Darm. An dieser Stelle werden alle wichtigen Nährstoffe aus dem bereits verarbeiteten Nahrungsbrei herausgefiltert und an das Blut weitergegeben. Bei einer Entzündung flacht die Innenseite des Darms ab und es können kaum noch Nährstoffe aufgenommen werden. Der Körper kommt in einen Mangelzustand. Ein unterschwelliger Entzündungszustand kann sich über Jahre unbemerkt entwickeln. Vielleicht hat man ab und zu mal Bauchschmerzen oder fühlt sich abgeschlagen. Aber dann kommt es noch schlimmer: In dem Moment, wo Gluten über die Darmzotten ins Blut gelangt und nicht von den Antikörpern in Schach gehalten wird, gelangt es auf direktem Weg in die Zelle.

Dafür gibt es oft eine genetische Veranlagung. Unverdaute Gliadine – die Eiweißstrukturen aus dem Weizen – werden im Darm mit Hilfe des Enzyms Gewebetransglutaminase chemisch verändert. Das eigene Abwehrsystem erkennt über körpereigene Moleküle wie das HLA-DQ2 oder HLA-DQ8 die fremden Eiweißstrukturen und heftet sich an seine Fersen. Dieses *Histokompatibilitätsantigen* ist besonders für Zöliakie empfänglich. Der HLA-Genkomplex kontrolliert die Entzündungs- und Abwehrreaktionen in der Dünndarmschleimhaut. Durch den immer wiederkehrenden Kontakt mit Gluten wird durch den HLA-Genkomplex eine dauerhafte Entzündungsreaktion ausgelöst. Nur etwa 20 Prozent der Gesamtbevölkerung besitzt diese HLA-Genotypen. Über 98 Prozent der Zöliakiepatienten besitzen mindestens eins der beiden. Sind diese Genkomplexe im Körper gar nicht vorhanden, ist die Wahrscheinlichkeit eines Ausbruches dieser schwerwiegenden Autoimmunkrankheit sehr gering. Dennoch muss es nicht immer die Zöliakie sein, die das Leben beeinträchtigt. Eine Glutenunverträglichkeit hat viele Gesichter. Manchmal macht sie sich erst viele Jahre später durch Verdauungsprobleme, Kopf- oder Gelenkschmerzen bemerkbar. Dr. D'Adamo hat beobachtet, dass Menschen mit der Blutgruppe 0 auffallend häufiger Probleme mit Gluten haben als alle anderen Bluttypen.

Lebensmittel aus Weizen sollten daher gänzlich vom Speiseplan gestrichen werden, wenn bereits erste Probleme aufgetreten sind. Wer nicht ganz darauf verzichten möchte, kann es zunächst mit Einschränkungen probieren – im Sinne von einer reduzierten Kohlenhydrataufnahme und damit der besseren Fettverbrennung.

Ein bisschen sauer macht fit

Der Stoffwechsel ist die ausgefeilte Technik in unserem Motor. Um den Motor zum Laufen zu bringen, brauchen wir Energie. Diese wird im Muskel und im Bindegewebe der *Mitochondrienkraftwerke* produziert und heißt ATP (Adenosintriphosphat). In der Zelle wird ATP durch Enzyme in ADP (Adenosindiphosphat) und ein freies Phosphat aufgespalten. Das freie Phosphat ist reine Energie, die zur Muskelanspannung genutzt wird und Wärme freisetzt. Die Muskulatur hat aber leider nur eine sehr geringe Menge dieser Energie im Speicher – für eine Belastung von etwa einer Sekunde Dauer. Dafür liefern alle Zellen im Körper mit der aeroben (mit Sauerstoff) Energiebereitstellung ATP für sportliche Höchstleistungen. Je mehr ATP im Umlauf ist, desto intensiver und länger kann die sportliche Betätigung ausfallen. Die Bereitstellungsprozesse für verfügbares ATP müssen daher rasend schnell ablaufen, wenn Beine, Arme und Rumpf in Bewegung bleiben sollen. In den Mitochondrien der Zelle laufen viele biochemische Reaktionen ab: Kohlenhydrate und Fettsäuren werden zu Kohlendioxid abgebaut, damit der freigesetzte Wasserstoff zu Wasser werden und die gewonnene Energie als ATP zur Verfügung stehen kann. Bei niedrigen Belastungen kann dieses System ausdauernd sanft Energie bereitstellen. Aber was ist, wenn Anforderung und Belastung steigen? Wenn der Sportler einen Sprint einlegt, ist schnell Schluss. Der Körper muss auf Plan B zurückgreifen, um Energie freizusetzen. Zum Glück gibt es ein weiteres Stoffwechselsystem, welches parallel abläuft und ohne Sauerstoff auskommt – die anaerobe Energiebereitstellung. Dafür baut sich der Körper zusätzlich eine Helfertruppe auf – Milchsäure (Laktat). ATP wird in diesem Fall gewonnen, indem Glukose über mehrere Zwischenstufen zu Laktat verwandelt wird. Laktat schwirrt dann als Zwischenprodukt in den Muskelfasern und im Blut herum, bis es schließlich in der Leber wieder zu Glykogen umgewandelt wird. Eigentlich genial. Wäre da nicht ein Nachteil: Milchsäure macht den Körper im wahrsten Sinne des Wortes sauer. Arme und Beine werden schwer. Bei intensivem Training am *Limit* ist nach wenigen Minuten Schluss. Nach Abbruch der sportlichen Aktivität beginnt der Körper mit der Regeneration und baut alle Stoffwechselreste im Körper wieder ab. Auch das ADP muss wieder zu ATP aufgebaut werden. Das kostet zusätzlich Energie. Nach dem Training ist daher vor dem Training. Denn in der Erholungsphase kommt es darauf an, welcher Kraftstoff getankt wird, damit die Speicher sich wieder hundertprozentig auffüllen können. Mit einem guten Trainingszustand kann die individuelle Laktat-Toleranzschwelle bewusst nach oben verschoben werden. Ziel eines sportlichen Trainings ist es also auch, möglichst hohe Belastungen lange durchhalten zu können. Besonders wichtig ist diese Grenzüberschreitung für den Bluttyp 0. Für ihn ist eine leichte Übersäuerung des Körpers nicht schlimm, sondern aufgrund der Genetik tägliches Programm. Leider fühlen sich auch Mücken von dieser Übersäuerung angezogen.

Sie reagieren auf Körpergeruch, Schweiß, Körperwärme, Kohlendioxid aus der Ausatmung und auf Milchsäure. Japanische Wissenschaftler fanden in einer kürzlich veröffentlichten Studie heraus: Besonders Sportler mit Blutgruppe 0 werden überproportional häufig gestochen. Der Bluttyp A wird nur halb so oft gestochen und Bluttyp B liegt genau dazwischen.

Stoffwechselrakete H_2O

Sauer macht lustig, aber nicht auf Dauer. Das ganze System kippt, wenn es der Bluttyp 0 mit dem Sport übertreibt, sich einseitig eiweißreich ernährt oder zu wenig Wasser aufnimmt. Der Körper besteht zu 70 Prozent aus Wasser. Er verliert bis zu drei Liter täglich durch intensive sportliche Belastungen über den Schweiß und die Stoffwechselprozesse. Wasser ist lebensnotwendig für alle Blutgruppen, aber der 0-Typ braucht besonders viel davon. Das liegt an seinem Stoffwechsel, der nur auf Hochtouren arbeitet, wenn genügend H_2O zur Verfügung steht. Wasser wird zum Transport der Nährstoffe benötigt, für die Beseitigung von Abfallstoffen und viele andere Aktivitäten im Körper. Dabei wird es permanent in Wasserstoff und Hydroxydion gespalten und wieder zu H_2O zusammengesetzt. Der Zellstoffwechsel kann nur durch ein Gleichgewicht von Wasser aufrecht gehalten werden und ist damit für die Gesundheit ein wichtiger Garant. Reines Quellwasser ist für den Stoffwechsel am einfachsten zu verarbeiten und liefert die höchste H_2O-Menge. Auch Kaffee, Tee und Softdrinks enthalten Wasser, jedoch auch Koffein, Zucker, künstliche Süßstoffe und chemische Zusätze, die der Körper im Stoffwechsel wieder abbauen muss. Dabei wird dann wieder H_2O verbraucht. Viel gewonnen ist mit diesen Getränken also nicht.

Dem 0-Typ wird empfohlen für einen funktionierenden Stoffwechsel zwei bis drei Liter reines Quellwasser am Tag zu trinken. Über den Tag verteilt, denn auf Vorrat kann Wasser im Körper nicht gespeichert werden. Der Körper kann Wasser nur kleine Mengen in den Stoffwechsel einspeisen, der Rest geht wieder verloren und wird ausgeschieden.

Abfall- und Giftstoffe können bei fehlendem Wasser nicht vom Körper ausgeschieden werden. Besonders betroffen ist das Bindegewebe. Dieses weiche Gewebe wird auch Matrix oder Faszien genannt und ist das wichtigste Informationssystem des Körpers. Es ist eine wasserreiche Zwischenzellsubstanz. Das Bindegewebe vermittelt durch Flüssigkeits- und Stoffaustausch zwischen den Organzellen, dem Blutkreislauf, dem Lymphsystem, dem Hormonsystem und dem vegetativen Nervensystem. Jede Zelle bezieht somit ihre Nahrung und den Sauerstoff aus der Bindegewebsflüssigkeit. Stauen sich in der Matrix Abfallstoffe, wird diese zum Mülldepot des Körpers. Das Bindegewebe verfettet, die kollagenen Fasern quellen auf und werden hart. Die *zweite Haut* fühlt sich an wie eine zu eng gewordene Jeans. Die gute Nachricht: Durch eine tägliche Zufuhr von klarem Wasser kann dieser Zustand über mehrere Tage und Wochen wieder rückgängig gemacht werden. Stark wasserhaltiges Obst und Gemüse wie Gurken, Tomaten und Wassermelonen können zusätzlich gute Wasserquellen für den Körper sein.

Stressalarm

Chronischer Stress macht alle Menschen krank. Es sind die Anforderungen des Alltags wie der ständige Spagat zwischen Beruf und Familie. Ein kleines Kind, das morgens fiebert und nicht in den Kindergarten gehen kann, bringt nicht nur den Tagesrhythmus der berufstätigen Mutter oder des Vaters durcheinander, sondern treibt leider auch den Stresspegel in die Höhe. Der 0-Typ reagiert darauf mit Wut und Aggression. Wird der Stress nicht innerhalb kürzester Zeit behoben, schaltet der Körper ab und ermüdet irgendwann in seiner Fähigkeit, auf eine echte Gefahr angemessen zu reagieren. Die biochemische Reaktion des Körpers auf Stress ist also eine Art Reflex, der nicht zum dauerhaften Gebrauch geeignet ist.

In einer echten Stresssituation wird das vegetative Nervensystem in Schwung gebracht. Dieses reagiert auf die Außenwelt und stellt die Brücke zur Innenwelt her. Das sensible vegetative Nervensystem kann jedoch nicht über den Willen gesteuert werden. Es entscheidet selbstständig, welche Informationen ans Gehirn weitergeleitet werden. Wie ein Geschäftsführer muss das vegetative Nervensystem wichtige Entscheidungen fällen über die Organfunktionen oder ablaufende Stoffwechselprozesse. Dabei hat es zwei vollkommen gegensätzliche Mitarbeiter, die sich optimal ergänzen: den Sympathikus und den Parasympathikus. Der Sympathikus sorgt dafür, dass der Körper im wachen Zustand funktioniert. Der Parasympathikus tut das Gegenteil. Er will nach getaner Arbeit die Regeneration einleiten. Beide sollten gleich stark sein. Sie sind über die Steuerung des Gehirns miteinander verknüpft und arbeiten mit weiteren Systemen wie dem Hormon- und dem Immunsystem zusammen. Zunächst wird in einem Stresszustand das Nebennierenmark in Alarmbereitschaft versetzt. Dieses hat seine Zentrale am oberen Rand der Nieren und ist zuständig für die Ausschüttung von Stresshormonen. Die Nebenniere ist von einer Kapsel umgeben und besteht aus der außen liegenden Nebennierenrinde und dem inneren Nebennierenmark. Hier befinden sich kleine würfelförmige Zellen, die mit winzigen Bläschen gefüllt sind. Diese speichern mit ihren chromhaltigen Farbstoffen die Stresshormone Adrenalin und Noradrenalin. Läuft der 0-Typ durch den Wald, während Blitz und Donner in eine Baumkrone einschlagen, gibt das Nervensystem den Befehl an das Nebennierenmark: „Würfel auskippen!" Stresshormone werden freigesetzt. Das Herz rast, der Puls beschleunigt sich, die Blutgefäße verengen sich, der Blutdruck steigt, der

Blutzucker erhöht sich und gibt den schnellen Energiestoß frei. Der Körper wird in Alarmbereitschaft versetzt. Während die Muskeln nun optimal mit Energie versorgt werden, kommt es im Gehirn zu einer Denkblockade. Dafür wird der Körper übermenschlich stark. Nach wenigen Minuten ist dieser Hormonkick wieder vorbei. Die Freisetzung der biochemischen Energie hat Spuren hinterlassen, die wieder abgebaut werden müssen. Etwa zehn Minuten nach der Stresssituation kommt deswegen das Hormon Cortisol. Es packt sich das überschüssige Adrenalin und baut es ab. Dadurch entspannt sich der Körper sehr schnell. Unter einer Bedingung: Die Ursache des Stresses ist behoben.

Diese biochemische Antwort auf Stress wird durch die eigene DNA festgelegt. Die Gene sind auf dem Chromosom sehr nah an die Blutgruppen-Gene gebunden. Die Blutgruppe legt in Stresssituationen fest, wie hoch die Konzentration der Hormone im Blut ist und welche Menge unter Stress freigesetzt wird. Auch die Art und Weise, wie man darauf reagiert und sich wieder erholt, ist an die Blutgruppen-Gene gekoppelt.

Das Motto *fight or flight* unserer Vorfahren steckt demnach immer noch im Blut des 0-Typen. Zum Glück hat er eine gute Strategie, damit umzugehen: Intensives Training ist für ihn wie ein Sicherheitsventil, das überschüssige Energie ablässt. Alle Menschen mit der Blutgruppe 0 haben die besondere Fähigkeit, negativen Stress körperlich abzuschütteln. Der Körper reagiert auf Stress unmittelbar mit einer Bewegung. Dadurch wird das ausgeschüttete Adrenalin im Körper gänzlich abgebaut. Eigentlich kann diesen Abbau auch das Hormon Cortisol bewirken – beim 0-Typ ist der Abbau durch dieses Hormon jedoch nicht sehr effektiv. Ein gesunder Mensch mit Blutgruppe 0 hat vielmehr die genetische Veranlagung, aufgestaute hormonelle Kräfte in kraftvolle intensive Bewegung freizusetzen. Er hat sozusagen die besondere Fähigkeit aus Stress Energie zu gewinnen. Intensive Bewegung in Stresssituationen ist für diese Menschen die reinste Entspannung.

Im Umkehrschluss bedeutet ein starrer körperlicher Zustand ein ernsthaftes Problem für den 0-Typ: Nach dem Stress kommt die Erschöpfung. Werden die Hormone nicht ausreichend abgebaut, schwirren sie weiter im Körper herum. Der Stoffwechsel verlangsamt sich. Psychische Probleme sind die Folge: Depressionen, Schlaflosigkeit, Erschöpfungs- und Angstzustände. Ein intensives und regelmäßiges Trainingsprogramm hebt nicht nur die Stimmung, es sorgt auch für körperliche Gesundheit. Für den 0-Typ ist Sport der Garant für einen schlanken und athletischen Körper, aber auch für einen entspannten Geist. So kann das Gewicht gehalten werden, das Selbstbewusstsein steigt und die Emotionen bleiben in Balance.

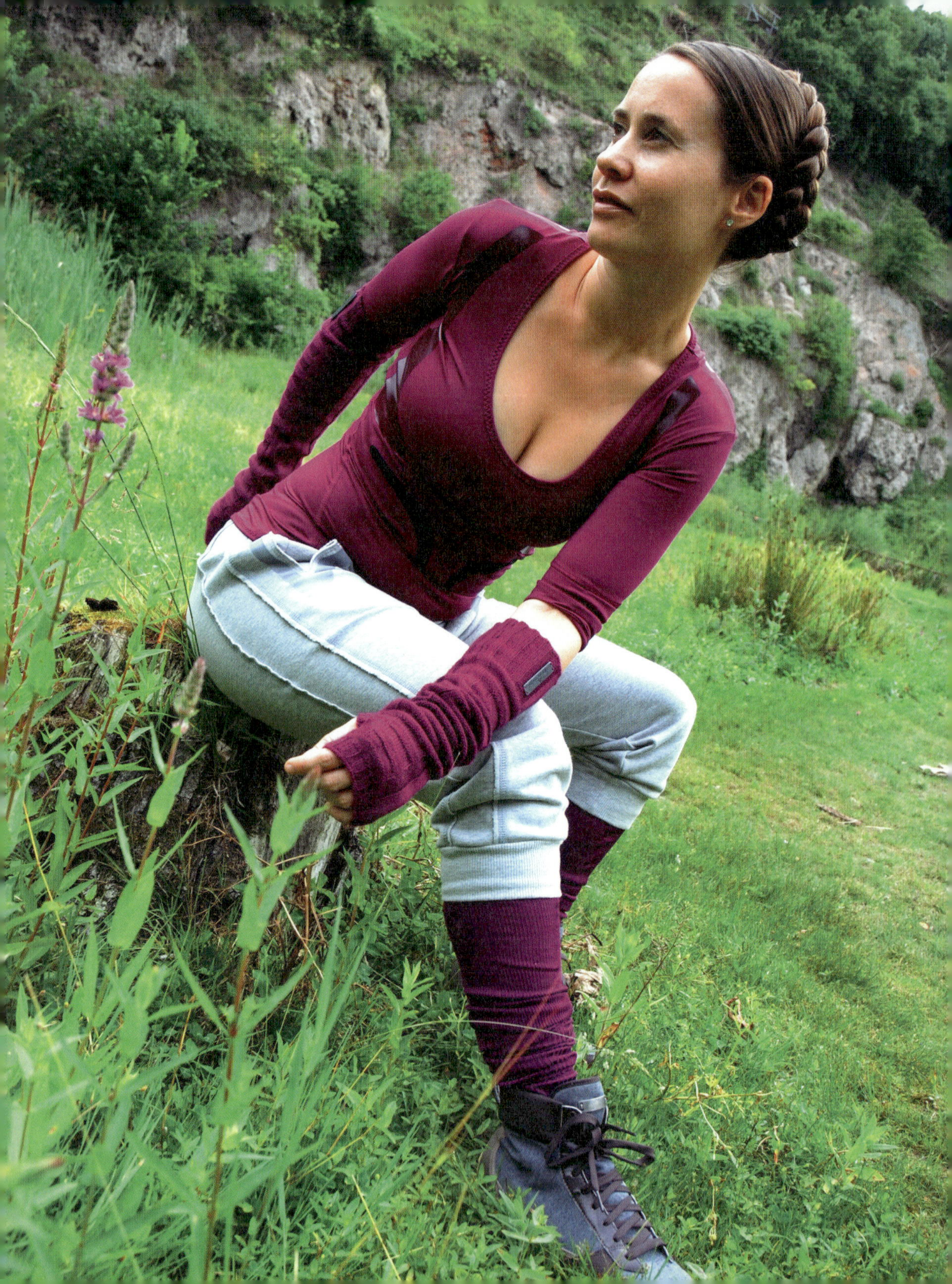

Blutgruppe A

Etwa 43 Prozent der deutschen Bevölkerung haben Blutgruppe A. Der moderne A-Typ ist die Verschmelzung von Körper und Geist, der Stress eher verinnerlicht. Für die Vorfahren war das ein wichtiger Überlebensfaktor in der Veränderung ihrer Lebenssituation. Auch heute noch ist es eine besondere Fähigkeit, mit dem Geist Stress zu verscheuchen – vorausgesetzt man weiß, wie es geht.

Der amerikanische Naturheilpraktiker Dr. D'Adamo weiß durch seine jahrzehntelangen Beobachtungen einiges über den Charakter der Bluttypen zu berichten: Der A-Typ hat zwar Selbstbewusstsein, aber oft Probleme damit, Gefühle anderen zu vermitteln oder nach außen zu tragen. Dafür sorgt er sich um andere und gilt als besonders verantwortungsvoller Mensch. Er ruht in sich, ist ein komplexer Problemlöser und guter Zuhörer. Der A-Typ ist sehr sensibel und äußerst kreativ. Kunst und Kultur entspannen seinen Geist. Oft ist er jedoch perfektionistisch und steht sich selber im Weg. Somit ist der Bluttyp A der Gegensatz vom 0-Typ: Während beim 0-Typ der Körper rastlos ist, ist es beim A-Typ der Verstand. Das sensible System gerät aus dem Gleichgewicht, wenn die Gedanken zu komplex werden. Dann wird er nervös und ist ständig in Bewegung: geistig, physisch und emotional. Diese innere Unruhe führt zu Spannungen und Ungeduld. Der A-Typ ist ein echtes Organisationstalent und er beschwert sich selten über die Arbeitsbelastung. Streit geht ihm völlig gegen den Strich. Doch manchmal wird er bis zum Äußersten getrieben. Dann platzt er innerlich und seine Reaktion ist wie ein Vulkanausbruch – der Situation oft unangemessen. Dabei ist es ihm wichtig, was andere über ihn denken. Eigentlich will er nur eins: Harmonie. Trotz seiner Geselligkeit arbeitet der A-Typ am liebsten allein. Er benötigt seinen Freiraum. Seine vielfältigen Fähigkeiten machen ihn außerdem zu einem guten *Multitasker*. Das wird jedoch oft mit körperlicher Stärke verwechselt – ständige Bewegung ist für diese Menschen nicht gesundheitsfördernd. Sport auf Wettkampfniveau wie ein Marathon kann lebensbedrohlich werden, denn zu viel Bewegung führt beim Bluttyp A zu einem Schaden an Bauchspeicheldrüse, Nebennieren und Herz.

Das Herz hat ein hohes Infarktrisiko, weil die Blutgruppen-Träger AB, A und B zu einer Verstopfung der Herzkranzgefäße neigen, wie eine US-amerikanische Studie mit 90.000 Teilnehmern gezeigt hat.

Es gibt Hinweise darauf, dass dies mit einem leicht erhöhten Wert des LDL-Cholesterins (Low density lipoprotein) zusammenhängt. Auch bei einer japanischen Probandengruppe stellte sich heraus, dass der Bluttyp A besonders oft auffällig hohe Werte aufwies. Dieser Cholesterintyp fördert neben dem ganz *schädlichen* Cholesterin – dem VLDL (very low density lipoprotein) – die Gefäßwandverkalkung und Verengung der Arterien (Arteriosklerose). Dieses Krankheitsbild wird auch Hyperlipoproteinämie genannt. Bereits Neugeborene können davon betroffen sein – genauso wie Herzinfarkt- und Schlaganfallpatienten. In Zusammenhang mit körperlichem Stress werden außerdem wichtige Energiespeicher aufgebraucht und der Körper altert vorzeitig. Innere Ruhe ist daher der Schlüssel für ein gesundes und langes Leben des A-Typs.

Achtung Blockade: tierisches Eiweiß und Einfachzucker

In der Ernährung nimmt der A-Typ eine besondere Rolle ein. Sein Körper benötigt viel weniger tierisches Eiweiß als der der anderen Bluttypen. Ein Übermaß an Eiweiß führt sogar zu Trägheit. Außerdem fehlt ihm ausreichend Magensäure, um Lebensmittel mit einem hohen Eiweißgehalt im Magen zu zersetzen.

Im Speichel, in den Schleimhäuten, in der Leber, im Dünndarm und im Magen befinden sich Blutgruppen-Antigene. Der Magensaft enthält die meisten dieser Blutgruppen-Antigene. Blutgruppe A hat von Natur aus wenig Magensäure. Es scheint, als hätte die Blutgruppe Einfluss auf die Zusammensetzung der Darmflora, welche wiederum den Stoffwechsel beeinflusst. Zudem bestimmen Blutgruppen-Antigene, wie viel Magensäure ein Mensch produziert. Neben dem Speichel ist die Magensäure ein wichtiger Verdauungssaft im Körper, der die Nahrung zerkleinert und für den Darm aufbereitet. Diese besteht aus Salzsäure, welche Krankheitskeime der Nahrung zerstört und den Darm vor Infektionen schützt. Während der Aufspaltung von tierischem Eiweiß erhöht sich normalerweise der Säuregehalt. Beim A-Typ ist das nicht der Fall. Unter anderem wird Eiweiß durch das Enzym Pepsin aufgespalten. Bei einem geringen Magensäurespiegel wird dieses Enzym jedoch gar nicht erst aktiv. Die im Magensaft schwimmenden Antigene können Pepsin sogar komplett inaktivieren. Die Folge ist eine unvollständige Eiweißverwertung. Unverdaute Teile im Verdauungssystem sind immer ein Eingriff in den Stoffwechsel der Nahrungskette. Als würde ein Fließband zum Stoppen kommen. Die Arbeiter fragen sich: „Was sollen wir mit diesem Restmüll anstellen?“ Der Körper sagt: „Raus damit!“ Eine eigene Müllverbrennungsanlage gibt es natürlich auch, aber dort bleiben Reste zurück, die Blut und Zellen verstopfen. Außerdem möchte der Körper in erster Linie eins: schnell und effizient Energie für den Körper bereitstellen. Mit der Restmüllverarbeitung will er sich nicht lange aufhalten. Nahrung liegt dadurch nicht nur schwer im Magen – es bleiben auch viele Vitamine, Mineralstoffe und Nährstoffe ungenutzt. Eiweiß braucht der A-Typ trotzdem. Neben pflanzlichen Eiweißquellen kann er ab und zu leicht verdauliches tierisches Eiweiß aus Fischen wie Lachs oder aus Geflügel konsumieren.

Im Gegensatz zur niedrigen Magensäure hat der A-Typ eine erhöhte Aktivität des Enzyms Amylase, welches für die Aufspaltung von Kohlenhydraten zuständig ist. Das bedeutet nicht, dass der tägliche Griff in die Süßigkeiten-Dose gut für ihn ist. Komplexe Kohlenhydrate aus Gemüse und Getreide sind diejenigen, die für ihn besonders bekömmlich sind.

Doch ein Kohlenhydrat ist ein rotes Tuch für den A-Typ, welches manchmal erst in höherem Alter schwere Entzündungen der Nasennebenhöhlen, Allergien und zu häufigen Erkältungen führen kann: Milch – das Sekret der Kuh. Auch Kühe haben Antigene in den Körperflüssigkeiten, die bei Nahrungsaufnahme vom Menschen eine Immunreaktion auslösen können. Zunächst wird jedoch häufig *nur* das fehlende *Spaltenzym* von Milchzucker (Laktose) als Übeltäter von Durchfall und Bauchschmerzen verantwortlich gemacht. Laktose ist ein Zweifachzucker aus der Milch, welches bei einigen Menschen nicht verdaut werden kann, wenn ihnen dafür die *Laktase* zur Aufspaltung in zwei einzelne Zucker fehlt. Bleibt die Laktose ganz, kommt es häufig zu Durchfall. Sie rutscht einfach durch und wird unverdaut vom Körper abgestoßen. Das ist unangenehm, aber nicht weiter schädlich. Bei einer vollständigen Aufspaltung der Laktose ohne offensichtliche Beschwerden kann es allerdings trotzdem zu Reaktionen im Körper kommen. Die Ursache liegt darin, dass Laktose aus D-Glukose und D-Galaktose besteht. Zusammen mit Fucose ist D-Galaktose auch Bestandteil des B-Antigens. Bei einer Aufspaltung von Laktose im Körper erkennt das Immunsystems eines A-Typs die D-Galaktose als Eindringling. Die Folge ist eine Immunreaktion. Galaktose bedeutet übersetzt *Schleimzucker*, weil es auch als Baustein in menschlichen Schleimhäuten vorkommt. Der A-Typ reagiert beim Verzehr von Milchprodukten daher häufig mit einer vermehrten Schleimabsonderung. Mehr als alle anderen Bluttypen. Zu viel Schleim wiederum ist ein guter Nährboden für Bakterien und Viren. Bei ersten Problemen mit den Nasennebenhöhlen oder asthmatischen Problemen sollte Milch daher nach Möglichkeit reduziert werden. Galaktose ist auch in vielen anderen Lebensmitteln enthalten. In Konserven, Wurst, Leber, Linsen, braunen Bohnen, Brot, Nudeln, Süßigkeiten, Bananen und sogar Tabletten und Zahnpasten befindet sich dieser Einfachzucker. Joghurt und Käse enthalten weniger D-Galaktose, können aber ebenfalls zu körperlichen Problemen führen. Oft werden anstelle von Milchprodukten Nahrungsmittel von Schaf und Ziege in kleineren Mengen besser vertragen und bieten neben Soja eine gute Alternative zu den problembereitenden Produkten.

Neben der Milch als *Hauptstoffwechselblocker* scheint auch Weizen der Blutgruppe A zu schaden. Ein hoher Verzehr an Nudeln, Brot, Müsli und Seitan lässt den Blutzuckerspiegel Achterbahn fahren. Denn Weizen enthält wie jedes andere Getreide auch viele schnell aufspaltbare Glukose-Zucker-Bausteine, die zur ständigen Insulinausschüttung anregen. Dabei ist es egal, ob Vollkornbrot oder Weißbrot gegessen wird. Der Zuckergehalt ist nahezu identisch. Nach jahrelangem Konsum kann es sogar zur Insulinresistenz kommen.

Das bedeutet, Zucker kann nicht mehr aus dem Blut abgebaut werden, weil das Hormon Insulin seine Wirkung als Rezeptor verliert. Der Zucker kann nicht andocken und schwirrt weiter durch den Blutkreislauf. Daraus resultiert ein dauerhaft erhöhter Blutzuckerspiegel, der wiederum Entzündungs-Gene anschaltet. Außerdem ist Weizen für den A-Typ ein Säurebildner. Das Säure-Basen-Gleichgewicht im Muskelgewebe verschiebt sich und der Kalorienstoffwechsel wird gehemmt, ein Teufelskreis.

Eine optimale Ernährung für Menschen mit Blutgruppe A beinhaltet daher eine vegetarische fettarme Kost aus einem hohen Anteil an saisonalem Gemüse, Nüssen, Samen, Obst und Getreide (ohne Weizen), die insgesamt ausgewogen ist.

Kopfmensch

Im Umgang mit Stress reagiert jeder Mensch individuell. Dem A-Typ steigt Stress ganz klar zu Kopf. Er setzt eine geringere Menge an Adrenalin frei als der 0-Typ, dafür hat er an anderer Stelle einen Hormonüberschuss. Diese Reaktion ist eine natürliche biochemische Antwort des Körpers, welche festgelegt ist durch die DNA. Die verantwortlichen Gene sind sehr nah an das Blutgruppen-Gen gekoppelt. Jeder Blutgruppen-Typ hat zudem seine eigenen Urinstinkte, wenn es um Stressbewältigung geht. Auch die Körperregionen, in denen sich Stress äußert, sind völlig unterschiedlich. Wird der A-Typ unter Stress gesetzt, schüttet auch er zunächst Adrenalin aus, welches im Gehirn Angst und Hyperaktivität erzeugt. Nach dieser Schnellschussreaktion kommen weitere Hormone zum Einsatz – unter anderem ACTH. Dieses soll die Produktion von Cortisol anregen, welches ähnlich wie Cortison eine entzündungshemmende Wirkung hat und als Anti-Stress-Hormon gilt. Cortisol wird in den Nebennieren auf Vorrat gebildet – anders als Adrenalin. Zwischen 05.00 Uhr und 08.00 Uhr morgens ist der Spiegel am höchsten. Wenn sich Cortisol unter normalen Umständen langsam wieder abbaut, ist der Spiegel zwischen 24 und 4 Uhr am niedrigsten. Für den A-Typ ist es besonders wichtig, vor 24 Uhr zu schlafen, damit sich der Körper vom Stress erholen kann. Sonst wird er unnötig unter Stress gesetzt. Der Cortisolspiegel bleibt hoch und der Körper speichert vermehrt Fett.

Bei ständig wiederkehrendem Stress kann sich die Größe und Aktivität einer bestimmten Hirnregion verändern – der Amygdala. Dort werden negative Emotionen wie Angst und Aggressionen verstärkt. Die Amygdala ist zuständig für die Speicherung von Erinnerungen, die sehr emotional waren. Ereignisse und Gefühle werden dort miteinander verbunden und im Langzeitgedächtnis verinnerlicht. Das kann wiederum erhebliche Auswirkungen haben im Umgang mit anderen Menschen. In diesem Gehirnbereich wird zusätzlich die Lernfähigkeit beeinflusst und die Fertigkeit, wichtige Entscheidungen zu treffen. Je mehr

Stress auf die Amygdala wirkt, desto extremer werden die Emotionen. Bei langandauernden Stressbelastungen tappt der A-Typ häufig in die *Burn-out-Falle*.

Eine weitere Gefahr bei einem chronisch erhöhten Cortisolspiegel: Die Nebennieren erschöpfen. Cortisol kann dann nicht mehr ausreichend produziert werden. Fehlt dieses Hormon, breiten sich Entzündungen im Körper aus. Dazu kommt: Das Nervensystem wird überempfindlich und schädigt die schützenden Antikörper. Das Immunsystem bricht zusammen. Die Nacht wird zum Tag und das Nervensystem läuft Amok.

Cortisol hat vielfältige Aufgaben im Körper. Vor allem aktiviert es den Stoffwechsel und fördert die Glykogenbildung in der Leber und den Nieren aus Eiweißstoffen. Der Stoffwechsel schaltet bei hohen Cortisolspiegeln vermehrt auf die Ketose um. Leider hat der A-Typ von Natur aus erhöhte Cortisolspiegel. Dadurch werden Eiweißstoffe vorwiegend aus der Muskulatur abgebaut. Für den 0-Typ ist die Ketose erwünscht, denn er ernährt sich eiweißreich und hat kein Problem, Energie in dieser Form zur Verfügung zu stellen. Für den Bluttyp A ist die Ketose jedoch ein mittelschweres Desaster und führt zur Übersäuerung des Körpers. Bei einer Übersäuerung verschiebt sich der pH-Wert im Körper. Oft bekommt man davon gar nichts mit. Dafür hat der Körper eingebaute Puffersysteme, die auf Hochtouren arbeiten. Reichen diese nicht mehr aus, um das Säure-Basen-Gleichgewicht aufrecht zu halten, kippt das System. Lunge, Nieren, Haut, Knochen und Darm arbeiten zusammen, um Normalität wieder herzustellen. Während sie sich also um das Gleichgewicht kümmern, kann es an anderen Stellen hapern. Knochensubstanz wird abgebaut, weil vermehrt basische Salze wie Kalzium und Phosphat zur Neutralisierung der Säuren mobilisiert werden und ihre Arbeit im Blut verrichten müssen. Unter anderem können Muskelverhärtungen die Folge einer chronischen Übersäuerung sein. Treffen Stress und intensiver Sport beim A-Typ aufeinander, erhöht sich der Cortisolspiegel dauerhaft. Dann kommt es zu spürbaren Problemen: Antriebslosigkeit, Entzündungen und Störungen der Immunfunktion. Für den A-Typ ist deswegen ein gutes Körpergefühl mit Erkennen der eigenen Belastungsgrenze wichtig, um die hormonelle Balance zu halten.

Entspannte Tage

Bewegung ist für den A-Typ genauso wichtig wie für alle anderen Bluttypen. Lediglich der Fokus des Trainings unterscheidet sich erheblich:

> Bluttyp A sollte sich auf sanftes Herzkreislauftraining besinnen und in der Bewegung entspannen beziehungsweise den Geist anregen.

Radfahren, langsamer Dauerlauf, gemäßigtes Krafttraining, Wandern, Yoga, Tai Chi oder Qi Gong lösen verkrampfte Muskeln und bauen aufgestaute Spannungen ab. Durch Meditation findet der A-Typ sein inneres Gleichgewicht wieder. Die optimale Zeit dafür ist der Morgen. Mehrere kleine Entspannungspausen über den Tag verteilt laden die Batterien wieder auf und zügeln den überaktiven Geist.

Sanfte Ausdauersportarten halten den Körper fit und in Schwung. Gezieltes Krafttraining kann Ungleichgewichte in der Muskulatur ausgleichen. Beruhigende fernöstliche Methoden helfen dem Bluttyp A, die Stimmung positiv zu beeinflussen. Visualisieren und Energiearbeit stehen im Hauptfokus und wirken nachweislich gegen Stress und erhöhte Cortisolspiegel. Was der A-Typ sonst noch tun kann: Im Arbeitsalltag helfen geregelte Abläufe. Schnelle Energie liefern Rituale mit mindestens zwei kurzen Pausen à 20 Minuten, in denen gedehnt, bewusst geatmet und meditiert wird. Auch die Mahlzeiten sollten nicht zwischendurch lieblos in den Mund gestopft oder ganz ausgelassen werden. Das wäre wieder eine Stressbelastung für den Körper, auf die er mit einer Erhöhung des Cortisols reagiert. Viele kleine Mahlzeiten über den Tag verteilt halten die Hormone in Schach.

Koffein verträgt der A-Typ in der Regel gut. Mehr als drei Tassen pro Tag sollten jedoch nicht auf dem Trinkplan stehen. Koffein regt bei mäßigem Konsum das Nervensystem an. Herz, Stoffwechsel und Atmung arbeiten schneller. Auch der Blutdruck und die Körpertemperatur erhöhen sich. All das liegt an einer vermehrten Adrenalinproduktion in der Nebenniere. Natürlich kommt wenig später auch Cortisol wieder zum Einsatz, um Adrenalin abzubauen. Hohe Koffeindosen von 300 mg pro Tag (etwa sechs Tassen) können zu Nervosität, Zittern der Hände und leichten Herzbeschwerden führen. Bei täglichem hohen Kaffeekonsum kann es sogar zu Entzugserscheinungen kommen, wenn der Koffein-Kick fehlt. Kopfschmerzen, Nervosität, Konzentrationsstörungen und Reizbarkeit sind oft die Folge.

Anstelle von Kaffee kann der A-Typ besser nach der Arbeit dreimal pro Woche die Energiespeicher mit ruhiger und konzentrierter Bewegung auffüllen. Fitte A-Typen dürfen etwas intensiver Sport treiben, wenn sie ein gutes Körperbewusstsein haben. Sie sollten wissen, wann es an der Zeit ist, wieder aufzuhören.

Eine Sporteinheit beginnt immer mit einer langsamen Erwärmung und endet mit Stretching, einer tiefen Entspannung und einer *Mini-Meditation*. Zwischen 22 und 23 Uhr ist es dann an der Zeit, ins Bett zu gehen. Denn der A-Typ benötigt gute acht Stunden Schlaf, um sich vollständig von den Tagesbelastungen zu erholen.

Zeit der Stille

Wiederkehrende Stressbelastungen setzen Menschen mit der Blutgruppe A besonders zu. Im Kopf muss Stille einkehren. Besonders fernöstliche Beruhigungstechniken wie Yoga oder Tai Chi sind dafür perfekt geeignet. In Asien ist es normal, dass sich Menschen aller Berufe zu bestimmten Zeiten zurückziehen, um zu meditieren. In unserer westlichen Welt ist das manchmal schier unmöglich. Der Alltag wird wahrgenommen wie ein reißender Fluss. Der Kopf wird über Wasser gehalten, der Körper strampelt und am Ende des Tages kommt die ganz große Erschöpfungsphase. Die ständige Erreichbarkeit und grenzenloses Multitasking sind sicherlich ein großes Hindernis auf dem Weg zur Stille. Ein *Zeit-Raum* muss eingerichtet werden, in dem der Bluttyp A Abstand zum alltäglichen Stress findet. In dieser Zeit sollten nur echte Notfälle die Meditation und Entspannung für den Kopf unterbrechen. Durch eine regelmäßige Visualisierung kann der Bluttyp A die Dinge aus einer anderen Perspektive betrachten. Er entwickelt dadurch mehr Gelassenheit. Alle Gefühle und Empfindungen, die im Alltag unterdrückt werden, kommen in der Meditation zum Vorschein. Das scheinbare Nichtstun wird zum sinnvollen Tun. Das Leben bekommt eine neue Ausrichtung und der A-Typ schützt sich vor einer Selbstentfremdung. Während das eigene Verhalten reflektiert wird, kann man auch dabei lernen, die Reaktionen seiner Mitmenschen besser zu verstehen und zu akzeptieren. Dadurch wird maßgeblich Stress reduziert. Die Regungslosigkeit des Körpers hilft dabei, den Geist zu beruhigen. Über die Meditation können erlernte Reize und Verhaltensweisen aufgebrochen werden. Dazu aktiviert das Visualisieren den Vagus-Nerv, der wiederum Cortisol im Körper senkt. Der Vagus-Nerv wird auch zehnter Hirn-Nerv genannt. Entspannungstechniken und Meditation haben einen unmittelbaren positiven Effekt auf den Vagus-Nerv und können seine Leistung beeinflussen. Er ist sozusagen die Verbindung von Körper und Geist. Dieser Nerv reguliert die Tätigkeit fast aller inneren Organe und arbeitet für das parasympathische Nervensystem. Der Vagus-Nerv verläuft vom Hirnstamm durch den Brustkorb am Herz entlang und endet in den Bauchorganen. Er ist maßgeblich am körperlichen Wohlbefinden beteiligt, versorgt die wichtigsten Organe und reguliert die Verdauung.

Geistige Wanderungen an einen friedlichen Ort können Stress in nur wenigen Minuten vollkommen ausschalten. Bereits viermal pro Woche à 30 Minuten haben folgende Auswirkung: Das Nervensystem schaltet schneller vom anregenden Sympathikus auf den beruhigenden Parasympathikus um. In den Erholungsphasen wird der Schlaf tiefer und die Regeneration effektiver. Dazu gibt es einen weiteren Trainingseffekt: In der nächsten Stresssituation läuft der Sympathikus nicht auf Hochtouren – die Ereignisse können entspannter und gelassener verarbeitet werden. Herz und Verstand sind im Einklang.

Herz über Kopf

Stress ist nicht die einzige Belastung für den Bluttyp A. Leider hat er gesundheitliche Veranlagungen, die ihm Sorgen bereiten. Zum Thema Blutgruppe und Krankheiten gibt es einige Untersuchungen. Diese Studien dienen dem Zweck herauszufinden, wie die Genetik Einfluss auf die Entstehung dieser Krankheiten nimmt und wie man deren Ausbruch proaktiv verhindern kann. Blutgruppe A, B und AB sind besonders anfällig für Herzkreislauferkrankungen. Im Speziellen geht es um Herzinfarkte. Das Herz ist der kräftigste Muskel, der pausenlos arbeitet. Wir können es nicht willentlich beeinflussen. Am Ende eines Lebens hört es auf zu schlagen. Oft ohne jegliche Vorwarnung. Doch das Ende eines Lebens kann sehr früh einsetzen – zu früh. Viele Faktoren sind dafür verantwortlich, einen Herzinfarkt zu verursachen. Einer davon sind Blutgerinnsel, die durch eine erhöhte Anzahl von Gerinnungsfaktoren entstehen. Diese Eiweißstrukturen wirken blutstillend bei einer Verletzung, indem sie sich mit Blutplättchen und der Gefäßwand verbinden. Dadurch heilen Wunden schneller. Die Blutgerinnung ist demnach ein komplexer Vorgang aus der Bildung und Wiederauflösung von Blutgerinnseln. Nur leider verklumpt das Blut leichter bei einer erhöhten Anzahl von Gerinnungsfaktoren und es können sich Thrombosen und Embolien bilden. Eine erhöhte Thrombosen- und Embolieneigung kann wiederum neben dem Gehirn das Herz gesundheitsgefährdend belasten. Die Blutgruppen A, B und AB besitzen mehr Gerinnungsfaktoren als Blutgruppe 0. Das Herz zu schützen mit der richtigen Ernährung und einem angepassten Bewegungsprogramm macht daher besonders für diese Bluttypen vorbeugend Sinn.

Neben seiner physiologischen Pumpleistung kann das Herz noch viel mehr: Es sendet pausenlos Botschaften an das Gehirn und die restlichen Organe. Das Herz hat sogar ein eigenes Nervensystem – ein Netzwerk aus 40.000 Neuronen. Es arbeitet wie ein eigenständiges Gehirn und wird von Wissenschaftlern mittlerweile als drittes Gehirn anerkannt. Neben dem Kopfgehirn und dem Darm.

Unser Herz kann unabhängig wahrnehmen und sich je nach Erfahrungen verändern. Durch eine direkte Nervenleitbahn kann es das Gehirn sogar in seiner Denkweise beeinflussen. Es nimmt innen wie außen wahr. Gehirn und Herz führen eine intensive Beziehung. Oft will der Kopf etwas anderes als das Herz. Ein Zwiespalt zwischen den beiden führt irgendwann zu einem Streik einer der Parteien. Kopfschmerz oder Herzschmerz. Beides kann recht unangenehm werden. Ein *gebrochenes Herz* durch eine verlorene Liebe wird plötzlich zu einer ernstzunehmenden Bedrohung.

Zunächst ist es nur ein dumpfes krampfartiges Gefühl. Ein Schmerz, der unbeschreiblich weh tut. Über mehrere Wochen oder sogar Monate kann dieser Schmerz ein Indiz für eine Gefährdung des Körpers sein. Geht man mit diesem gefühlten *Infarkt* zum Arzt, kann dieser jedoch oft keine Schäden feststellen. Das Herz ist an sich unbeschädigt. Seit Beginn der neunziger Jahre ist das Krankheitsbild des *Broken-Heart-Syndroms* bekannt. Eine schwere seelische Erschütterung, außerordentliche emotionale Belastungen, extremer Stress und heftige Schockzustände können bei einem gesunden Menschen Symptome auslösen, die einem Herzinfarkt ähneln. Schuld sind vermutlich Stresshormone, die dazu führen, dass sich das Blut staut und die linke Herzkammer aufbläht. Die Herzkranzgefäße verstopfen jedoch nicht wie bei einem echten Infarkt. Das Gewebe stirbt nicht ab und es gibt auch sonst keine weiteren Folgeschäden. Dafür scheint der Herzmuskel regelrecht starr zu werden und er arbeitet auch nur eingeschränkt. Das *Broken-Heart-Syndrom* führt in den meisten Fällen nicht zum Tode, kann jedoch im Speziellen für die Bluttypen A und AB lebensbedrohlich werden. Denn diese haben in der Regel Probleme damit, emotionalen Stress loszuwerden. Schuld an dem ganzen Durcheinander ist mal wieder der Kopf.

Die reinen Gefühle spüren wir im Herz und nicht im Kopf. Das Gefühl von Liebeskummer ist also zunächst eine körperliche Reaktion und wird erst später im Gehirn wahrgenommen und verarbeitet. Gerät nun das emotionale Gehirn aus den Fugen, leidet das Herz doppelt und schlägt unkontrolliert um sich. Durch emotionalen Stress und Anspannung wird auch die Atmung flacher. Dieser Zustand führt zu schmerzhaften Muskelverspannungen – neben den oberflächlichen Muskeln betrifft dies auch das Herz. Das eine System wirkt auf das andere und umgekehrt. Es ist möglich, aus diesem Kreislauf zu entfliehen, es ist aber leider nicht einfach.

Das HeartMath® Institute in Kalifornien forscht seit vielen Jahren intensiv an den wissenschaftlichen Zusammenhängen rund um das Thema Broken-Heart-Syndrom und Herzintelligenz. Die Forscher haben herausgefunden, dass das elektromagnetische Feld des Herzens das größte des menschlichen Körpers überhaupt ist. Lange Zeit wurden die magnetischen Felder des Menschen als esoterisch belächelt. Heutzutage gibt es die passenden Messapparate: Das Magnetfeld pulsiert und sendet rhythmische Muster durch den Körper. Dabei verbindet es sich mit dem Gehirn. Emotionen wie Liebe, Freude und Mitgefühl beeinflussen direkt den Atem und den Blutdruck. Die bewusste Schwingung des energetischen Feldes bringt dem Herzen Harmonie und Ausgeglichenheit. Diese Aktivität kann bis zu drei Meter außerhalb des Körpers gemessen werden. Das Herz beeinflusst damit nicht nur den eigenen Körper, sondern auch die Hirnwellen anderer Menschen in seiner Nähe. Das bedeutet, dass andere Menschen registrieren können, was unser Herz empfindet. Das Nervensystem empfängt die fremden Daten wie eine Radioantenne. Forscher vermuten, dass ein Informationstransfer wie bei Funktelefonen über das elektromagnetische Feld funktioniert.

Das Herz arbeitet wie ein Umspannwerk, in dem elektrische Ladung umgewandelt und weitergeleitet wird. Elektrische Impulse werden bei jedem Herzschlag ausgesendet. Gemessen werden diese Impulse mittels EKG beim Arzt. Der ausgesendete Herzstrom gelangt in das Blutplasma, welches hauptsächlich aus Wasser besteht und dadurch eine gute Leitfähigkeit besitzt. Dabei wird jedes Gewebe und Organ energetisch vom Herzen beeinflusst. Das Herz wird deswegen als König aller Organe bezeichnet. Es nährt und kontrolliert das Gehirn.

Auch intuitive Vorahnungen entstehen im Herzen und können unmittelbar Freude oder Angst im Gehirn auslösen. Somit ist das Herz der Sitz unseres sechsten Sinns. Dieses Phänomen haben westliche Wissenschaftler untersucht und dafür einen Namen gefunden: Neurokardiologie. Es ist die Wissenschaft der Kommunikation zwischen dem Herz und dem Gehirn. Mit dem Gehirn kann das Herz auf vier Arten kommunizieren: über Nerven, mit einer biochemischen Reaktion, über Druckwellen und über das elektromagnetische Feld. Mit jedem Herzschlag werden Nervensignale über das autonome Nervensystem (ANS) an das Gehirn weitergeleitet. Das ANS besteht aus zwei Ästen. Der eine steht für den Sympathikus, der andere für den Parasympathikus. Der Sympathikus soll den Körper anregen und für die Ausschüttung von Adrenalin sorgen, der Parasympathikus soll den Körper beruhigen. Ist die Kommunikation zwischen Gehirn und Herz ausgeglichen, können wir besser denken und Probleme lösen – die Gefühle sind in Balance.

Der biochemische Weg ist die zweite Kommunikationsvariante des Herzens. Dieser führt über die eigenen Botenstoffe – die Hormone. Das Herz produziert diese selbst – je nach Bedarf und wie eine Hormonfabrik. Es produziert in seinen Vorhöfen das atriale natriuretische Peptid *ANP*, welches Einfluss auf das Blutvolumen nimmt. Dieses Hormon wirkt sich auf das Wachstum und die Entwicklung des Herzgewebes und der Knochen aus, hat aber auch eine direkte Wirkung auf das Gehirn. Bei Ausdauerbelastungen wie Radfahren wird vermehrt ANP ausgeschüttet, was wiederum einen angstlösenden Effekt auf das Gehirn hat. Es steuert damit die Befindlichkeit im Organismus. Inzwischen ist auch bekannt, dass dieses Herz-Hormon starke Steuerungs-Impulse auf das Stressverhalten und den Blutdruck abgibt.

Ein weiteres Herz-Hormon ist das brain natriuretische Peptid (BNP). Bei starkem Stress, Angstzuständen oder länger andauernden hohen körperlichen Belastungen kann dieses Hormon die Symptome einer vorhandenen Herzschwäche lindern. Immer dann, wenn das Herz gedehnt wird oder gegen einen großen Widerstand anpumpen muss, senkt BNP den Blutdruck und sorgt für eine vermehrte Wasserausscheidung. Mittlerweile ist BNP ein wichtiger Risikomarker bei der Erkennung einer Herzschwäche – noch bevor erste Beschwerden auftreten. *CNP* ist ein Herz-Hormon, das eine ähnliche Wirkung wie ANP und BNP hat. CNP schützt das Herz vor einem krankhaften Aufblähen und der Vergrößerung.

Ein weiteres Herz-Hormon hat eine Arbeitsgruppe um Professor Dr. Karl Stangl von der Berliner Charité gefunden: Relaxin war zunächst nur als Schwangerschaftshormon bekannt. Bei einer bestehenden Herzschwäche – einer krankhaft zunehmenden Dehnung der Herzwand – schüttet das Herz vermehrt Relaxin aus. Relaxin hemmt die Drucksteigerung und die damit verbundene Vermehrung von Bindegewebszellen im Herzgewebe. Es wirkt als Gegenspieler gegen Hormone, die die Gefäße verengen, und auch die Funktion der Niere wird durch eine vermehrte Ausscheidung von Salz und Wasser beeinflusst.

Die dritte Art des Herzens, mit dem Gehirn zu kommunizieren, ist über Druckwellen, die mit dem Pulsschlag erzeugt werden. Das Herz gibt dem Gehirn einen sanften Anstoß, um es in seine Richtung zu lenken. Im gesunden Zustand sind Atmung, Blutdruckwellen und Rhythmen des vegetativen Nervensystems aufeinander abgestimmt. Erreicht eine Blutdruckwelle das Gehirn, verändert sich gleichzeitig dessen elektrische Aktivität. Jede einzelne Zelle spürt diese Druckwellen. Von außen kann der Puls am Handgelenk und anderen Stellen gemessen werden. Die vierte Kommunikationsart ist das bereits erwähnte elektromagnetische Feld, welches wie ein Funktelefon sendet.

Für den A-Typ ist es besonders wichtig, die Gedanken in Einklang mit dem Herzen zu bringen. Atmung und positive Gefühle haben eine direkte Wirkung auf die Entwicklung des Herzens. Sehr empfindsam ist das Herz des Bluttyp A für Dankbarkeit und jedes Gefühl von Liebe. Vielen Menschen reicht es schon, sich einen geliebten Menschen vorzustellen. Für andere ist es heilsam, sich gedanklich an einen schönen Ort zu begeben, der mit Dankbarkeit oder Liebe zu tun hat. Wertschätzung, Mitgefühl und Dankbarkeit bewirken einen gesunden Herzrhythmus. Das Herz beruhigt sich und der Muskel entspannt. Prof. Herbert Bensons von der Harvard Medical School empfiehlt deswegen Entspannungsübungen als Stressausgleich. Der Kardiologe ist auch überzeugt davon, dass Spiritualität und Religion für die Herzgesundheit elementar sind. Damit das Herz und seine Schlagfrequenz nicht aus den Fugen geraten, sollte sich der A-Typ deshalb täglich durch kurze Meditation mit ihm verbinden.

Kontrolle über den Atem

Positive Gedanken und eine tiefe Atmung beruhigen das Nervensystem. Durch Atemübungen werden nachweislich Blockaden in Körper und Geist gelöst. Die wichtigste Übung gegen Stress ist daher das entspannte Atmen in den Bauch. Unbewusst atmen viele Menschen mit einem flachen Atemmuster. Die Atmung fließt oberflächlich in den Brustkorb. Der Bauch bleibt angespannt und eingezogen. Dadurch kommt wenig Sauerstoff im Körper an. Die tiefe Muskulatur im Oberkörper wird nicht ausreichend genutzt.

Sie neigt zu Verspannungen und verkümmert. Durch entspanntes und tiefes Atmen lernt der A-Typ, schrittweise in einen natürlichen Atemrhythmus zu kommen. Der Geisteszustand verändert sich. Der Atem sorgt dafür, dass der Mensch wieder zu sich selbst findet. Zusätzlich profitiert der Stoffwechsel. Das Blut wird vermehrt mit Sauerstoff angereichert und Kohlendioxid abgeatmet. Der Körper wird entgiftet.

Ein bisschen Schwitzen ist gut

Nicht nur die Atmung leitet Gifte aus dem Körper heraus. Durch Schwitzen werden die Poren in der Haut geöffnet und nicht benötigte Substanzen aus dem Körper geleitet. Nur Sitzen, Liegen und Meditieren sind auf Dauer wenig Bewegungseinheiten für den A-Typ. Gerne darf er sich mit den anderen Blutgruppen *fit* schwitzen, allerdings nicht um die Wette, sondern in einem für ihn gesundheitlich angebrachten Maß. Schwitzen ist für den Bluttyp A ein natürlicher Prozess, der nicht nur der Wärmeregulation dient, sondern der sich auch positiv auf das Immunsystem auswirkt. Hautinfektionen treten seltener auf und es sinkt das Risiko, Nierensteine zu bekommen. Oft bestehen Nierensteine aus einem Calciumsalzgemisch. Regelmäßiges Schwitzen sorgt nun für eine bessere Speicherkapazität von Calcium im Knochen und der Körper scheidet vermehrt Salze und Wasser aus. Das Risiko, Nierensteine zu bilden, wird damit gesenkt. Außerdem regt der starke Wasserverlust dazu an, mehr Flüssigkeit aufzunehmen und die Nieren durchzuspülen.

Im Ausdauerbereich bevorzugt der A-Typ Radfahren, Wandern und Schwimmen. Am liebsten mag er die Bewegung in der freien Natur, wo er Kraft tanken kann und den Kopf frei bekommt. Die Intensität ist jedoch mit Vorsicht zu genießen, denn längere intensive Ausdauerbelastungen über eine Stunde erhöhen beim Bluttyp A wieder den Cortisol Spiegel. Das kann direkt nach dem Training fatale Auswirkungen haben: Grundsätzlich wirkt Cortisol entzündungshemmend und blockiert die Immunabwehr. Dadurch wird die Aktivität der Abwehrzellen gehemmt und die Infektionsgefahr nach dem Sport steigt deutlich an. Neben der Abwehr von Viren und Bakterien soll das Immunsystem Stoffwechselreste und zerstörte Zellen abtransportieren. Durch härteres Training entstehen Risse in den Bindegewebestrukturen und kleinste Proteinteilchen werden freigesetzt. Die Folge ist der typische Muskelkater – ein auf den ersten Blick harmloses Symptom. Das Immunsystem ist jedoch kein guter Multitasker. Durch die Blockade der Abwehrzellen kümmert es sich zunächst um die Verletzungen. In dieser Zeit erkennt es keine Feinde von außen. Das Immunsystem braucht zwischen drei Stunden und mehreren Tagen, um sich wieder auf Viren und Bakterien zu fokussieren. Man nennt dieses Zeitfenster auch *open window*. Gerade Sporteinsteiger werden häufig von Erkältungen geplagt, wenn sie nicht ausreichend regenerieren, den Körper nicht warm halten und das Körpergefühl ausschalten.

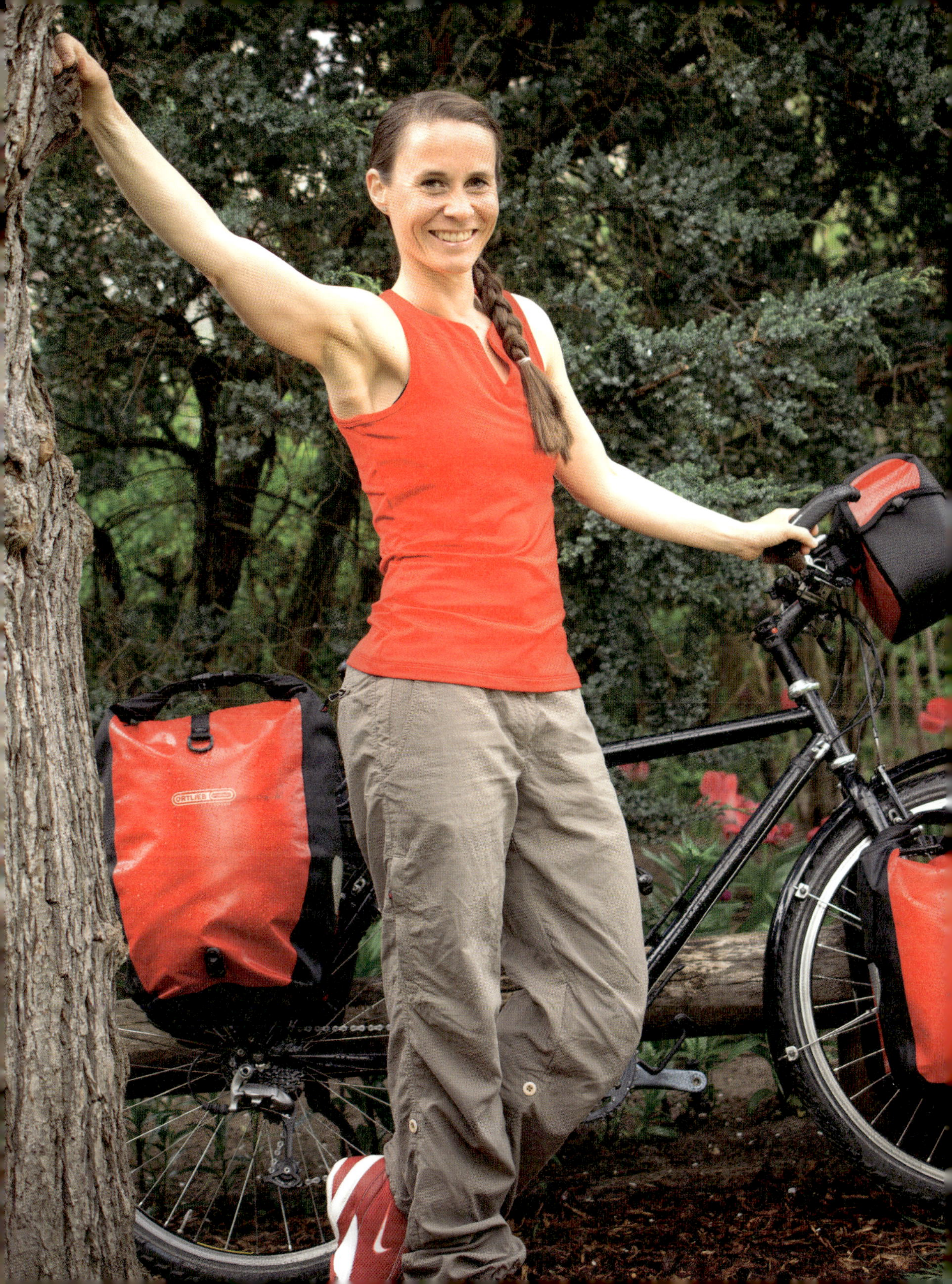
ORTLIEB

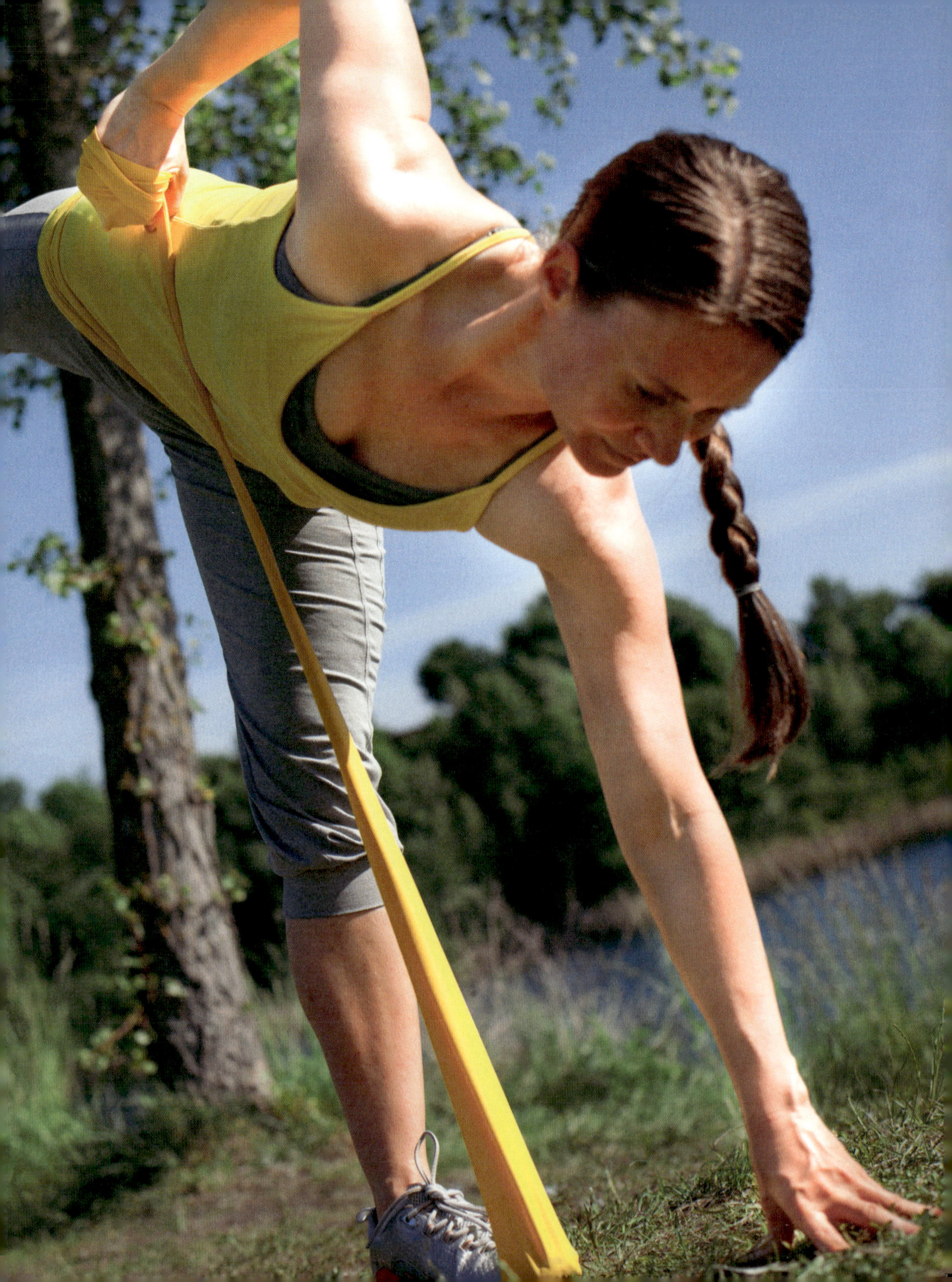

Blutgruppe B

Elf Prozent der westlichen Bevölkerung haben Blutgruppe B. Der B-Typ hat die Eigenschaft, sich schnell an veränderte Bedingungen der Umwelt anzupassen, nicht nur mit dem Immunsystem, sondern auch gedanklich. Er ist wesentlich flexibler und nicht so sesshaft wie der 0-Typ. Ständig entwickelt er Strategien, um seine Welt schnell in Ordnung zu bringen. Lebensfroh, aktiv, wild und leidenschaftlich beschreiben den B-Typ sehr treffend. Seine Familie behütet er. Er möchte es seinen Liebsten immer Recht machen. Probleme können ihn zunächst nicht unterkriegen. Manch ein Projekt wird fanatisch bis zum bitteren Ende durchgezogen – auch wenn die Erfolgsaussichten gering sind. Der B-Typ ist sehr praktisch. Er liebt Ordnung und eine gute Organisation. Unordnung bringt ihn aus dem Gleichgewicht und löst Stress aus. Doch manchmal geht er in einer Aufgabe so sehr auf, dass er alles um sich herum vergisst. Dann entsteht an anderen Stellen Unordnung, die er mühsam beseitigen muss. Mangelnde Einsicht macht den B-Typen nicht sehr teamfähig. Bei Mannschaftssportarten wie Fußball oder Handball kann er sich schon mal unbeliebt machen, weil er durch seine Sturheit Ärger auslösen kann. Dafür kann er schnell Strategien entwickeln, die eigene Welt wieder in Ordnung zu bringen.

Sportliche Herausforderungen sind zunächst nicht so wichtig wie beim 0-Typ, aber wichtiger als beim Bluttyp A. Auch hier muss die Balance gehalten werden. Ein abwechslungsreiches Programm aus 30 Minuten Laufen, schnellem Walken, Schwimmen, Aqua-Fitness und Yoga scheint die ideale Kombination zu sein. In kreativen und strategischen Sportarten hat der B-Typ ganz klar die Nase vorn. Auch wenn er dem 0-Typ ausdauermäßig unterlegen ist, kann er durch die Kombination von Kreativität und Kraft überzeugen.

Die Routine durchbrechen

Der B-Typ hat ein sehr starkes Immunsystem. Gerät er jedoch mental aus dem Gleichgewicht, leidet die Gesundheit. Das größte Problem ist für ihn das Ausbrechen aus seiner Routine. Viele Menschen haben Gewohnheiten, die sich tagtäglich wiederholen. Routine entsteht, wenn sich eine Handlung, ein Gefühl oder ein Gedanke oft wiederholen und automatisiert werden. Besonders Essensgewohnheiten scheinen durch ihre Rituale nur sehr schwer änderbar. Das menschliche Gehirn liebt diese immer wieder kehrenden Handlungen und schüttet Belohnungsstoffe aus, wenn sich alles wiederholt. Die körperlichen Grundbedürfnisse wie Schlafen und Essen führen unweigerlich zu einer bestimmten Alltagsroutine. Diese Routine hat natürlich seine Vorteile: Die Abläufe geben Sicherheit, sparen Zeit und schaffen Platz für neue Anforderungen. Ein strukturierter Tag mit ähnlichen Abläufen erleichtert besonders Kindern den Alltag. Routine braucht weniger Stoffwechselenergie und nervlichen Aufwand. Folglich kostet es viel Nerven und Energie, aus diesem Kreislauf auszubrechen. Bei einer Störung der Abläufe muss das Arbeitsgedächtnis in der Großhirnrinde eingeschaltet werden. Diese Ressourcen sind stark begrenzt und störanfällig. Pauschal kann man sagen: Je älter der Mensch wird, desto schwieriger werden neue Lernprozesse. Gelernte Tagesabläufe zu verändern ist allerdings auch für jüngere Menschen nicht einfach. Es ist die schwerste Hürde, die das Gehirn nehmen muss. Die gespeicherten Informationen in den Basalganglien sind nicht direkt dem bewussten Willen zugänglich. Die Basalganglien arbeiten wie eine Kommandozentrale, die darüber entscheidet, welche Handlung als nächstes ausgeführt wird. Sie bestehen aus einer Gruppe stark vernetzter Nervenzellen. Wenn im Kortex eine zielgerichtete Handlung beschlossen wird, wird diese Information an die Basalganglien geschickt. Über einen direkten Pfad wird diese Handlungsanweisung verstärkt und über einen indirekten Pfad wieder gehemmt. Gewohnheiten hinterlassen eine Spur in den Basalganglien und machen den indirekten Pfad stärker als den direkten, wenn eine neue Absicht wahrgenommen wird. Bei Veränderungen sind wir deswegen oft machtlos. Doch ein starker Wille kann diesen Kreislauf durchbrechen und neue Vernetzungen und Bahnungen anlegen. Mit ein bisschen Übung werden diese Verbindungen immer schneller. Menschen bleiben in jedem Alter lernfähig. Sie können neue komplexe Veränderungen in der Ernährung oder im Sport über mehrere Monate täglich einüben, bis diese zur neuen Routine werden.

Das Maß ist entscheidend

Ein Nahrungsmittel muss sich der B-Typ in der Regel nicht abgewöhnen: Kuhmilch. Ein mäßiger Milchkonsum ist für ihn sogar von Vorteil. Das liegt daran, dass Kuhmilch ähnlich aufgebaute Antigene hat wie die der Blutgruppe B. Die Antikörper der Blutgruppe B entlarven Milchprodukte daher nicht als tendenziellen Feind für den Körper. Der Stoffwechsel ist bei mäßigem Milchkonsum sogar ausgeglichen und die Energie aus den Lebensmitteln kann effizient verwendet werden. Werden allerdings in einem Übermaß Milch, Butter und Käse gegessen, kann es wie bei den anderen Bluttypen auch zu Erkrankungen und Entzündungen insbesondere der Schleimhäute kommen. Dann bildet sich in den Nasennebenhöhlen viel Schleim, welcher ein optimaler Nährboden für Bakterien und Viren ist. Der Schleim und die Bakterien zerstören die natürliche Abwehr der Schleimhäute – ihre feinen Flimmerzellen. Gleichzeitig bildet sich noch mehr Schleim, der aufgrund der fehlenden Flimmerzellen nicht mehr abtransportiert werden kann. Eine chronische Nasennebenhöhlenentzündung erhält sich also ganz von selbst. Neben Milchprodukten kann auch glutenhaltiges Getreide ein Auslöser für diese Beschwerden sein. Linderung bringt daher meist schon ein Verzicht dieser Lebensmittel nach wenigen Tagen. Zusätzlich sollten Säurebildner reduziert werden, damit die Schleimhäute sich erholen können und auch in Zukunft nicht mehr angegriffen werden. Gerade Kaffee mit Zucker und Milch entwickelt proportional mehr Säure, je mehr Milch hinzugefügt wird. Bereits ein Tropfen Milch im Kaffee kann deswegen einen angeschlagenen Gesundheitszustand vom B-Typ völlig aus der Bahn bringen.

Harmonischer Stress

Angeschlagen fühlt sich der B-Typ auch, wenn im Alltag Stress und Druck zu viel werden. Jeder weiß, dass es besser ist, einen kühlen Kopf zu bewahren in heiklen Situationen. In der Umsetzung hapert es jedoch bei den meisten. Während der 0-Typ aggressiv durch den Tag hetzt, wird der A-Typ nervös und sucht Nischen für die mentale Entspannung. Beim gesunden B-Typ scheint Stress zunächst abzuprallen. Er reagiert in heiklen Situationen harmonisch und wirkt dabei auf andere ausgeglichen. Der B-Typ meistert die Angelegenheit und wird mit dem Stress scheinbar besser fertig, weil er sich gut anpassen kann. Er geht nicht so schnell auf Konfrontation wie der 0-Typ und hat mehr Körperenergie als der A-Typ. Gerät der Stresszustand jedoch außer Kontrolle, hält der B-Typ die Luft an, bekommt einen hochroten Kopf und ist kurz davor zu platzen. Dann atmet er tief durch. Dieses Innehalten und der Wechsel von An- bzw. Entspannung bringt Körper und Geist schnell wieder ins Lot.

Auch mit Sport kann der B-Typ die Balance wiederherstellen. Fernöstliche Methoden sollten in derselben Trainingseinheit mit Ausdauersportarten kombiniert werden. Zunächst wird der Körper *ausgepowert*. Dann die Akkus durch Entspannungsübungen wieder aufgeladen. Die allgemeine Stresstoleranz erhöht sich durch regelmäßiges Training. Dadurch kann sich der B-Typ innerlich sammeln. Schädlichen Folgen von Stress wird vorgebeugt. Zudem können B-Typen in brisanten Situationen den erlernten Entspannungszustand abrufen und sich selbst beruhigen. Eine weitere Hilfe im Stressmanagement ist der alltägliche Genuss. Ein Entspannungsbad, Massagen, ein Einkaufsbummel, der Kurztrip am Wochenende oder einfach nur ein Saunabesuch schaffen Momente der Erholung und lassen den B-Typ abschalten. Auch die Vorfreude darauf kann den Tag versüßen. Das bewusste Wahrnehmen mit allen Sinnen und der Genuss helfen mit Stress anders umzugehen.

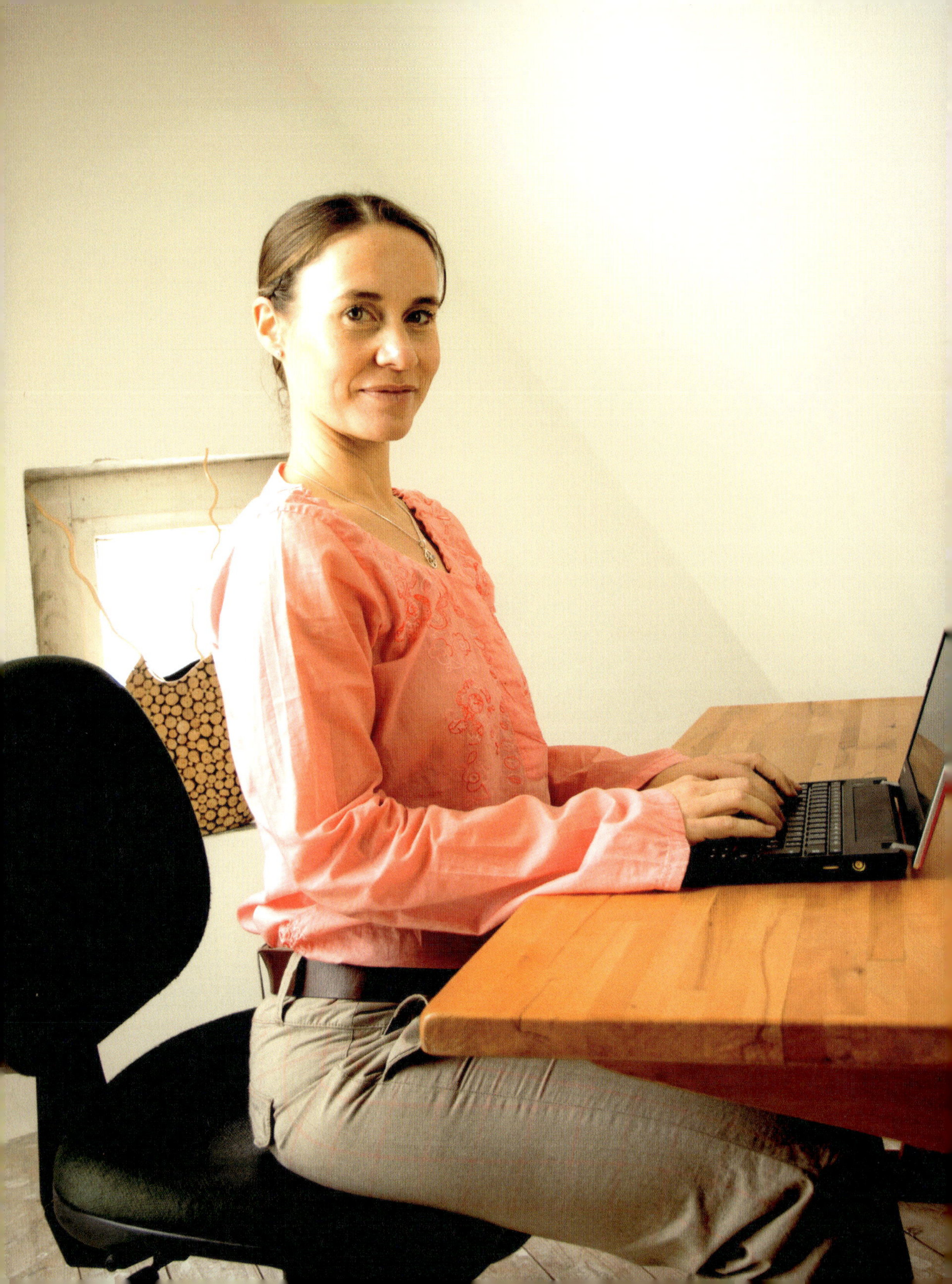

Stickstoff – der schnelle Stressvermittler

Ein gestresster B-Typ reagiert rasend schnell mit biochemischen Prozessen im Körper. Gesteuert werden seine Reaktionen von Stickstoffmonoxid (NO). Dieses besteht lediglich aus zwei Atomen und leitet viele biologische Prozesse im Organismus ein. NO ist ein Stressvermittler im zentralen Nervensystem. Es wird direkt in die Zelle hineingezogen. Als wichtiger Neurotransmitter ist Stickstoff für die Regulation der Glückshormone – auch Endorphine genannt – verantwortlich. Stickstoff kann außerdem in die Gefäßmuskelzellen wandern und dort mit seinem *Charme* einen wohltuenden Entspannungszustand verursachen. Trotz Stress sinken Herzfrequenz und Blutdruck. Nur leider hat der Stressvermittler zwei Gesichter. Wenn er launisch wird, kann er zu einem biochemischen Teufelskreis werden. Die Ursache liegt in den Stoffwechselwegen des Körpers. Wenn Calcium vom Knochen ins Gewebe freigegeben wird, wird automatisch auch Stickstoff produziert. Dies ist der Fall, wenn der Körper übersäuert und Calcium den pH-Wert ausgleichen muss. Wird nun zu viel NO produziert, kommt es zum *nitrosativen Stress.* Neuere Untersuchungen haben ergeben, dass bei einer multiplen Erkrankung des Immunsystems eine ständig oder zeitweise erhöhte Stickstoff-Synthese im Körper stattfindet. NO bindet sich an eisen- und eisensulfidhaltige Enzyme und hemmt diese in ihrer Funktion. Eisenmangelsymptome können die Folge sein. Man fühlt sich abgeschlagen, müde und kraftlos. Im Kraftwerk der Zelle, den Mitochondrien, kann Stickstoff ernsthaft Schaden anrichten. Es hemmt Enzyme der Atmungskette. Diese sind wichtig für den Energiestoffwechsel. Bei einer übermäßigen Stickstoffkonzentration können dann Eiweiß, Fett- und Aminosäuren nicht mehr energetisch verwertet werden. Dieser chronische Energiemangel in der Zelle veranlasst die Aktivierung von *Notstromaggregaten*, den Protoonkogenen, einer Vorstufe von Krebs-Genen, die das Zellwachstum anregen. Dadurch werden Mitochondrien zu tickenden Zeitbomben. Außerdem wirkt Stickstoff auf verschiedene Proteine des Körpers ein. Die Folgen: Autoimmunerkrankungen, entzündliche Hauterkrankungen, Atemwegserkrankungen, Herzinfarkt, Schlaganfall, Erkrankungen des Nervensystems oder eben Krebs. Eine dauerhaft erhöhte Stickstoffkonzentration bewirkt also vielfältige und vor allem schnelle Reaktionen im Körper. Besonders B- und AB-Typen haben in Bezug auf Stressmanagement ihr ganz individuelles biochemisches Profil. Ihre neurochemischen Abläufe im Körper hängen sehr eng mit dem Umgang von Emotionen zusammen.

Muskelzuckungen durch Magnesiummangel

Der B-Typ nimmt in der Regel viel Kalzium aus Milchprodukten auf. Kalzium ist wichtig für den Stoffwechsel. Genauso wichtig ist Magnesium. Doch dieser Mineralstoff ist häufig Mangelware im Körper des B-Typen. Kalzium und Magnesium sind wie Katz und

Maus. Kalzium ist in diesem Fall die Katze, Magnesium die Maus. Werden mehr als zwei Gramm Kalzium mit der Nahrung aufgenommen, kann die Magnesiumaufnahme im Körper gehemmt werden. Eine hohe Kalziumkonzentration verdrängt das für den Körper wichtige Magnesium. Biochemisch lässt sich das so erklären: Kalzium und Magnesium sind Moleküle mit gleicher Ladung (Mg^{2+} und Ca^{2+}). Gleiche Ladungen stoßen sich ab. Der Stoff in der Überzahl ist dabei klar im Vorteil. Nun entsteht jedoch ein Ungleichgewicht im Kalzium-Magnesiumspiegel mit fatalen Auswirkungen: Magnesium ist neben Kalzium der zweitwichtigste Mineralstoff für die gesamten physiologischen Prozesse des Körpers in der Zelle. Es wird zu 60 Prozent im Knochen und 30 Prozent im Bindegewebe gespeichert. Der Körper braucht Magnesium für den Energie- und Muskelstoffwechsel, für das Nervensystem und den Knochenaufbau. Magnesium ist außerdem ein Aufbaustoff: In Verdauungsenzymen und bei der Synthese von Nukleinsäuren, die die genetische Information des Organismus speichern. Auch beim Sport geht ohne Magnesium rein gar nichts. Positiv aufgeladene Magnesium-Ionen wirken auf das Molekül ATP, welches für die Energieübertragung benötigt wird. Zusammen mit Natrium und Kalium stabilisiert Magnesium die Zellmembranen, damit die Weiterleitung zwischen Nerven und Muskeln funktioniert. Bei einer gestörten Übertragung treten schmerzhafte Muskelkrämpfe – oft in den Waden – auf. Auch der Herzmuskel braucht viel von dem Mineralstoff. Als Gegenspieler von Kalzium regelt Magnesium in den Mitochondrien die Erregungsleitung. Bei einer Störung verändert sich der Herzrhythmus. Im schlimmsten Fall kann ein chronischer Magnesiummangel das Herz nachhaltig schädigen. Ein Mangelzustand kann sich weiterhin in Taubheit oder Kribbeln der Hände und Beine äußern oder in Muskelzittern bzw. Krämpfen. Auch allgemeine Schwäche, Übererregbarkeit, Schlaflosigkeit, nervöse Störungen, Schwindel, Herzrasen, Unruhe und Depressionen können auf Magnesiummangel hinweisen. Magnesium ist auch ein *Insulin-Sensitizer.* Insulinsensitive Gewebe wie Muskulatur und Fettgewebe brauchen diesen Mineralstoff, damit das Hormon richtig arbeiten kann. In einigen Studien wurde bekannt, dass bei fast jedem Typ-2-Diabetiker ein Mangel an Magnesium vorliegt. Umgekehrt wurde beobachtet, dass das Risiko an einem Typ-2-Diabetes zu erkranken bei einem Magnesiummangel um 55 Prozent erhöht ist. Diese *kleine Maus* ist also wichtiger als gedacht. Eine ganze Mäuseschar könnte dieses Defizit wieder ausgleichen. Durch pflanzliche Nahrungsmittel aufgenommenes Magnesium ist jedoch schlecht zu verwerten. Im Darm hindern Ballaststoffe, Kleie, Phytate und Phosphate die Verarbeitung. Die Bioverfügbarkeit von Magnesium im Körper sinkt. Deshalb sind Nahrungsmittelergänzungen bei einem Mangelzustand das Mittel der Wahl. Zu viel Magnesium wird normalerweise vom Körper über die Niere wieder ausgeschieden.

Süße Beschwerden – Diabetes

Ein chronischer Magnesiummangel kann zu einer der ältesten bekannten Krankheiten beitragen: Diabetes. Der Name bedeutet *honigsüßer Durchfluss*, weil der Urin von Kranken durch den ausgeschiedenen Zucker süßlich schmeckt. Bewegungsmangel, Übergewicht und ungesunde Ernährung erhöhen das Risiko, an der *Volkskrankheit* Typ-2-Diabetes zu erkranken. Die Blutgruppe scheint außerdem einen entscheidenden Faktor bei der Veranlagung zu spielen. Die bisher größte Studie zu diesem Thema wurde in Frankreich durchgeführt. Untersucht wurden seit 1990 in einer Langzeitstudie 82.104 Frauen. Dabei ist herausgekommen, dass Frauen mit Blutgruppe B das größte Risiko haben, an einem Typ 2 Diabetes zu erkranken – Blutgruppe 0 das geringste Risiko. Diese Ergebnisse können sehr wahrscheinlich auch auf Männer übertragen werden. In welcher Weise die Blutgruppe auf die Entwicklung dieser Stoffwechselkrankheit wirkt, ist den Forschern noch ein Rätsel. Sie vermuten jedoch, dass Menschen mit den Blutgruppen A, AB und B im Gegensatz zu Blutgruppe 0 bestimmte Proteine oder Lipide auf der Oberfläche der roten Blutkörperchen bilden. Diese verstärken die Produktion entzündungsfördernder Botenstoffe – oder wie bereits erwähnt: einen Mangel an Magnesium. Ein weiterer Erklärungsversuch bezieht sich auf die unterschiedliche Zusammensetzung der Darmflora durch die Blutgruppenantigene und Antikörper. Darmkeime beeinflussen ebenfalls Entzündungsreaktionen im Körper und wirken sich auf den Energiehaushalt und den Zuckerstoffwechsel aus.

Beim Typ-2-Diabetes produziert die Bauchspeicheldrüse zunächst mehr Insulin. Dieses Hormon wirkt wie ein Schlüssel auf die Zell-Tore. Erkennt es ein Zuckermolekül, schließt es das Tor auf. Zucker kann in die Zelle eintreten. Im Laufe der Jahre mit einer dauerhaft *süßen* Ernährung nimmt die Produktion dieser Schlüssel jedoch ab. Außerdem kann Insulin nicht mehr richtig wirken. Der Schlüssel bricht noch im Schloss ab und das Tor bleibt zu –Zucker muss draußen bleiben und schwirrt nun weiter im Blutkreislauf herum. Der Körper kann den erhöhten Glukosespiegel im Blut nicht mehr abbauen. Dieser Zuckerstau in den Blutgefäßen kann langfristig die Gefäßwände und die Nerven schädigen.

Eine Schlüsselrolle spielt die Bauchspeicheldrüse, in der Insulin produziert wird. Der Bluttyp B hat ein zweieinhalbfach höheres Risiko, an einer chronischen Bauchspeicheldrüsenentzündung zu leiden, als die anderen Blutgruppen. Dauerhaft erhöhte Lipase-Werte im Blut deuten auf diese Entzündung hin. Aus zahlreichen Studien zu diesem Thema gibt es Vermutungen, dass der Ablauf der Eiweißverarbeitung im Körper gestört ist und zu den Folgeerkrankungen führt. Ist die Bauchspeicheldrüse langfristig entzündet, kann sie nicht mehr ausreichend Insulin herstellen – wieder bleibt zu viel Zucker im Blut.

Auch Bauchfett steht im Ruf, entzündungsfördernde Substanzen zu produzieren. Dadurch werden bestimmte Immunzellen angelockt, welche die Entzündungsneigung weiter erhöhen. Geraten diese Entzündungsprozesse aus dem Ruder, wird auch die Sensitivität von Insulin herabgesetzt. Das Hormon wird in seiner Funktion geschwächt. Die überschießende Immunreaktion kann nur durch sogenannte T-Zellen wieder reguliert werden. Bei sportlich inaktiven Menschen sind T-Zellen in geringerer Menge vorhanden als bei sportlich aktiven. Ein angepasstes Bewegungsprogramm ist daher für jeden Typ-2-Diabetiker genauso wichtig wie eine angepasste Ernährungsumstellung.

Party im Stress-Bauch

Negativer Stress sorgt beim B-Typ genauso wie beim A-Typ für eine Überdosis Cortisol. Cortisol hat neben dem Stressmanagement vielfältige Funktionen im Stoffwechsel. Seine Hauptfunktion besteht darin, andere Substanzen abzubauen, um dem Körper energiereiche Verbindungen zur Verfügung stellen zu können. Besonders viel *Spaß* hat Cortisol in der Fettzelle. Im Fettgewebe des Bauches feiert es ausgiebig Partys. Hier gibt es besonders viele Stellen zum Andocken, wo es seine volle Wirkung entfalten kann. Durch Dauerstress übernimmt Cortisol die Führung des Essverhaltens. Es hemmt appetitzügelnde Botenstoffe wie zum Beispiel Leptin und weckt damit das Hungergefühl – damit die Party möglichst lange anhält. Wieder wird Insulin ausgeschüttet. Der Körper schreit förmlich nach Zucker und der typische Heißhunger auf Süßigkeiten ist unausweichlich. Dabei dreht sich alles im Kreis: Die schnelle Energie wird durch den hohen Insulinspiegel direkt verarbeitet und bei Bewegungsmangel in die Fettdepots eingelagert. Über längere Stressphasen baut sich Cortisol Stück für Stück seinen gefährlichen Schwimmring um Bauch und Hüften. Sogenannte *Stress-Bäuche* sind ein Phänomen unserer Gesellschaft. Denn wer häufig gestresst ist, mästet automatisch seinen Bauch. Besonders Bauchfett ist aber nicht nur ein ästhetisches Problem. Im Gegensatz zum restlichen Fettgewebe ist Bauchfett ein aktives Gewebe, das im Übermaß krankmachende chemische Botenstoffe absondert. Zuerst bildet es sich um die Organe herum. Als sogenanntes intraabdominales Fett umkleidet es den Darm und andere Organe wie Leber oder Bauchspeicheldrüse. Zunächst bleibt es unsichtbar. Wird es mehr, schwillt auch der Bauch sichtbar an. Dabei werden Fettsäuren freigesetzt, die entzündungsfördernde Botenstoffe und Hormone ausschütten. Der Blutdruck erhöht sich, die Blutfettwerte werden ungünstig beeinflusst und der Blutzuckerspiegel steigt. Das Übergewicht am Bauch führt häufig zum *metabolischen Syndrom*, welches über viele Jahre kaum merkbar zu Schäden an den Blutgefäßen führt. Dieses schädliche Übergewicht ist für jede Blutgruppe ein Risikofaktor, denn der plötzliche Tod durch ein metabolisches Syndrom ist heutzutage leider nicht mehr selten.

Speckpolsteralarm

Das metabolische Syndrom entsteht schleichend und ist irgendwann auch an der Oberfläche zu sehen. Speckpolster an Bauch, Hüfte und Beinen hat fast jeder Mensch schon einmal in seinem Leben gepflegt. Deswegen hat nahezu jeder Mensch in seinem Leben einmal über kurze oder längere Zeit eine Diät gemacht. Eine Vielzahl wiederholt diese Strategie jährlich. Ständige Diäten mit großen Gewichtsschwankungen können jedoch ziemlich belastend sein und das nicht nur für den Körper. Unzufriedenheit und ein verzerrtes Körpergefühl schlagen aufs Gemüt. Bei Freunden und in der Familie gibt es nur noch dieses eine Thema: Wie werde ich schlanker? Nach der Diät kommen die alten Essgewohnheiten und damit der Jo-Jo-Effekt. Die Kilos auf den Hüften explodieren – die Waage schlägt gefährlich aus. Das ist nicht nur deprimierend, sondern auch hochgradig gesundheitsgefährdend. Dabei ist es einfach, den Körper auf ein normales und *natürliches* Gewicht zu bringen, vorausgesetzt es werden dauerhaft ein paar Regeln befolgt: Alle *Stoffwechselblocker* für die jeweilige Blutgruppe sollten vom Speiseplan verbannt werden. Nicht nur für einen bestimmten Zeitraum, sondern am besten für immer. Geburtstage, Familienfeiern und Ausflüge sind natürlich Ausnahmen – Genuss und Freude am Essen sollen nicht darunter leiden. Für den B-Typ bedeutet das, Mais, Buchweizen, Linsen, Erdnüsse und Sesam zu meiden. Besonders Mais bringt den Blutzuckerspiegel in die Höhe. In Form von Stärke ist Mais in vielen weiter verarbeiteten Lebensmitteln zu finden. Der Körper reagiert bei einer Aufnahme und Verarbeitung von Mais mit der Ausschüttung des blutzuckersenkenden Hormons Insulin. Hohe Insulinspiegel wiederum sorgen für eine vermehrte Fetteinlagerung ins Gewebe. Auch Gluten aus Weizen kann den Stoffwechsel vom B-Typ verlangsamen. Weizen wird im Körper nicht ausreichend verdaut und als Brennstoff genutzt, sondern wiederum als Fett gespeichert. Danach folgt oft der Gang zum Kühlschrank mit Heißhungerattacken.

Ein Stück Käse, ein Joghurt und ein Glas Milch am Tag können den Stoffwechsel eines B-Typen in Balance halten und die Fettverbrennung ankurbeln. Die Übeltäter beim B-Typ sind Eiweißstoffe und Zucker, die die Verwendung der Energie hemmen und die Speicherung in Fett fördern.

Schlafende Viren soll man nicht wecken

Erst gibt es Pizza, dann dürfen die Kinder zusammen vor einer DVD kuscheln. Am nächsten Tag sollen die Pusteln kommen – Pockenpartys werden heutzutage immer noch von einigen Eltern gefeiert. Nach dem Gesetz ist das vorsätzliche Anstecken der Kinder mit typischen Kinderkrankheiten hierzulande Körperverletzung und damit strafbar. Dabei wollen diese Eltern eigentlich nur Gutes: Die Krankheit soll so früh wie möglich ausbrechen, weil sie dann häufig harmloser ausfällt. Doch Viren können sich in den Körper einnisten. Dort fallen sie in einen Dornröschenschlaf und wachen erst nach vielen Jahren wieder auf. Trotzdem werden sie viele Jahre von der Immunabwehr in Schach gehalten. Das Immunsystem ist jedoch irgendwann mit neuen Erregern von außen überfordert. Eigentlich harmlose Infekte können dann zur chronischen Anfälligkeit werden. Dabei kommt es oft zu einer Fehlleistung der Abwehrzellen. Diese können nicht mehr zwischen fremden und körpereigenen Eiweißen entscheiden. Das Immunsystem richtet sich gegen den eigenen Körper. Mediziner sprechen in diesem Fall von einer Autoimmunkrankheit. Ein gut funktionierendes Immunsystem kann die schlummernden Viren in Schach halten oder im besten Fall ganz ausschalten. Das Immunsystem eines B-Typen ist stark, wenn Lebensmittel wie Huhn und Mais von der Ernährung ausgeschlossen werden.

Das große Glück

B-Typen spiegeln ihr gesamtes Umfeld. Mit ihrer guten Laune können sie andere wahrhaft anstecken. Der B-Typ darf jedoch auch mal schlecht gelaunt sein. Kippt seine Stimmung, bekommen das auch andere zu spüren. Umso wichtiger ist es, dass er wieder in die körperliche und seelische Balance kommt. Er braucht dafür den *Flow*. Flow bedeutet fließen und schweben – gemeint ist der Lebensfluss, in dem man völlig in seiner Tätigkeit aufgeht. In diesem Zustand spielen Zeit, Raum und Umstände keine Rolle mehr. Für den Flow braucht der B-Typ keine Kraft. Es passiert von alleine und ohne Mühe. In diesem Zustand entfaltet er sein kreatives Potential. Der Flow ist ein einheitliches Fließen von einem Augenblick zum Nächsten. Dafür muss man im *Hier und Jetzt* bleiben. Der Flow-Zustand beschreibt den Zustand des *All-eins-seins*. Der B-Typ geht dann völlig in seiner Arbeit und Bewegung auf. Wie ein Musiker im Orchester, ein Kind beim Bauen mit Bauklötzen oder ein in sich versunkener Schachspieler vor dem nächsten strategischen Schritt. Diese Menschen sind alle fokussiert auf ihre Aufgabe. Sie lassen sich nicht davon ablenken und geben sich dem Leben vollkommen hin. Im Flow-Zustand vergisst deswegen der B-Typ seine Sorgen und Ängste. Er verliert das Gefühl für Raum und Zeit. Das Geheimnis des Flows ist die Kreativität der Menschen. Hier vereinen sich die geistig-intellektuellen, emotionalen und körperlichen

Fähigkeiten. Das limbische System im Gehirn ist für diesen Zustand verantwortlich. Es steuert unsere Emotionen und arbeitet synchron zu unserem Bewusstsein. Auch Atmung, Herzschlag und Blutdruck sind aufeinander abgestimmt. Der Flow ist also nichts anderes als eine Form des Glücks, die steuerbar ist.

Wie es geht? Zunächst brauchen Sie ein realistisches langfristiges Ziel. Das Unterbewusstsein fragt ständig, ob wir auf dem richtigen Weg sind und unser Ziel nicht aus den Augen verlieren. Es wirkt wie ein Kontrolleur, der keine Kursabweichungen duldet. Ein wichtiger Aspekt ist hierbei die vollständige Konzentration auf eine Aufgabe. Dabei ist es nicht unerheblich, ob man wirklich daran glaubt, sein Ziel zu erreichen. Denn der hundertprozentige Glaube, die Aufgabe zu bewältigen, trägt dazu bei, den Glückszustand zu erreichen. Wenn ein Fallschirmspringer nicht daran glaubt, nach dem Sprung auf der Erde wieder heil anzukommen, wird er den Flug nicht genießen können. Im schlimmsten Fall handelt er durch seine negativen Gedanken sogar verkehrt. Vielleicht passiert wirklich das Unglück, das er mit seinen Gedanken heraufbeschwört hat. Wir sollten immer selbst die Kontrolle über unser eigenes Leben behalten. Jeder einzelne bestimmt, was ihn glücklich und zufrieden macht. Im Flow spielt Zeit keine Rolle. Man sitzt an einer Aufgabe und vergisst alles um sich herum. Ist die Zeit schnell oder langsam vergangen? Auch das wird nicht wahrgenommen, wenn man konzentriert und motiviert an einer Aufgabe sitzt. Im Flow verändert sich die gesamte Selbstwahrnehmung. Kleine Kinder leben uns den Flow vor. Sie sind so sehr in ihrer Spielwelt versunken, dass sie Selbstgespräche führen und sich keine Gedanken darüber machen, was andere über sie denken könnten. Wer sich dem Flow hingibt, dem ist alles andere um sich herum egal. Auf einmal geht es nicht mehr darum, wie man auf andere wirkt. Um dorthin zu kommen, helfen dem B-Typen Morgenrituale: eine Laufrunde, ein Spaziergang, schöne Musik oder ein paar Yogaübungen. Halten Sie selbst Ihr Glück in der Hand, damit Sie voller Freude und Leidenschaft an ihre alltäglichen Aufgaben gehen können.

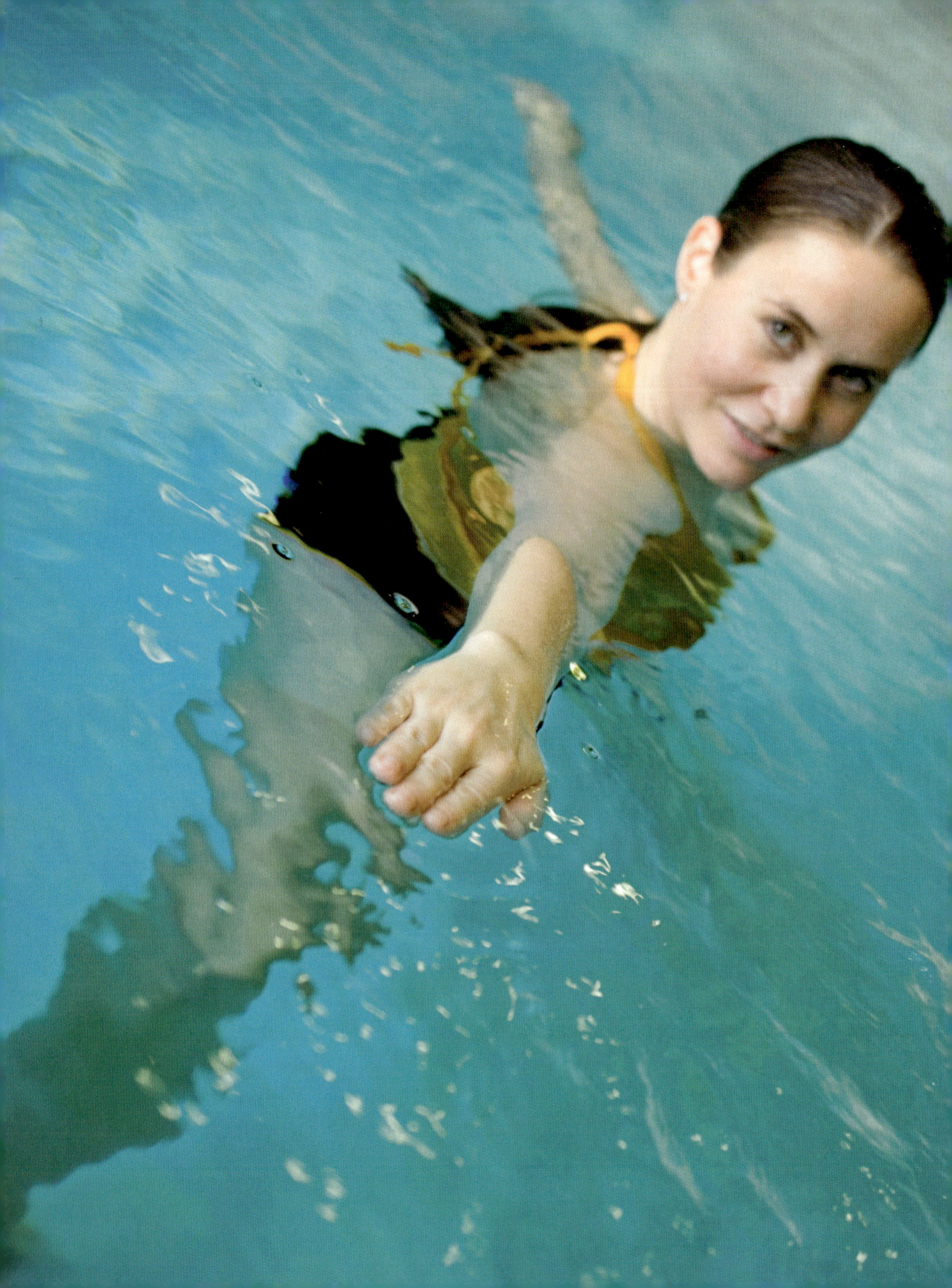

Blutgruppe AB

In der Blutgruppe sind jahrtausendalte genetische Codes gespeichert, die uns auch heute noch daran erinnern, wie der Mensch zu Urzeiten gelebt hat. Eine Blutgruppe fällt jedoch völlig aus dem Rahmen. Sie ist die Jüngste von allen und nicht in der Urzeit, sondern in der Moderne entstanden: Blutgruppe AB existiert erst seit circa 1.200 Jahren. Sie ist die seltenste mit einem Vorkommen von etwa fünf Prozent auf der ganzen Welt. Diese Blutgruppe verträgt sich gut mit A und B und symbolisiert die Verschmelzung positiver, aber auch negativer Immuneigenschaften beider Blutgruppen. In der Regel kann das Immunsystem vom AB-Typ schnell mutierende Viren abwehren. Auch innerlich kann sich der Bluttyp AB leichter als alle anderen an die moderne Welt anpassen. Menschen mit der Blutgruppe AB müssen viel experimentieren und schauen, welche Anteile von A oder B stärker in Ihnen dominieren. Besonders ihre Ernährung setzt den Grundstein für ein gesundes Leben.

John F. Kennedy und Marilyn Monroe hatten Blutgruppe AB. Die gute genetische Mischung aus A und B ist auf jeden Fall eine Besonderheit, aber nicht auf den ersten Blick erkennbar. Der Bluttyp AB gilt als intelligent und fleißig. Meistens lässt er sich mehr von seinem Kopf als vom Herzen leiten und hat sich nach außen hin gut unter Kontrolle. Er kann sich wie ein Chamäleon anpassen und hat den Hang zum Geheimnisvollen. Doch manchmal weiß er selbst nicht, wer er ist.

Je nach Umstand kann er die Vorteile vom Typ A und Typ B nutzen. Der AB-Typ hat gut ausgebildete Abwehrkörper gegen Infektionen der heutigen Zeit. Innerhalb dieser Blutgruppe gibt es völlig unterschiedliche Menschen. Der eine ist eher A-ähnlich, der nächste B-ähnlich und der dritte die perfekte Mischung aus beiden. AB-Typen haben das besondere Talent die Welt ins Gleichgewicht zu bringen. Auch der Gleichgewichtssinn in Körper und Geist spielt für sie eine große Rolle. Sie haben ein Gespür für Frieden und Gewaltlosigkeit und können anderen Menschen helfen, diese positive Einstellung in die Tat umzusetzen. Die emotionale Gesundheit ist jedoch eine Herausforderung für den AB-Typ. Sie fühlen sich manchmal fremd in größeren Gemeinschaften. Ihnen ist die Akzeptanz anderer Menschen sehr wichtig. Dafür handeln sie schnell aus dem Bauch heraus. Genauso schnell kann ihre Stimmung ins Schwanken kommen. Emotional, leidenschaftlich, freundlich, vertrauensvoll und einfühlsam beschreibt den AB-Typ sehr treffend.

Experimente beim Essen

Beim Essen hat es der AB-Typ nicht leicht. Er hat wenig Magensäure vom A-Typ. Effizient wird Fleisch im Magen daher nicht vom AB-Typ zersetzt. Er hat leider auch die Tendenz zu viel nicht verstoffwechseltes Fleisch in Fett zu verwandeln. Die Insulinproduktion wird durch Mais, Kidneybohnen, Buchweizen oder Sesamsamen blockiert – ähnlich wie beim Bluttyp B. Dadurch werden andere Nahrungsmittel nicht richtig im Stoffwechsel verwertet. Dennoch muss der AB-Typ viel ausprobieren und experimentieren. Die giftigen Lebensmittel vom A-Typ und vom B-Typ sollten genau studiert und ausprobiert werden. Auch Koffein und Alkohol können besonders in stressigen Situationen Schäden im Körper anrichten. Viele kleine Mahlzeiten wirken Verdauungsproblemen entgegen, die eine nicht ausreichende Magensäure verursacht. Was noch hilft: Kohlenhydrate und Proteine nicht zusammen in einer Mahlzeit aufnehmen. Die im geringeren Maße vorhandenen Verdauungsenzyme können dann schneller und effektiver arbeiten, wenn Sie nur eine einzige biochemische Formel zur selben Zeit *knacken* müssen. Außerdem steigt der Blutzuckerspiegel nur minimal an. Eine Kombination von eiweiß- und kohlenhydrathaltigen Lebensmitteln führt wiederum zu einer deutlichen Insulinausschüttung und damit zur Neubildung von Fettgewebe. Die frischen Kalorien werden direkt auf Hüften und Bauch gepackt.

Demenz – die große Gefahr

Der AB-Typ hat ein gut entwickeltes Immunsystem. Es vereint alle positiven Eigenschaften der Bluttypen A und B. Das Immunsystem kann durch diese Mischung mit seinen *Spezial-Antikörpern* vielseitige Krankheiten abwehren. Autoimmunkrankheiten treten deswegen seltener auf als bei den anderen Bluttypen, da sie weder Anti-A noch Anti-B Antikörper besitzen.

Doch nun kommt die schlechte Nachricht: Eine Schwachstelle hat Blutgruppe AB. Die University of Vermont – College of Medicine in Burlington hat das Thema Demenz genauer unter die Lupe genommen. Das Ergebnis ihrer Studie: Das Versagen des Gedächtnisses im Alter scheint auch von der Blutgruppe abzuhängen. Der Bluttyp AB hat ein 82 Prozent höheres Risiko an Demenz zu erkranken als alle anderen Blutgruppentypen. Dabei scheinen die Blutgerinnungsfaktoren eine wichtige Rolle zu spielen, wenn das Gedächtnis nachlässt. Die Forscher haben besonders den *Faktor VIII* beobachtet. Dabei handelt es sich um ein Protein, welches die Blutgerinnung reguliert. Ist der Faktor VIII hoch, steigt das Risiko, an einer Demenz zu erkranken. Mit der Demenz hängen die Risikofaktoren von Gefäßerkrankungen und Schlaganfall eng zusammen. Weitere Probleme sind: Bluthochdruck, ein hoher LDL-Cholesterinspiegel und Diabetes. All das wirkt sich negativ auf das Gehirn aus und führt langfristig zu einer Beeinträchtigung. Trotzdem muss der AB-Typ nicht in Panik verfallen. Das Demenzrisiko kann deutlich verringert werden, wenn die Werte für Blutzucker, Cholesterin und Blutdruck im Normbereich sind. Ein ausgleichender Wechsel von Bewegung und geistigen Aktivitäten leistet deswegen einen hochwertigen Beitrag für die mentale Gesundheit.

Richtig emotional

Der AB-Typ ist sehr emotional. Tendenziell hat er eine starke Ähnlichkeit mit dem A-Typ. In typischen Stresssituationen reagiert der AB-Typ mit Angst, Hyperaktivität und Reizbarkeit. Angst und Ärger sind Emotionen, die den Hormonhaushalt durcheinander bringen. Auf Dauer machen negative Emotionen den AB-Typ krank und lösen eine biochemische Reaktion im Körper aus. Körperliche Aktivitäten, die für Ruhe und Konzentration sorgen, sind das einzige Heilmittel. Der AB-Typ produziert in Stresssituationen jedoch viel Adrenalin – wie der Bluttyp 0. Auch er muss deswegen zusehen, dass Adrenalin durch körperliche Bewegung schnell wieder abgebaut wird.

Die Adrenalin-Produktion unterliegt dem direkten Befehl des Nervensystems. Steigt die Konzentration im Körper an, wird das Protein Tyrosin gehemmt, welches die Ausgangsbasis von Adrenalin ist. Die Vitamine C, B6, Kupfer und Magnesium gehören ebenfalls zu den wichtigen Stoffen, die der Körper für die Hormonbildung benötigt. Fehlen sie, ist es dem Körper nicht möglich, noch mehr Adrenalin zu produzieren. Eine andauernde Stressbelastung bewirkt demnach eine Störung der Hormonproduktion. Als Folge entsteht ein Mangelzustand im Körper. Auf lange Sicht kommt es besonders bei einer nicht mehr ausreichenden Produktion von Adrenalin zum Burn-out für den AB-Typ. Das Immunsystem wird geschwächt, die Gefahr von Infektionen steigt. Magen und Darm neigen zu Entzündungsreaktionen. Der Blutdruck erhöht sich und die Gefäßwände nehmen Schaden.

Adrenalin wird nicht nur in brenzligen Situationen vom Körper freigegeben. Es ist auch im Einsatz, wenn es um Verletzungen, Entzündungen und Unterzuckerung geht. Sinkt der Blutzuckerspiegel rasch ab, kann es zur Bewusstlosigkeit kommen. Besonders für ältere und herzkranke Menschen ist das bedrohlich, denn der Körper steuert mit einer weiteren Adrenalinausschüttung dagegen. Puls und Blutdruck erhöhen sich. Dies kann zu akuten Herzrhythmusstörungen führen oder sogar einen Infarkt auslösen.

Im schlimmsten Fall können auch Wut oder Angst einen Herzinfarkt auslösen. Deswegen ist es wichtig, Emotionen kontrolliert herauszulassen. Heftige Tobsuchtsanfälle sind damit aber nicht gemeint. Die Wut muss in richtige Bahnen gelenkt werden, auch wenn einen der Spruch vom Kollegen mitten ins Herz trifft. Was in diesem Fall besser ist: Aus dem

Raum gehen und tief durchatmen. So kann dem Ärger auf konstruktive Weise Luft gemacht werden. Die Emotionen können raus, solange sie brodeln. Die Kunst ist es also, mit Fassung eine Situation zu klären, in der einem fast der Kragen platzt.

Wutausbrüche scheinen Männersache zu sein. Frauen verpacken ihren Zorn oft zu höflich. Damit schaden sie sich selbst, weil sie besonders von Männern nicht verstanden werden. Ein richtiger Umgang mit Wut ist daher gerade für Frauen von Vorteil. Vielen Frauen hilft es, den Auslöser für einen Streit aufzuschreiben, um Gedanken zu ordnen. Sie haben dadurch die Fähigkeit, sich besser in den Streitpartner hineinzuversetzen und können die Streitpunkte des anderen besser begreifen. Manchmal reicht es aus, den Grund für den Ärger zu erkennen. Und wenn alles nicht hilft: eine Nacht darüber schlafen. Mit etwas Abstand sieht in der Regel alles ganz anders aus.

Präventive Bewegungsprogramme sind für den AB-Typ ein weiteres Wutventil. Der Wechsel zwischen den Gegensätzen von beispielsweise Laufen und Yoga lässt Körper, Geist und Seele zur Einheit verschmelzen. Negative Emotionen werden dadurch körperlich und geistig abgebaut. Bewegung und Entspannung sind daher der perfekte Mix für einen schnellen Stressabbau.

Allgemein gilt für den AB-Typ: Wettbewerbe wie ein Laufmarathon sind für ihn körperlicher und geistiger Stress. Positive Effekte beim Sport erhält er deswegen nur mit der richtigen Dosierung und Balance.

Soziales Netzwerk

Für den Bluttyp AB sind soziale Kontakte und ein freundlicher Umgang miteinander noch wichtiger als für alle anderen Menschen. Nette und tiefgreifende Gespräche schmeicheln der Seele und wirken wahre Wunder. Hierbei blüht er regelrecht auf. Durch Beobachten und Nachahmen lernen bereits Kleinkinder, sich in der Umwelt durchzuboxen. Von Erwachsenen lernen sie laufen, schwimmen, schreiben, lesen und sprechen. Sie suchen sich gezielt Freunde außerhalb der Familie, wenn sie selbständiger werden. Die modernen Medien machen es Jugendlichen und Erwachsenen leicht, über Netzwerke mit anderen Personen in Kontakt zu treten. Zu den echten Freunden kommen noch virtuelle Freundschaften dazu. Die echten Freunde sind jedoch die wichtigeren. Denn in Krisenzeiten werden sie einen auffangen und unterstützen. Besonders vielfältige Kontakte sorgen dafür, dass es genügend Ansprechpartner für das passende Problem gibt. Der Weg des Einzelkämpfers kann auf Dauer hart und steinig werden. Überhaupt leben wir in einer Zeit, in der es zu schnellen Veränderungen kommen kann. Naturkatastrophen und andere Bedrohungen lassen die Menschen immer näher zusammenrücken und als Gemeinschaft die gleichen Ziele verfolgen. Das bedeutet nicht, dass eine Gemeinschaft hohe Aufmerksamkeit, Leistung und Zuverlässigkeit fordern sollte. Denn das führt häufig zu Überforderung und auf Dauer auch zur Erschöpfung. Für die psychische Gesundheit braucht der Mensch bedingungslose Liebe und Körperkontakt.

Genauso wichtig sind kurze Zeiten des Alleinseins für den AB-Typ. Mindestens einmal am Tag sollte er sich eine *Auszeit* gönnen. Diese Inseln der Ruhe laden die Akkus wieder auf, besonders wenn in dieser Zeit Visualisierungstechniken genutzt werden, wie kleine Minimeditationen. Auch ein Hobby oder ein Sport für sich ganz alleine können Energie für die ganze Woche bereitstellen. Tägliche Dehnübungen, Meditation und Yoga bringen die Gedanken wieder in Ordnung und schalten den Kopf aus.

Die Gegenwart wahrnehmen

Das größte Problem der heutigen digitalen Zeit sind die vielseitigen Eindrücke und Aufgaben, die alle zu bewältigen haben. Multitasking wird mittlerweile in jedem Job mit Kundenkontakt verlangt. In den Computer tippen und gleichzeitig auf eine wichtige Frage antworten – gesund ist das für den Kopf nicht. An einem freien Wochenende kreisen die Gedanken immer noch um die Aktenberge auf dem Schreibtisch. Während der Mittagspause wird das Essen nebenbei verschlungen, weil sich die Gedanken um die Nachmittagstermine der Kinder drehen. Auch eine Art von Multitasking. Und abends auf dem Sofa? Wird der Fernseher eingeschaltet, nebenbei werden ein paar Mails gecheckt und vielleicht noch wichtige Dinge mit dem Partner besprochen. Die Gedanken sind immer aktiv und kreisen darum, was in der Zukunft erledigt werden muss. Die Gegenwart wird nicht mehr wahrgenommen. Das Leben kann zu einem Gehetze werden und die To-do-Liste so lang, dass kein Mensch der Welt sie jemals abarbeiten könnte. Besonders der Netzwerker beherrscht die Fähigkeit zum *Multitasking*. Er gibt alles daran, die Aufgabenberge zu bewältigen. Er läuft durch die Straßen, checkt seine Mails auf dem Smartphone und isst dabei einen Schokoriegel. Dabei bemerkt er jedoch nicht, dass gerade die Liebe seines Lebens an ihm vorbeigelaufen ist. Was aber viel schlimmer ist: Betreibt er Multitasking in jeder Lebenslage, verliert er nach einiger Zeit den Bezug zu sich selbst. Er lebt zwar, aber er *erlebt* nicht mehr viel. Es sind zu viele Eindrücke und zu schnelle Wechsel, die im Gehirn verarbeitet werden müssen. Das macht den AB-Typen depressiv und er kommt nur sehr schwer aus dieser Spirale heraus. Er lebt in der Vergangenheit, wenn er die Aufgaben nicht bewältigt. Er denkt an die Zukunft, die ihm Angst macht. Vielleicht kann er aus diesem dunklen Loch herauskommen, indem er Prioritäten setzt. Alles kann man nicht an einem einzelnen Tag erledigen. Das *Hier und Jetzt* ist die Zeit, in der er wirklich leben sollte. Seine Ansprüche sollte er dafür etwas herunterschrauben. Wie gerne würde sich der AB-Typ in seinen DeLorean mit eingebauter Zeitmaschine setzen – so wie es Marty McFly aus der Trilogie *Zurück in die Zukunft* macht. Zeitsprünge wie im Film sind aber auch ohne fantastisches Auto möglich. Die Seele erinnert sich an Vergangenes und malt sich ständig eine schöne Zukunft aus. Das Problem besteht also darin, aus diesen Zeitschienen auszubrechen und die Gegenwart wahrzunehmen. Das funktioniert durch mehr Achtsamkeit. Die intensive Konzentration auf die Zubereitung der Mahlzeiten oder ein Spaziergang mit allen Sinnen können die Lebensqualität maßgeblich erhöhen. Achtsamkeitsübungen erscheinen oft so leicht, dass man Zweifel an ihrer Wirksamkeit hat. Frei und losgelöst zu sein kann in unserer Gesellschaft schon fast peinlich sein. Dabei ist es nur menschlich und macht das Leben lebendig. Es geht darum, seine eigene Authentizität wiederzufinden. Wer es schafft, den Kopf auszuschalten und bei sich selbst zu sein, wird zunehmend kreativer und ideenreicher. Mit Achtsamkeit können auch vermeintlich schwierige Lebenssituationen von Glück erfüllt sein. Dieses wiedergefundene Glück verströmt der Mensch von innen nach außen und strahlt so auf seine gesamte Umgebung aus.

Dreimal mehr Achtsamkeit

Versuchen Sie in kleinen Schritten mehr Achtsamkeit in Ihr Leben zu bringen. Steigern Sie mit der Zeit die Häufigkeit der Übungen. Nach einiger Zeit wird Achtsamkeit eine Selbstverständlichkeit sein. Das wird der Moment sein, in dem Sie vollständig in der Gegenwart angekommen sind. Ihr Leben wird zunehmend selbstbestimmt, authentisch und glücklich.

Achtsamkeit am Morgen:

Denken Sie unter der Dusche schon an ihre Tagesplanung? Schieben Sie diese Gedanken weg und lauschen lieber dem Geräusch des Wassers: beim Ausströmen aus dem Duschkopf, beim Aufkommen auf der Haut und beim Plätschern auf den Boden. Beobachten Sie, wie das Wasser von der Haut abperlt, wie sich der Schaum vom Duschgel anfühlt und in einzigartige Blasen zerplatzt. Beachten Sie die Temperatur des Wassers. Fühlt es sich warm oder kalt an?

Achtsamkeit auf dem Weg zur Arbeit:

Sitzen Sie in der Bahn und versuchen Sie sich, die Zeit mit Handy oder Zeitung zu vertreiben? Beobachten Sie nun für einen Moment die Menschen, die um Sie herum sind. Nehmen Sie auch Gerüche wahr. Beobachten Sie nur. Schenkt Ihnen ein anderer Mensch ein Lächeln? Lächeln Sie zurück. Das macht nachweislich glücklich.

Achtsamkeitsübung beim Essen:

Wissen Sie wie Schokolade schmeckt? Manch einer verschlingt Stück um Stück. Das ist tragisch. Die Konzentration auf jeden Bissen macht Essen erst zu einem Erlebnis. Tasten Sie Lebensmittel mit der Zunge ab und erkunden Sie die Konsistenz. Oder stellen Sie sich einfach mal vor, Sie würden in eine Zitrone beißen. Was passiert in Ihrem Mund? Und mit ihren Muskeln im Gesicht?

Jeder Gedanke und jede Vorstellung haben Einfluss auf das seelische und körperliche Befinden. Da das Gehirn kaum unterscheiden kann, ob man nun wirklich eine Zitrone im Mund hat, oder ob es sich nur um eine Vorstellung handelt, ist es kein guter Ratgeber in allen Lebenslagen. Für das Gehirn ist auch die Einbildung Realität. Der Verstand ist nur dazu da, um die Entscheidungen zu verstehen, die das Herz trifft.

Der genetisch vererbte Mischtyp

Jeder Bluttyp vererbt individuelle Merkmale an seine Kinder. Dabei wird das Gen eines Elternpaares dominieren. Trotzdem scheint auch das Gen des anderen Elternpaares eine Rolle zu spielen. Das Blutgruppenmerkmal wird immer auf zwei Chromosomen vererbt. Nach dieser Theorie müssten anstelle von vier sogar sechs Blutgruppen existieren. Menschen mit der Blutgruppe AB sind bereits Mischtypen, denn sie haben auf einem Chromosom das Merkmal A und auf dem anderen das B-Merkmal. Genauso kann für die anderen Blutgruppen eine Mischvariante entstehen.

Ich möchte Ihnen das an einem Beispiel veranschaulichen: Ein Vater hat die Blutgruppe 0, die Mutter Blutgruppe A. Das erste Kind bekommt Blutgruppe A. Es hat nun auf dem ersten Chromosom das dominante A-Merkmal und auf dem zweiten keins – also Null. Auch wenn die primäre Blutgruppe bei diesem Kind A ist, kann das Kind auch Eigenschaften der Blutgruppe 0 zeigen. Im Alltag wird dieses Kind vielleicht sportlich aktiver sein als ein Kamerad mit dem Genotyp AA. In der Ernährung können A0-Typen zum Beispiel durch eine Mischung beider Richtlinien für die Blutgruppe A und die Blutgruppe 0 den bestmöglichen Gesundheitszustand erreichen. Bekommen die gleichen Eltern ein zweites Kind mit der Blutgruppe 0, dann steht fest, dass auch die Eltern Mischtypen sind.

Für die Sportpraxis und natürlich auch den Stoffwechsel hat dieser Aspekt eine große Bedeutung. Als Mischtyp haben Sie viele Möglichkeiten sich die besten *Kuchenstücke* aus der Praxis herauszupicken. Hier lautet die Devise: Ausprobieren, Spaß haben, auf den Bauch hören und in diesem Buch ein bisschen quer lesen.

Bluttyp 0 (mit einem Elternteil, der Blutgruppe A hat)

Eigentlich ist der 0-Typ ein rastloser Sportler – ein echter Wettkampftyp. Mit versteckten A-Merkmalen kann dem 0-Typ der Wettkampfgedanke jedoch gänzlich fehlen. Dieser Bluttyp merkt schnell, dass er zwar sportlich ist, aber keine Ambitionen hat, sich wie ein Profisportler drei bis vier Stunden am Tag auf hohem Niveau zu bewegen. Nach intensivem Training fühlt er sich oft müde und braucht eine Pause. Das sportliche Pensum sollte daher zwei Stunden pro Tag nicht übersteigen. Dafür ist dieser fitte 0-Typ im Alltag gern zu Fuß und mit dem Rad unterwegs. Andere sehen seiner Körperhaltung und den schwungvollen Bewegungen an, dass er sportlich aktiv ist. Er sprüht vor Energie. In der Ernährung kann dieser Bluttyp den etwas höheren Eiweißbedarf mit Fisch decken. Fleisch in höheren Mengen ist wie beim A-Typ nicht gesundheitsfördernd. Vor allem hat er sehr viel vom Geistigen des A-Typs geerbt. Durch Meditation kann er innere Klarheit und Ruhe erzeugen. Er muss sich zunächst damit vertraut machen, aber wenn Meditation und Energiearbeit sein Interesse geweckt haben, kann er ungeahnte Kräfte entfalten. Tiefe Entspannungszustände müssen durch das anfängliche *Körpergezappel* mühsam trainiert werden. Deswegen fällt es ihm leichter, in einen meditativen Zustand zu kommen, wenn er sich vorher intensiv bewegt hat. Bereits nach ein paar Wochen Übung findet dieser 0-Typ durch die Meditation zu sich selbst und hat neben der körperlichen Betätigung ein weiteres Ventil, um Stress zu verarbeiten. Außerdem genießt er die Erholung und Entspannung genauso sehr wie die sportliche Aktivität.

Diese Sportarten mag der 0-Typ besonders: Laufen, Radfahren, Inline-Skaten, Wandern, Functional Training, Wassersportarten, Poweryoga, Meditation in Bewegung, Klettern, Tanzen: zum Beispiel Zumba oder Capoeira, Mannschafts- und Teamsportarten.

Bluttyp 0 (mit einem Elternteil, der Blutgruppe B hat)

In Wettkämpfen hat dieser Bluttyp die Nase vorn. Er ist so sportlich wie der reine 0-Typ und mag sich gerne in Wettkämpfen mit anderen messen. Er kann in geringem Maße Kuhmilchprodukte vertragen und vielfältige Fleischsorten essen. Für viele dieser Menschen ist es selbstverständlich, in einem gesunden und fitten Körper zu leben und diesen auch fünfmal die Woche über jeweils zwei Stunden zu belasten. Der Fokus liegt daher in der Freizeit auf sportlichen Aktivitäten, die kreativ und abwechslungsreich sind. Außerdem legt der 0-Typ Wert auf den sozialen Aspekt beim Sport. Der Austausch mit vielen verschiedenen Menschen bereichert sein Leben und entspannt ihn.

Diese Sportarten mag der 0-Typ besonders: Triathlon, Bergsportarten wie Bouldern, Wandern und Klettern, Tanzen, Aquafitness, Indoorcycling, Poweryoga, Laufen, Functional Training und Leichtathletik.

Bluttyp A0

Blutgruppe A und Blutgruppe 0 sind wie Yin und Yang. Die Mischung aus A und 0 vereint das Körperliche vom 0 Typ mit dem Geistigen des A-Typs. Dieser Mischtyp kann wie der 0A-Typ seine Probleme beim Sport lösen. Besonders Sport in der Natur lädt ihm die Akkus wieder auf. Mit Genuss steigt er aufs Fahrrad und lässt sich den Wind um die Nase wehen. Dabei schaltet er den Kopf aus, der immer wieder die Probleme wälzt. Auf dem Sattel lernt der A0-Typ *reelles* Träumen. Dieser Trance-Zustand tut ihm gut. Sport aktiviert den Geist und darf aufgrund des 0-Anteils im Blut ruhig ein wenig intensiver sein. Auch stärkeres Schwitzen wird ausdrücklich empfohlen. Der A0-Typ ist nicht so zappelig wie sein Gegenstück 0 mit einem Elternteil, der Blutgruppe A hat, weil die Kopflastigkeit bei ihm klar überwiegt. Deswegen ziehen den Bluttyp A0 besonders asiatische Kampfsportarten an. Dabei kann er seinen Körper spüren und gleichzeitig den Geist beflügeln. Dreimal pro Woche eine Stunde Bewegung scheint für den A0-Typ ein gesundes Maß zu sein. Nach einer intensiven Sporteinheit entspannt der A0-Typ mit einem Aufguss in der Sauna oder einer sanften Yogadehnung mit abschließender Meditation. Ähnlich verhält es sich mit der Ernährung. Sportliche A0-Typen vertragen zum Teil tierisches Eiweiß in Form von Fleisch oder Fisch einmal pro Woche, um das Muskelwachstum anzuregen. In der Regel braucht der A0-Typ Rückzugsmöglichkeiten. Deswegen treibt er gerne alleine oder mit einem echten Freund Individualsport. Gruppenaktivitäten können ihn neben einem Alltag mit viel Menschenkontakt eher stressen und werden daher selten in Anspruch genommen.

Das mag der A0-Typ besonders: Laufen, Radfahren, Wandern, Inline-Skaten, Aquafitness, Wassersportarten, Bergsportarten, Meditation in Bewegung, Fitnesstraining, Qi Gong, asiatische Kampfsportarten wie Tai Chi Chuan, Bogenschießen, Aikido, Judo und Karate.

Bluttyp AB

Ein ganzes Kapitel ist dem AB-Typ gewidmet. Deswegen möchte ich hier nur eine kurze Zusammenfassung bieten: Er hat die geistigen Eigenheiten beider Bluttypen. Vom B-Typ hat er den Bewegungsdrang und das hohe Potential an Kreativität. Beim Fitnesstraining darf es etwas schweißtreibender und abwechslungsreicher zugehen. Auch Tanzen gehört zu den bevorzugten Sportarten. Tanzen ist für den AB-Typ eine Kunst, sich mit dem Körper auszudrücken. Den Geist beruhigt der AB-Typ mit Meditations- und Entspannungstechniken wie Traumreisen, *Progressiver Muskelentspannung nach Jacobsen* und *Yoga Nidra*. Milchprodukte verträgt der AB-Typ in sehr geringen Mengen. Es kann vorkommen, dass er in der Kindheit häufig unter Erkältungen oder Beschwerden der Atemwege leidet. Dann sollte er wie der reine A-Typ auf Milchprodukte gänzlich verzichten.

Das mag der AB-Typ besonders: Tanzen, Aquafitness, Meditation und Yoga, asiatische Kampfsportarten wie Tai Chi Chuan und Aikido, Fitnesstraining, Radfahren, Walken, Schwimmen und Wandern.

Bluttyp B0

Für den B0-Typ stehen täglich 10 km Laufen auf dem Plan. Er versucht alles, um seine sportlichen Ziele im Alltag unterzubringen. Der Bluttyp B0 vereint alle strategischen und sportlichen Höchstleistungen, die beide Bluttgruppen ihm zu bieten haben. B0-Typen sind deshalb schnell begeisterungsfähig und bei Wettkämpfen erfolgreich. Als Geschäftsführer mit dieser Blutgruppenmischung können sie komplexe Verhandlungen erfolgreich auf dem Golfplatz ausfechten. Vor wichtigen Entscheidungen klärt eine sportliche Leistung seinen Kopf. Auch im Urlaub werden eher die Wanderschuhe geschnürt, das Fahrrad gemietet, oder im Pool gestrampelt als das Handtuch auf die Sonnenliege gelegt.

Das mag der B0-Typ besonders: Golf, Mannschaftssportarten, Leichtathletik, Wandern, Radfahren, Klettern oder Bouldern, Wassersport, Functional Fitness und Bergsportarten.

Bluttyp BA

Der BA-Typ ist eine Mischung aus Kreativität und Spiritualität. Kreative Arbeiten entspannen diesen Mischtypen fast noch mehr als die sportliche Betätigung. Leider sind Beschwerden der Atemwege, Allergien und Nasennebenhöhlenentzündungen für ihn leidige Themen. Milchprodukte sollten bei diesen Beschwerden gänzlich vom Ernährungsplan gestrichen werden. Beim Sport liegt der Fokus auf den ruhigeren Varianten wie Yoga und Tai Chi. Wettkampfsport ist durch die Anteile von A für diese Menschen oft nicht empfehlenswert – führt allerdings jedoch nicht wie bei dem reinen A-Typ zum Raubbau am Körper. Vielmehr fühlt er sich nach einem Wettkampf lange ausgelaugt und das Energieniveau sinkt.

Das mag der BA-Typ besonders: Laufen, Tai Chi, Qi Gong, Walken, Wandern, Radfahren, Schwimmen, Kundalini-Yoga, Fitnesstraining, Meditation und *Progressive Muskelentspannung nach Jacobsen.*

WELCHER SPORT PASST ZU MIR?

Manch einer muss dreimal heiraten, bevor es mit dem großen Glück in der Liebe klappt. Beim Sport ist es ähnlich. Hier wird viel ausprobiert. Manchmal quält man sich und bleibt doch dabei – schließlich bezahlt man für den Verein. Aber was ist, wenn die Freude auf der Strecke bleibt? Damit ist jetzt Schluss. Seien Sie bereit für Veränderungen im Leben. Denn für jeden Menschen gibt es den passenden Partner und natürlich auch den passenden Sport. Manchmal hapert es am Trainer, aber meistens an einem selbst. Seien Sie deswegen ehrlich zu sich. Nicht jeder Mensch ist ein Läufer. Für viele ist Wandern die bessere Alternative. Das einzugestehen kann zunächst hart sein, aber auch eine Erlösung. Wer seine ganze Energie aus sanfter Bewegung in der Natur und Meditation zieht, für den ist das eben genau das Richtige. Hören Sie auf ihren Körper und auf ihren Geist. Nur wenn beide glücklich sind mit dem ausgewählten Sport, hält diese Liebe auch ein Leben lang. Aber vielleicht wollen Sie sich auch gar nicht so lange binden. Niemand wird Ihnen das übel nehmen. Körper und Geist bleiben fit, wenn man öfter etwas Neues probiert. Die Genetik ist lediglich ein Leitfaden. Gehen Sie auf Entdeckungsreise. Es wird mindestens eine Sportart dabei sein, die Ihnen garantiert gefällt!

Fitness-Typen

Vor zwanzig Jahren stand ich das erste Mal als Trainer vor einer Fitnessgruppe. Schon damals waren die Bauch-Beine-Po-Kurse schnell gefüllt. Ausschließlich Frauen quälten sich und schwitzten um die Wette. Meine Kurse waren laut, fordernd und überfüllt. Schnell kristallisierte sich eine bestimmte Gruppe von Trainierenden heraus, die sportliche Höhenflüge verlangten. Diese Menschen waren wie ich. Andere wiederum verließen nach wenigen Minuten den Raum, standen später vor der Glastür und schauten lieber von draußen zu. Als Trainer muss man täglich einen Spagat machen, um alle Menschen individuell zu berücksichtigen. Diese Fähigkeit musste ich mir in den ersten Berufsjahren aneignen. Die sportlichen Voraussetzungen, die Körperzusammensetzung, das Leistungsniveau und auch die psychische Ausdauer sind bei jedem Menschen anders ausgeprägt. Jeder Einzelne braucht eine spezielle Dosierung. Eine Gruppe zu trainieren ist deswegen für Trainer immer eine Herausforderung. Jedem gerecht zu werden ist schwierig, aber nicht unmöglich. Ich habe über die vielen Jahre das Bewegungsverhalten meiner Teilnehmer intensiv studiert und viel über sie gelernt. Dabei ist mir Folgendes aufgefallen: Es gibt vier verschiedene Sport-Typen. Zunächst fielen mir die Menschen auf, die mir selbst am ähnlichsten sind – am Ende einer Einheit drehen sie auf und holen das Letzte aus sich heraus. Sie sind Fitness-Junkies, die

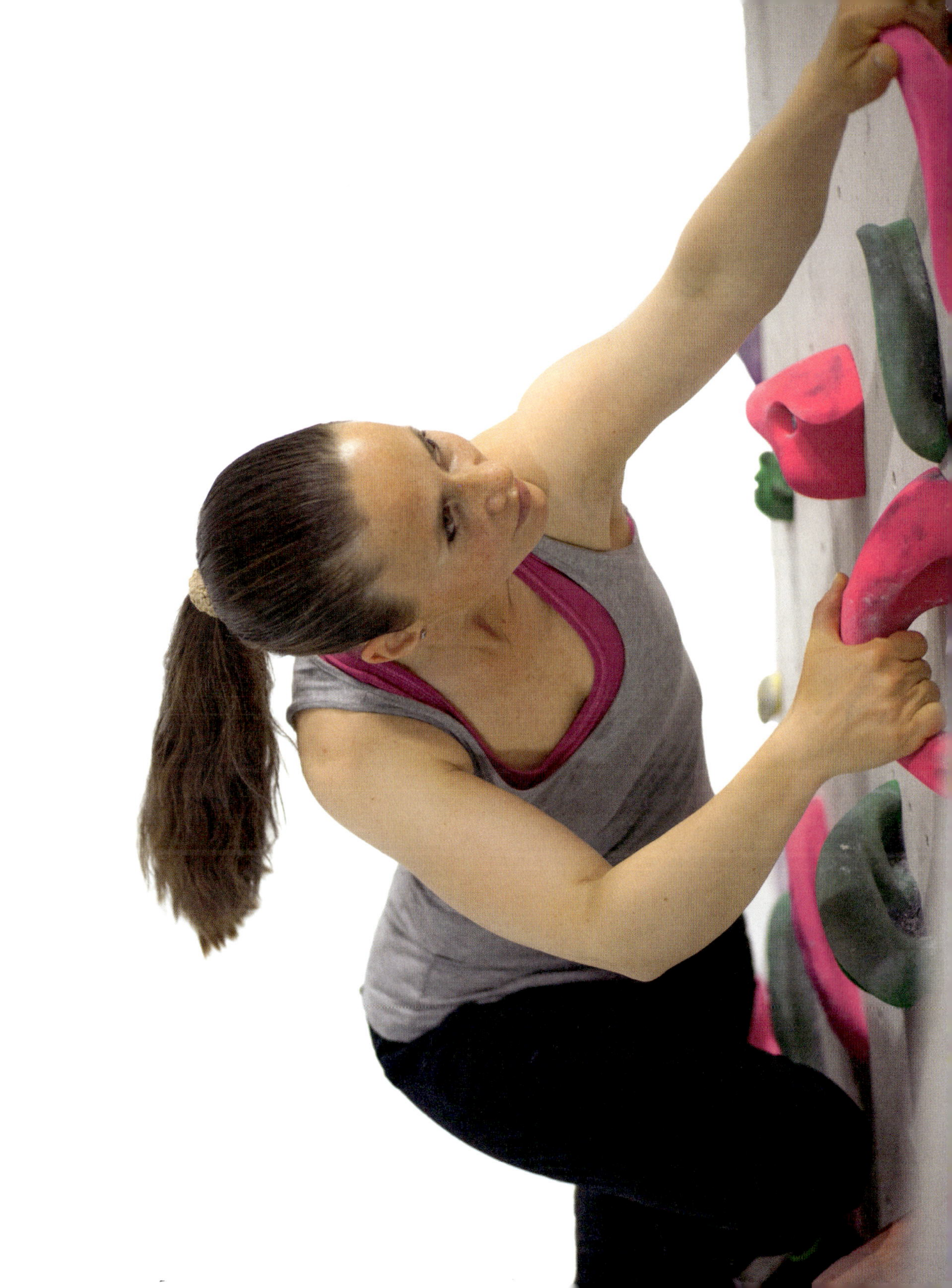

Abwechslung brauchen. Sie brauchen diesen Kick fast täglich. Jede Trendsportart wird ausprobiert. Diese wird dann mit Feuer und Flamme betrieben. Sie stecken das Niveau einer Stunde sehr hoch und sind manchmal schwer zufrieden zu stellen. Muskelkater zaubert ihnen ein Lächeln auf die Lippen. Die körperlichen Grenzen werden oft überschritten. Sie machen gerne Späße beim Training, bewegen sich aus der Freude heraus und fühlen sich in der Gemeinschaft wohl. Am liebsten sammeln sie für ihre sportliche Leistung Trophäen, die sie mit anderen gemeinsam erreichen. Das *Wir-Gefühl* hat eine große Bedeutung für diese Teamplayer. Sie sind *Krieger.* Krieger haben die Blutgruppe 0.

Zur zweiten Gruppe gehören diejenigen, die sich gerne bewegen, aber das Leben gemütlicher angehen. Intensives Kraft- und Ausdauertraining bringen diese Menschen an ihre körperliche und geistige Belastungsgrenze. Ein zauberhaftes Lächeln huscht ihnen am Ende einer Trainingseinheit oft nicht mehr über die Lippen. Dieser Fitness-Typ braucht immer ein Ziel, um sich zu bewegen. Außerdem muss er extrem aufpassen, dass er sich bei intensiveren Übungen nicht verletzt. Ich habe diesen Fitness-Typ liebevoll *Guru* getauft. Von seiner mentalen Kraft können sich die anderen Fitness-Typen eine Scheibe abschneiden. Seine Einstellung zum Sport: „Ich muss am Ball bleiben." Am liebsten mag er sich seine Zeit selbst einteilen. Feste Termine können ihn stressen.

Der Guru lädt seine Batterien während der Meditation und Tiefenentspannung auf. Er liegt auf der Matte und verschmilzt mit dem Boden. Ein Krieger hingegen zuckt wie ein Fisch auf dem Trockenen. Er bekommt seine Muskelschwingung nicht in den Griff. Ein hingebungsvoller Guru genießt diesen Zustand des Loslassens.

Durch die Zielsetzung und seinen Perfektionismus wird er zu einem oft unterschätzten guten Sportler. Er gibt sein Bestes, um seine Ziele zu erreichen. Doch er muss dabei achtsam mit sich selbst umgehen. Ein Guru hat die Blutgruppe A.

Die goldene Mitte bildet die nächste Gruppe von Fitness-Typen. Diese Menschen fühlen sich ein bisschen wie der Guru und haben Ambitionen wie ein Krieger: Sie möchten athletisch und beweglich sein. Für den Sport lassen sie auch mal die Familie in den Hintergrund treten. Sinnvolle Freizeitbeschäftigungen sind ihnen heilig. Auch sie brauchen ein klares Ziel zum Sport treiben: Das Ergebnis zählt und nicht der Weg. Sie wollen beim Sport etwas erreichen. Während einer Sporteinheit sind sie so sehr dabei, dass sie alles um sich herum vergessen. Sie sind fokussiert und außergewöhnlich konzentriert. Am Ende wollen sie komplett abschalten. Traumreisen und lange Entspannungsphasen bekommen ihnen genauso gut wie dem Guru. Sie sind wie eine *Waage* – alles muss in Balance sein. Waagen haben die Blutgruppe B.

Etwas seltener gesellen sich *Netzwerker* in einen Fitnesskurs. Zunächst sind sie unauffällig und können nicht auf den ersten Blick einem Fitness-Typ zugeordnet werden. Sie fallen völlig durchs Raster. Oder etwa doch nicht? Vollkommen unerwartet drücken diese Menschen aufs Gaspedal. Sie haben zwar mehr Körperenergie als ein Guru, müssen aber genauso aufpassen, dass sie ihre Grenzen nicht überschreiten. So schnell wie sie in einem Kurs auftauchen, können sie auch wieder weg sein. *Netzwerker* brauchen Abwechslung im Training. Heute so, morgen so: Ausdauer, Kraft und Meditation – die Dosierung ist eine echte Herausforderung. Netzwerker sind kommunikativ und in der Umkleide oder der Sauna immer in intensive Gespräche verwickelt. Sie entscheiden sich erst für eine Sportart, wenn diese zu einhundert Prozent passt. Dann werden sie zu Experten. Freizeit ist für diese Menschen Selbstfindung, Selbstdarstellung und ein kreativer Akt. Manchmal ist die Freizeitgestaltung für einen Netzwerker sogar wichtiger als die eigentliche Arbeit. Netzwerker haben die Blutgruppe AB.

Zwischen dem Guru und dem Krieger und dem Krieger und der Waage gibt es die zuvor erwähnten Mischtypen. Und Mischtypen haben einen ganz besonderen Vorteil – sie sind oft keine Spezialisten, können dafür aber von allem ein bisschen. Mischtypen sind Allrounder mit kreativem Potenzial. Mit ihnen wird es in einem Fitness-Kurs garantiert nie langweilig.

Alle von mir empfohlenen Sportprogramme in diesem Buch haben präventiven Charakter. Das bedeutet: Mit einer chronischen Krankheit oder akuten Verletzungen am Bewegungsapparat sollten Sie sich vorsichtig an die Belastungen herantasten oder eventuell auf die sanfteren Übungsbeispiele von Blutgruppe A und AB umsteigen. Entspannungsübungen sind in jeder Lebenslage geeignet, um das allgemeine Energieniveau zu steigern. Ich wünsche Ihnen viel Glück und Erfolg bei der praktischen Umsetzung!

Der Krieger – Blutgruppe 0

Christiane ist 68 Jahre alt und Rentnerin. Mit ihrem Mann reist sie mehrere Wochen im Jahr durch Europa. Im Alltag ist die lebensfrohe Frau immer mit dem Fahrrad oder zu Fuß unterwegs. Sie sieht mindestens zehn Jahre jünger aus als andere Menschen in ihrem Alter und hat eine positive Ausstrahlung, die auf andere abfärbt. Als Christiane das erste Mal in meine *Groupfitness-Stunde* kam, war sie etwas unsicher. Sie konnte trotz ihres Aktivitätslevels ihren eigenen Körper kaum mit den Armen stützen. Ich hatte Bedenken, dass sie sich während des Trainings verletzen würde, weil ich Ihren unbändigen Ehrgeiz und ihr Energiepotenzial spürte. Sie quälte sich regelrecht durch die Übungen – mit vielen Kommentaren dazu und einem Lächeln auf den Lippen. Von nun an konnte Christiane von Stunde zu Stunde ein wenig länger die Übungen ohne Pausen halten. In der Entspannung jedoch öffnete sie ständig die Augen, bewegte Arme und Beine und zappelte wie ein Fisch auf dem Trockenen. Christiane fiel es sehr schwer, sich der Entspannung hinzugeben und die Dinge einfach geschehen zu lassen. Trotzdem fuhr sie nach jeder Stunde entspannt und zufrieden mit ihrem Rad nach Hause. Diese Art von Training zog sie an und sie wollte entsprechend hart arbeiten, um mit den anderen Teilnehmern mithalten zu können. In den folgenden Stunden musste Christiane allerdings lernen, ihre eigenen Grenzen zu erkennen. Zusammen haben wir ihr Ziel erreicht: Ein Jahr später bricht sie in schallendes Gelächter aus, als eine Zwanzigjährige neben ihr auf der Matte beim ersten Liegestütz zusammenbricht. „So musst du das machen!“, spontan zeigt die jung gebliebene Rentnerin ihre stabile Stützposition, welche sie locker zwei Minuten halten kann. Während andere aus dem Kursraum kriechen, ist Christiane eine von wenigen, die nach der Stunde sagt: „Sandra, in der nächsten Stunde kannst du gerne anstrengendere Übungen machen.“ Und ich glaube ihr, dass sie es ernst meint – Christiane hat Blutgruppe 0.

Urzeitmenschen hatten durchtrainierte, muskulöse Körper. Der Körper eines modernen 0-Typen definiert sich allerdings erst mit einem fordernden Programm aus Ausdauer und Kraft. Alle Menschen mit Blutgruppe 0 haben die Veranlagung für einen athletischen Körper. Vorausgesetzt sie halten sich an gewisse Ernährungs- und Sportrichtlinien für diese Blutgruppe. Das ist harte Arbeit und erfordert eine Menge Selbstdisziplin, die in jedem Bluttyp 0 vorhanden ist. Das Wichtigste bei der Sportwahl ist die Freude am Bewegen. Viele Menschen motivieren sich zum Sport, weil sie einen definierten Körper haben möchten. Mit dieser Motivation wird für den 0-Typ der Sport allerdings zum Frust. Bewegung ist für diese Menschen vielmehr ein Instrument, um den Körper wahrzunehmen und mit dem Geist zu verbinden. Wer also lieblos in einem Bauch-Beine-Po-Kurs zum hundertsten Mal sein Bein schmerzvoll hebt und dabei denkt: „Hoffentlich hat das bald ein Ende“, kann es lieber gleich bleiben lassen. Denn 0-Typen brauchen ihr ganzes Leben lang die sportliche

Belastung. Sie sollten sich auf Sportarten konzentrieren, die ein intensives Gefühl von Wohlbefinden fördern. Outdoortraining im Park, Garten oder im Wald versorgt den 0-Typen mit Energie. Täglich eine Stunde. Diese kann auch aufgespalten werden in beispielsweise eine halbe Stunde morgens und eine halbe Stunde am Abend. Der 0-Typ muss nicht ständig aufs Gaspedal treten. Es tut ihm genauso gut, den Körper aktiv zu entspannen.

Aller Anfang ist schwer

Kein Sportler fällt vom Himmel. Das Blut der Gruppe 0 fließt mit einem Schweinehund im Gepäck sehr träge. Ich kann mich noch sehr gut daran erinnern, wie schwer mir der sportliche Wiedereinstieg nach der langen Krankheitsphase fiel. Intuitiv wusste ich, dass es an der Zeit war, aus dem alten Trott herauszukommen, aber Ausreden gab es viele: keine Zeit, keine Lust oder schlichtweg keine Energie. Die vielen Sportgeräte in meinem Wohnzimmer lächelten mich täglich an, aber benutzt habe ich sie deswegen noch lange nicht. Ich nahm mir immer wieder vor, endlich damit anzufangen. Gründe dafür gab es viele. Auf der rechten Schulter saß ein kleiner Engel, der mir gut zuflüsterte. Auf der anderen Schulter ein Teufelchen, das mir immer wieder abriet. Aus diesem Teufelskreis herauszukommen erschien mir wie ein großes Geheimnis, nach den schweren Strapazen. Tief in mir wusste ich, dass ich den Lohn für meine Mühen erhalten würde. Dem hat zumindest der kleine Engel auf der rechten Schulter laut Nachruck verliehen.

Manchmal muss man an einen sehr tiefen Punkt im Leben ankommen, um Kräfte zu mobilisieren, die den Schweinehund besiegen. Nach ein paar Sporteinheiten ist die innere Stimme lauter als der Schweinehund. Ist er endlich weg, kommt er hoffentlich nie wieder!

Anfangs reichen wenige Minuten am Tag, um die körperliche Fitness zu steigern und in einen Rhythmus zu kommen. Eine ganze Stunde Bewegung am Stück ist für einen jahrelang inaktiven Menschen definitiv zu viel. Selbst kranke Menschen können mit einer Ernährungsumstellung und einem angepassten *Zehnminutenprogramm* schnell wieder zu mehr Kraft und Vitalität gelangen. Am besten starten Sie mit dem Sportprogramm gleich morgens, wenn es der Alltag zulässt. Das ist die beste Zeit, um alle Körperfunktionen anzuregen und Stress vorzubeugen. Wer morgens trainiert hat, geht entspannter durch den Tag. Sollte das nicht möglich sein, ist der Abend natürlich auch eine Alternative. Für den 0-Typ ist es wichtig, dass keine Routine aufkommt. Wechseln Sie daher die Sportarten wie ihr T-Shirt. Montag steht Laufen auf dem Programm, Dienstag Yoga, Mittwoch Radfahren und so weiter. Die Abwechslung ist nicht nur Kopfsache. Der Körper wird optimal trainiert, weil durch die wechselnde Belastung der Muskulatur gar nicht erst Ungleichgewichte entstehen können. Alle Sportarten ergänzen sich, es kommt Schwung in die Freizeit und die Abenteuerlaune steigt. Kaum zu glauben, aber wahr: Die Abwechslung sorgt nicht nur für einen fitten Körper, sondern hält auch den Geist flexibel und jung.

Der Weg ist das Ziel

In manchen Zeiten ist das Leben wie eine öde Wüste. Nichts geht voran. Am Horizont befindet sich nur trockener Sand. Die Zeiten der Durststrecken hinter sich zu bringen, ist ein großer Schritt, Neuland zu betreten sowieso. Sobald ich nach meiner langen Krankheitsphase wieder festen Boden unter den Füßen hatte, wollte ich loslaufen. Zum Laufen hatte ich seit vielen Jahren durch die Kinder keine Zeit gehabt. Vor vielen Jahren schon war Laufen für mich ein Gefühl der Freiheit. Ich liebe es, der Abendsonne entgegenzulaufen. Ein blutroter Himmel, Schattenkonturen der Bäume und der Geruch von Laub in der Nase: Diese kleinen Sinneserlebnisse geben mir das Gefühl der Lebendigkeit. Wann immer ich nun Zeit habe, gehe ich in den Laufmodus über. Beim Laufen werde ich kreativ, analysiere, was ich in der Vergangenheit erfahren habe, finde Lösungen für meine Alltagsprobleme und entspanne. Die Lebenswege sind wie ein Labyrinth – voller Windungen. Richtige Entscheidungen für einen Weg zu treffen, ist eine große Herausforderung. Nach dem Laufen ist mir bewusst, welchem Weg ich im Leben folgen möchte und wie stark ich mich dafür geistig und körperlich in Bewegung setzen sollte. Laufen war deswegen nach der langen Krankheit wie ein kleines Abenteuer für mich. Es gab mir unglaublich viel positive Kraft. Nebenbei gab es sehr viel zu entdecken. Ich spürte, wie das Leben wieder einen Sinn bekam und der Heilungsprozess einsetzte.

Laufen macht glücklich, stärkt das Immunsystem, baut Stress ab und ist das Natürlichste auf der Welt. Es gibt keinen Terminstress und der Einstieg ist gar nicht so schwer. Für den 0-Typ ist Laufen reine Entspannung. Ist er jedoch noch nie gelaufen, sollte er es langsam angehen. Eine geeignete Laufstrecke und ein langsames Aufwärmprogramm garantieren Genuss pur. Bänder, Sehnen und Gelenke müssen zunächst auf die Belastung eingestimmt werden. Zügiges Gehen kann in fließende Laufschritte übergehen. Für hochmotivierte Einsteiger gilt: Nehmen Sie sich anfangs selbst zurück. Ein Wechsel aus Gehen und Joggen sichert erste Erfolge. Nach einigen Laufrunden können Sie dann immer noch die Gehphasen weglassen und die Gesamtlaufdauer erhöhen. Sind Sie schon länger dabei, können Sie mit Musik noch mehr Leichtigkeit ins Training bringen. Jeder zweite Läufer hat einen Knopf im Ohr, was zu einer vermehrten Ausschüttung von Glückshormonen führt. Die Belastung wird dadurch weniger wahrgenommen. Der Fokus der Wahrnehmung liegt auf akustischen Reizen. Allerdings kommt es auf den richtigen *Beat* an: Schnelle Musik verleitet zu einem schnellen Lauftempo. Dann wird das Herzkreislaufsystem überlastet und der Trainingsreiz erreicht das Gegenteil. Einsteiger sollten deswegen bewusst langsame Musik für die ersten Runden auswählen. Optimal für den Einstieg ist ein Musiktempo von 110–120 *beats per minute*. Ein rhythmisches Tempo mit fließenden Bewegungsabläufen stellt sich beim Laufen recht schnell ein. Aber die Atmung hinkt meistens hinterher. Einsteiger halten oft die Luft an, weil sie sich zu sehr auf die Technik konzentrieren. Bewusstes Ein- und Ausatmen kann helfen, den Atemfluss wieder herzustellen, damit die Muskeln rund um den Brustkorb nicht zu sehr verspannen. Konzentrieren Sie sich daher zunächst auf aktives Ausatmen. Atmen Sie durch die Nase ein und kräftig durch den Mund wieder aus – je länger, desto besser. Sie können auch die Schritte zählen: Drei Schritte einatmen, kurze Pause, drei Schritte ausatmen, kurze Pause. Über die Atemfrequenz finden Sie recht schnell heraus, ob das Tempo zu schnell, zu langsam oder gerade richtig ist.

Ein guter Hinweis ist auch der *Sprechtest*. Dieser einfache Test wurde von Wissenschaftlern der University of Wisconsin-La Crosse (USA) auf dem Laufband mit einer Gruppe Probanden untersucht. Die Wissenschaftler haben Läufer ganze Verse rezitieren lassen. Konnten Läufer diese Verse ohne Atemnot sprechen, lagen sie in einem optimalen aeroben Trainingsbereich. Kamen die Worte ins Stocken, lagen die Sportler grundsätzlich an der Schwelle vom aerob-anaeroben Stoffwechsel – einem Herzfrequenzbereich von 80–85 Prozent. Diese Schwelle wird von Sporteinsteigern oft nicht wahrgenommen. Nun müssen Sie nicht gleich ganze Verse während des Laufens aufsagen. Oft reichen ein paar Sätze völlig aus.

Der Abbruch einer Laufrunde erfolgt bei Laufeinsteigern oft durch Seitenstiche. Schuld daran ist in der Regel ein gefüllter Magen. Beim Laufen wird das Blut aus den Organen zu den Muskeln gepumpt. Die Verdauung wird auf Eis gelegt und es kann zu weiteren Problemen wie Bauchweh oder Durchfall kommen. Als Faustregel gilt deswegen: Essen Sie mindestens 2 Stunden vor der Laufrunde keine größere Mahlzeit. Maximal 30 Minuten vor dem Laufen kann der kleine Hunger mit einem Stück Obst gestillt werden. Verschieben Sie Hauptmahlzeiten lieber auf die Zeit nach dem Training. Ähnliches gilt fürs Trinken: Ein kleiner Schluck vor dem Lauf reicht. Während des Laufens trinken Sie nichts. Danach können Sie die Speicher in Ruhe wieder auffüllen. Nur an sehr heißen Tagen sollte auch während einer einstündigen Laufeinheit der Flüssigkeitshaushalt durch Wasser alle 15–30 Minuten ausgeglichen werden.

Lauf, lauf, lauf – aber richtig

(Geeignet für Blutgruppe 0, B, B0, 0B) (leichter Dauerlauf geeignet für A0 und AB) (nicht geeignet für A)

Ein Krieger muss lange Strecken laufen können. Das tut er in der Regel auch sehr gerne. Dabei darf er es nicht übertreiben und erst recht muss der Kriegertyp auf eine gute Technik achten, wenn er vom *Laufvirus* infiziert ist. Eine gute Technik verhindert schwerwiegende Verletzungen am Bewegungsapparat. Die Hauptarbeit leistet dabei der Fuß. Er muss bereits in der Flugphase so ausgerichtet werden, dass er in einem Winkel den Boden trifft, in dem der geringste Widerstand auf den Körper ausgeübt wird. Was zunächst kompliziert klingt, ist eigentlich ganz einfach. Die Natur hat es so eingerichtet, dass der Menschen täglich laufen kann. Ohne unsere intelligent konstruierten Füße hätten unsere Vorfahren kein Wild erlegen können. Dafür brauchten sie noch nicht einmal Schuhe. Nun haben wir aber heutzutage viele Schuhe zur Auswahl. Die sind in der Regel auch ganz gut. Sie schützen den Fuß vor spitzen Gegenständen. Zum Teil geben sie auch den nötigen Halt und dämpfen Stöße ab. Zudem sind wir es nicht mehr gewohnt, längere Strecken barfuß zu gehen. Doch der Schuh muss passen, sonst kommen nach ein paar Laufeinheiten die ersten Verspannungen zum Vorschein.

Die Muskeln rund um den Fuß und um das Sprunggelenk sind oft verkümmert. Ein Tag barfuß laufen am Strand kann am nächsten Tag einen Muskelkater zur Folge haben, der bis in die Waden hineinzieht. Dabei ist der Fuß ein gut durchdachtes Konstrukt der Natur: Durch den Bogen des Fußgewölbes haben wir eine eingebaute Dämpfung, die weitere Stöße auf die Knie- und Hüftgelenke sowie auf die Wirbelsäule abmildert. Kommen wir mit der Ferse zuerst auf, geht der Schlag direkt auf Knochen und Gelenke. Nur über den Vorfuß- bzw. den Mittelfußlauf können wir den natürlichen Dämpfungseffekt des Fußgewölbes nutzen. Barfuß läuft man automatisch auf dem Vorfuß. Aber mit dieser Lauftechnik kommen Sie leider anfangs nicht sehr weit. Die Fußmuskeln müssen erst mühsam aufgebaut werden. Besonders die Achillessehne sollte behutsam gefordert werden, damit sie nicht gereizt wird. Ein anfänglicher Wechsel von Fersen- und Vorfußlauf ist daher sinnvoll. Neben den Füßen und Beinmuskeln hat der Rumpf beim Laufen kraftvolle Arbeit zu verrichten. Kaum zu glauben, aber wahr: Wenn die Muskeln im Rumpf stark sind und der Oberkörper optimal gegen den Unterkörper dreht, leistet das eine Menge Vorschub in der Bewegung. Es bringt Leichtigkeit in die Laufbewegung und vermeidet Verspannungen im Rücken.

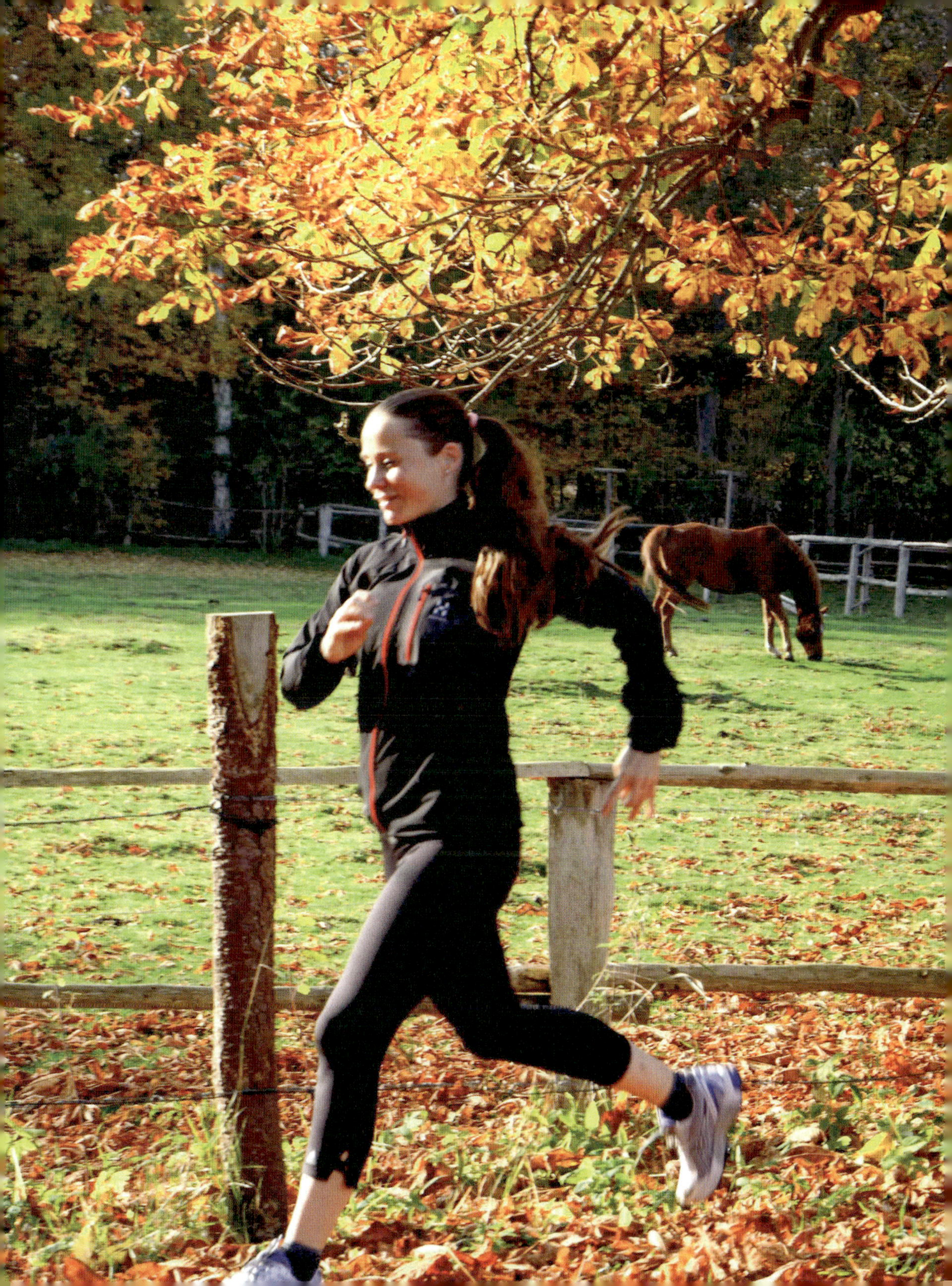

Der siegreiche Kriegeratem

(Geeignet für alle Blutgruppen)

Vor 16 Jahren sollte ich meine Groupfitness-A-Lizenz verlängern. Ich interessierte mich für einen Workshop mit der Ausschreibung: *Fitness-Yoga*. Klassisches Yoga hatte vorher nie meine Beachtung gewonnen. Mit Yoga habe ich ältere Menschen verbunden, die auf einem Kissen sitzen und zu Räucherstäbchen und indischer Musik ein paar Atemübungen machen. Das erschien mir recht langweilig. Aber Fitness-Yoga klang irgendwie sportlich. Nun stand ich also vor einer durchtrainierten Referentin, die ihr Konzept mit Leib und Seele zelebrierte. Bereits nach der zehnminütigen Aufwärmphase geriet ich an meine Grenzen. Nach dem zehnten Liegestütz habe ich mich aus dem Raum geschummelt und tief durchgeatmet. Wie konnte es sein, dass ich als Trainer so schlapp machen würde? Ich musste meinen Körper sehr beherrschen und über meine Grenzen hinausgehen. Nach dem Wochenende konnte ich drei Tage lang nicht mehr normal gehen. Mein Muskelkater erstreckte sich vom Scheitel bis zu den Fußspitzen. Dieses Ereignis hat meinen Ehrgeiz und inneres Feuer für Yoga geweckt. Seitdem unterrichte und praktiziere ich fast täglich meine Übungen auf der Matte und bin frei von Rückenschmerzen, aber nicht frei von Muskelkater!

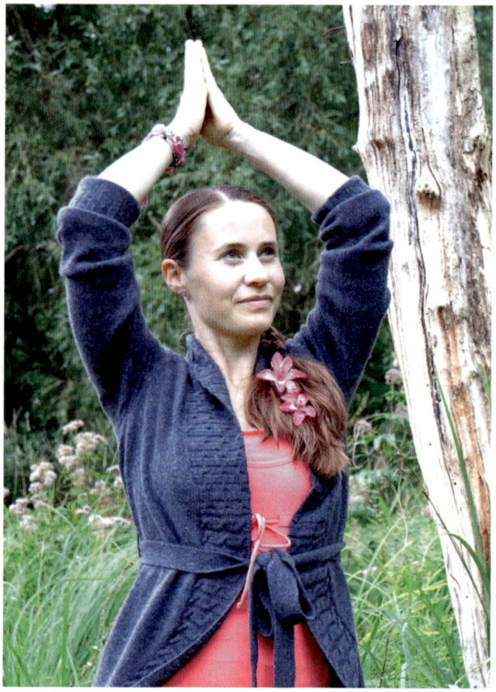

Yoga hat viele Gesichter und viele Lehrer, die unterschiedliche Stile anbieten. Diese Schwerpunkte machen es möglich, für jeden Menschen das perfekte Übungsprogramm zusammenzustellen. Die Körperübungen sind ein funktionelles Training für Körper und Geist. Nahezu alle Trendsportarten haben deswegen Yogaelemente in ihrem Programm. Der Krieger mag besonders die sportliche Variante: Beim *Poweryoga* kann er den Körper spüren und verausgaben. Auch ein Krieger muss sich fokussieren, fließende Bewegungen beherrschen und am Ende eines anstrengenden Tages entspannen. Die Körperübungen sind daher der perfekte Ausgleich für sein forderndes Trainingsprogramm. Von den Yogis lernt der Krieger kraftvolles Atmen. Der Atem ist die Verbindung vom physischen zum energetischen Körper. Mit der richtigen Technik kann der Kriegertyp schier unerschöpfliche Energien während seiner Bewegung sammeln. Er kann mit dem *Ujjayi-Atem* Schnee zum Schmelzen bringen. Ujjayi bringt nicht nur Hitze in den Brustkorb, sondern auch Anmut, Flexibilität und Kraft für die Tiefenmuskulatur im Körperkern. Wie eine innere Meeresbrandung verleiht der siegreiche Atem Rhythmus. Die Bewegung richtet sich an der Atmung aus. Das erzeugte Geräusch wird zum Rauschen eines inneren Ozeans. Auf körperlicher Ebene erzeugt das Atemgeräusch eine leichte Vibration in den Bronchien. Das Flimmerepithel wird aktiviert und die Lunge reinigt sich von Schmutzpartikeln. Normalerweise ist der Druck in den Bronchien während der Ausatmung gering. Durch Ujjayi Pranayama wird auch während der Ausatmung ein gewisser Druck innerhalb der Bronchien aufrechterhalten. Dadurch kann die Atmung insgesamt vertieft werden und es bleibt weniger Rest-Luft in der Lunge.

Ujjayi üben:

Setzen Sie sich aufrecht hin und schließen die Augen. Atmen Sie langsam durch die Nase ein und durch den Mund aus. Beim Ausatmen machen Sie „Hhhhaaaaa". Schließen Sie nun den Mund während des Ausatmens und erzeugen denselben Ton – nur eben mit geschlossenem Mund. Der Ton soll in der Kehle entstehen. Erzeugen Sie diesen Ton in der Kehle auch während der Einatmung. Spielen Sie mit dem Klang, der Lautstärke und der Länge. Die Ausatmung wird kraftvoller sein als die Einatmung. Verlängern und betonen Sie deswegen die Einatmung. Dadurch wird der Atem gedehnt. Spüren Sie Ihren Herzschlag. Atmen Sie auf drei bis fünf Herzschläge ein und genauso lange wieder aus. Konzentrieren Sie sich auf den Punkt, an dem die Einatmung umschlägt und in die Ausatmung übergeht – nur so kann die Energie ungehindert fließen. Diese Atemtechnik können Sie beim Laufen anwenden, beim Functional Training oder beim Poweryoga.

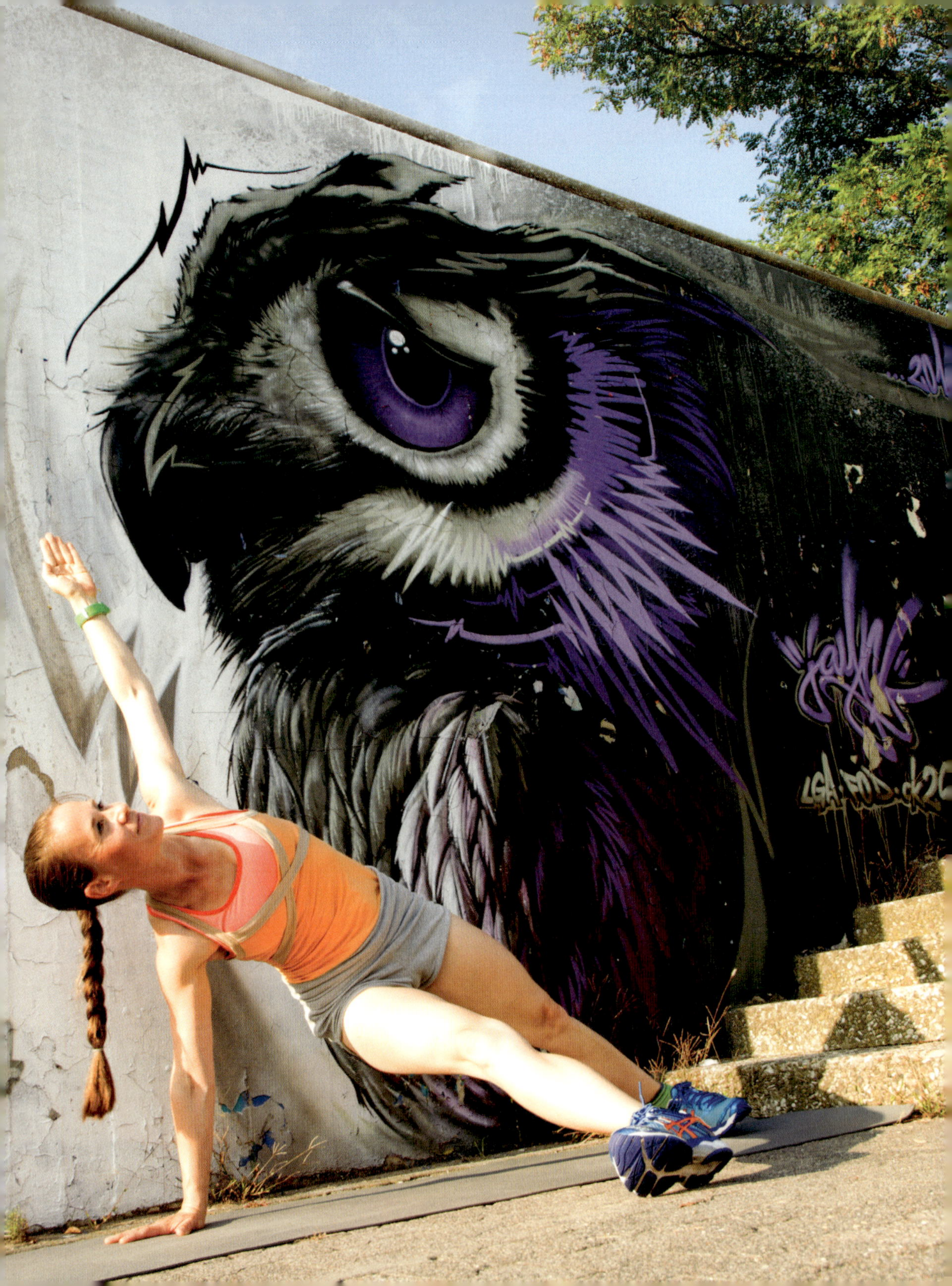

Das moderne Kriegerworkout

(Geeignet für 0, B, 0B, B0) (nur 1x pro Woche für A0 und nicht geeignet für A und AB)

Bevor ich Sportwissenschaften studiert habe, war ich als Industriekauffrau in einem großen Konzern der Automobilbranche tätig. Dieser Job war das komplette Gegenteil von dem, was ich jetzt mache: Stundenlanges Sitzen, tippen und telefonieren waren wie eine Qual für mich. Meine Kollegen belächelten mich, weil ich auf einem Sitzball saß und ständig umherwippte. Der Ball war wie eine Befreiung von diesem starren Bürostuhl. Meinen Chef schien das sichtlich zu nerven. Er sprach mich daraufhin an, ob ich nicht auch mal still sitzen könnte. Nein, das konnte ich nicht. Mein Körper zappelte, je mehr Druck von außen kam. Mein Rücken war total verspannt. Die Schmerzen während der Büroarbeit waren kaum auszuhalten. Dieser Kreislauf machte mich unzufrieden und ängstlich. Ständig schaute ich auf die Uhr – den Feierabend herbeisehnend. Ich konnte es kaum erwarten, abends meine Stunden zu geben, mich auf den Körper zu stützen und meine Muskeln zu spüren. Erst danach fühlte ich mich innerlich ruhig, flexibel und entspannt.

Die moderne Sportwelt entwickelt sich rasend schnell, bringt immer neue Geräte auf den Markt oder neue kreative Übungen. Die meisten Bewegungskonzepte wurden für einen schmerzfreien Rücken entwickelt. Forscher haben seit ein paar Jahren bahnbrechende Ergebnisse über das Bindegewebe geliefert. Alles, was sich bereits vor gut 20 Jahren an Übungen bewährt hat, wurde dem jetzigen Stand angepasst. *Functional Fitness* ist das neue Modewort und aktueller Trend der Fitness-Szene. Schlingentrainer, Medizinbälle, Wackelunterlagen oder nur das eigene Körpergewicht – Functional Fitness ist ein komplexes und abwechslungsreiches Training. Es ist simpel und vielfältig zugleich. In kürzester Zeit werden viele Muskeln gleichzeitig trainiert. Es ist ein Ganzkörpertraining, welches die Muskeln definiert. Allerdings nicht im Sinne von dicken Paketen, sondern schlank und athletisch. Functional Fitness ist ein dreidimensionales Training. Dafür braucht man ein gutes Körpergefühl und ein hohes Maß an Konzentration. Keine Fitness-Maschinen, die Halt geben, keine Führung, dafür wackelige Positionen und komplexe Abläufe. Functional Fitness vereint all das, was der 0-Typ braucht: Neben Kraft werden auch Schnellkraft, Balance, Stabilität, Flexibilität und Ausdauer verbessert. Die Bewegungen sind alltagstauglich. Dadurch werden mehrere Muskelketten gleichzeitig im Körper aktiv und besonders der Rumpf als zentrale Mitte gestärkt. Die Trainingsfortschritte sind sensationell. Die Muskeln stoßen permanent an ihre Grenzen und werden durch das Stabilisieren optimal trainiert.

Nur Fliegen ist schöner

Als Kind habe ich mir oft vorgestellt, durch die Räume zu fliegen. In manchen Träumen bin ich tatsächlich abgehoben und fühlte mich herrlich leicht. Dieses einzigartige Gefühl kam in dem Moment wieder, als ich während des Trainings Treppenstufen mit Leichtigkeit genommen und die Flugphasen genossen habe. Ich wurde immer schneller, leichter und leistungsfähiger. Mühelos und fließend von einer Bewegung in die nächste zu gleiten, ist beim Sport eine wahre Kunst. Die Muskeln vibrieren und setzen zum Flug an während eines plyometrischen Trainings.

> Plyometrie ist eine Form der Explosivkraft. Die Muskeln werden wie ein Gummiband gespannt, welches kurz darauf losgelassen wird. Je stärker und schneller an dem Gummiband gezogen wird, desto größere Kräfte werden entfaltet. Mit maximaler Geschwindigkeit und Dynamik entfaltet sich die Explosivkraft.

Lassen Sie mich diesen Vorgang an einem praktischen Beispiel erklären: dem Hinaufspringen von Treppenstufe zu Treppenstufe. Zunächst geht es in die tiefe Kniebeuge. Die Muskulatur bekommt einen Dehnungsreiz und verlängert sich. Dann gibt das Gehirn den Befehl, auf die nächste Stufe zu springen. Dynamisch setzt der Körper zum Sprung an. Die Muskulatur verkürzt sich, bringt Kraft auf und der Körper hebt ab. Beim Aufkommen auf die nächste Stufe verlängert sich die Muskulatur wie bei einer Dehnung. Springt man gleich weiter auf die nächste Stufe, wird in Millisekunden ein konzentrischer also verkürzender Reflex ausgelöst. Das ist der *Dehnungs-Verkürzungs-Zyklus*. Diese neuromuskuläre Ansteuerung funktioniert teils willkürlich und zum Teil auch unwillkürlich. Durch regelmäßiges Training optimiert das zentrale Nervensystem diese Abläufe. Die Reizleitung zwischen Gehirn und Muskulatur wird optimiert. Auch die Kraft nimmt zu. Der Muskel wird stärker und belastbarer.

Die Grundlage für ein plyometrisches Training sind Maximalkraft, Mobilität und Stabilität. Bevor es also an die Sprünge geht, sollten die drei vorgenannten Aspekte zu 100 Prozent trainiert sein. Sie sind die Basis für ein hochintensives Training ohne Verletzungen. Die tiefe Kniebeuge ist ein guter Anhaltspunkt für eine ausreichende Maximalkraft. Ein Sportler muss sein eigenes Gewicht aus dieser Position ohne weiteres mit aufrechtem Rücken in den Stand bringen können. Außerdem sollte genügend Stabilität vorhanden sein – eine motorische Kontrolle, um die Wirbelsäule in der Bewegung trotz Mobilität stabil zu halten. Wird einfach drauf lostrainiert, kann es bei dieser hochintensiven Form des Trainings zu Überlastungen der Gelenke, Sehnen und Bänder kommen. Mit der richtigen Technik und einer guten Grundvoraussetzung werden jedoch im Umkehrschluss Verletzungen vorgebeugt, weil Muskeln und Bindegewebe sich auf die Belastung eingestellt haben. Genau aus diesem Grund haben viele Profisportler plyometrische Übungen auf ihrem täglichen Trainingsplan. Die passenden Übungen müssen für den Freizeitsportler mit den Zielen übereinstimmen. Auch Krieger sind unter sich sehr individuell. Besonders der O-Mischtyp wird seine Grenzen beim plyometrischen Training erkennen. Sporteinsteiger müssen sich langsam an die Übungen herantasten und zunächst wenige plyometrische Übungen in den Trainingsplan aufnehmen. Des Weiteren können die Ziele unterschieden werden zwischen Sprint- und Sprungfähigkeit. Bei der Sprungfähigkeit gibt es eine Regel: Je schneller der Ablauf von Vorspannung oder Vordehnung und der nachfolgenden Muskelaktivität ist, desto besser wird das Ergebnis. Das bedeutet: Nicht lange warten, wenn man von Stufe zu Stufe springt, sondern wie ein Känguru gleich weiter hüpfen. Die elastische Energie wird in den Sehnen gespeichert, die wie eine Feder funktionieren. Beim Sprint konzentriert sich die gesamte Speicherenergie in der Achillessehne. Diese kann jedoch nicht richtig vorgespannt werden, wenn der Bewegungsumfang im Sprunggelenk nicht ausreicht. Das ist der Fall bei einer verkürzten Wadenmuskulatur. Zunächst ist es sinnvoll, Seilsprünge und Standsprünge zu machen sowie die Wadenmuskulatur intensiv zu dehnen. In kleinen Schritten nähert man sich den Zielen an, damit auch ein Krieger lernt, seine Kraft richtig einzusetzen und abzubremsen. Beim Landen des Körpers kommt es darauf an, dass der Übende sanft den Boden berührt, wie ein Vogel, der zur Landung ansetzt. Es sollte kein einziger Ton außer dem Flügelschlag zu hören sein.

Anfangs reichen zwei Einheiten pro Woche aus und sollten nicht überschritten werden. In einigen Fällen braucht das Nervensystem vier Tage, um sich von den komplexen Bewegungsabläufen zu erholen. Wird der nächste Trainingsreiz zu früh gesetzt, nehmen Muskeln und das zentrale Nervensystem Schaden.

Bevor Sie mit den Übungen loslegen, muss der Körper auf die Belastung vorbereitet werden. Nach einer kurzen Laufrunde können die folgenden Spezialübungen Knochen, Sehnen und Muskelapparat auf die Belastungen beim Sprung vorbereiten.

Skater

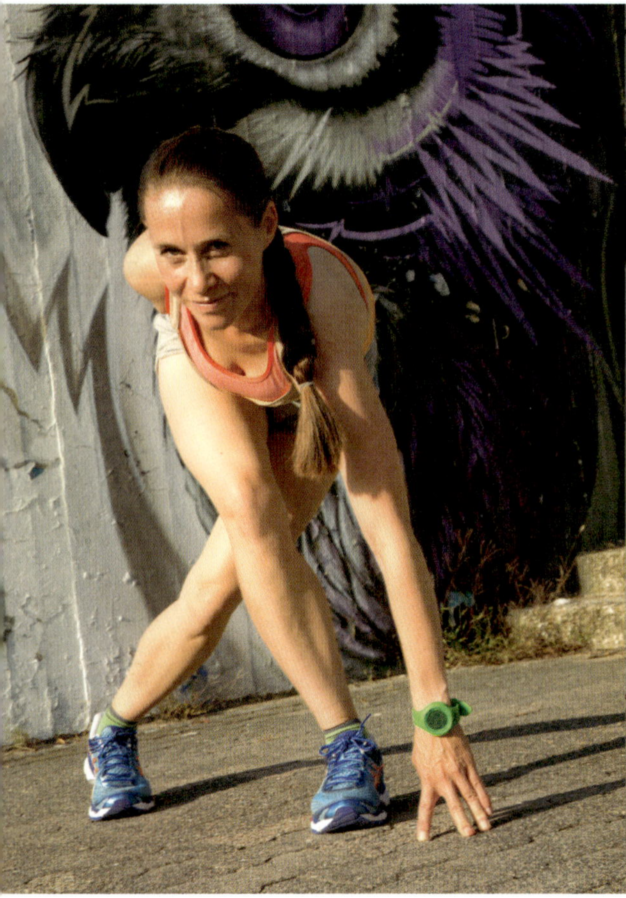

▲ Ausgangsposition:

Das linke Bein hinter das rechte kreuzen. Mit der linken Hand den Boden berühren. Die rechte Hand ist in der Taille. Der Rücken lang.

So geht es:

Richten Sie den Rücken auf und wechseln die Beine auf die andere Seite. Nun berühren Sie mit der rechten Hand den Boden und das rechte Bein steht hinter dem linken. Achten Sie auf eine fließende Bewegungsabfolge. Mindestens 8 x wiederholen.

Kniebeuge

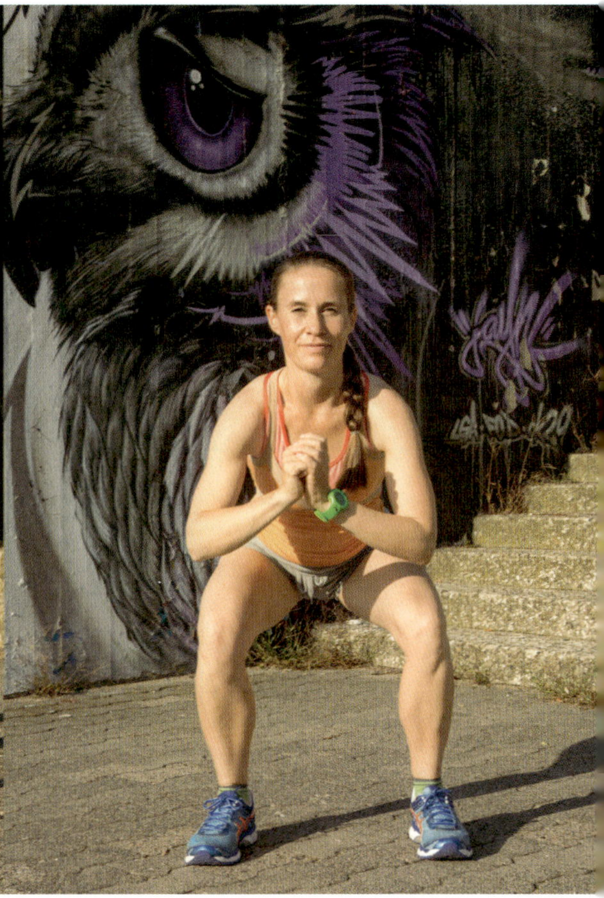

▲ Ausgangsposition:

Hüftbreiter Stand. Beugen Sie die Knie und gehen so tief wie möglich. Halten Sie die Hände vor dem Körper, die Schultern sind entspannt.

… zum Knieheben

Waage

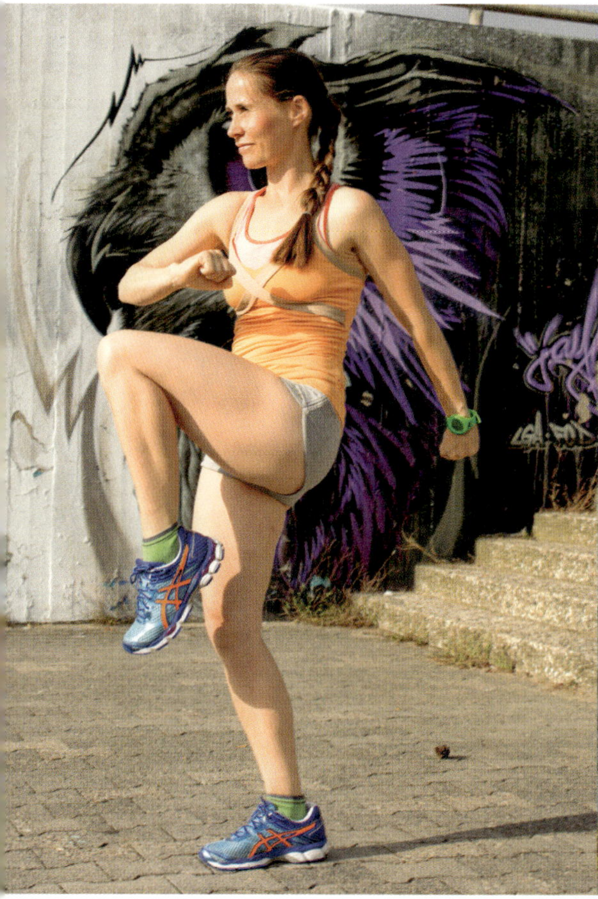

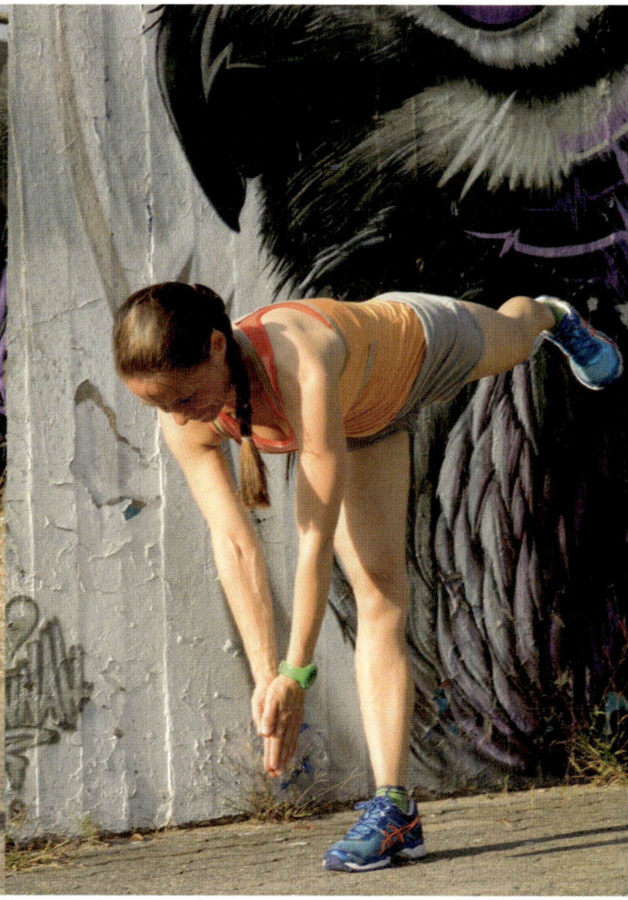

▲ So geht es:

Richten Sie sich schnell auf und heben das rechte Knie weit nach oben. Die Arme schwingen dynamisch mit. Kurz halten und langsam wieder in die Kniebeuge gehen. Mit dem linken Bein wiederholen. 8 x jede Seite.

▲ Ausgangsposition:

Rechter Fuß auf dem Boden. Das linke Bein ist in der Schwebe und bildet eine horizontale Linie mit dem Rücken. Die Hände zeigen zum Boden. Die Handflächen berühren sich.

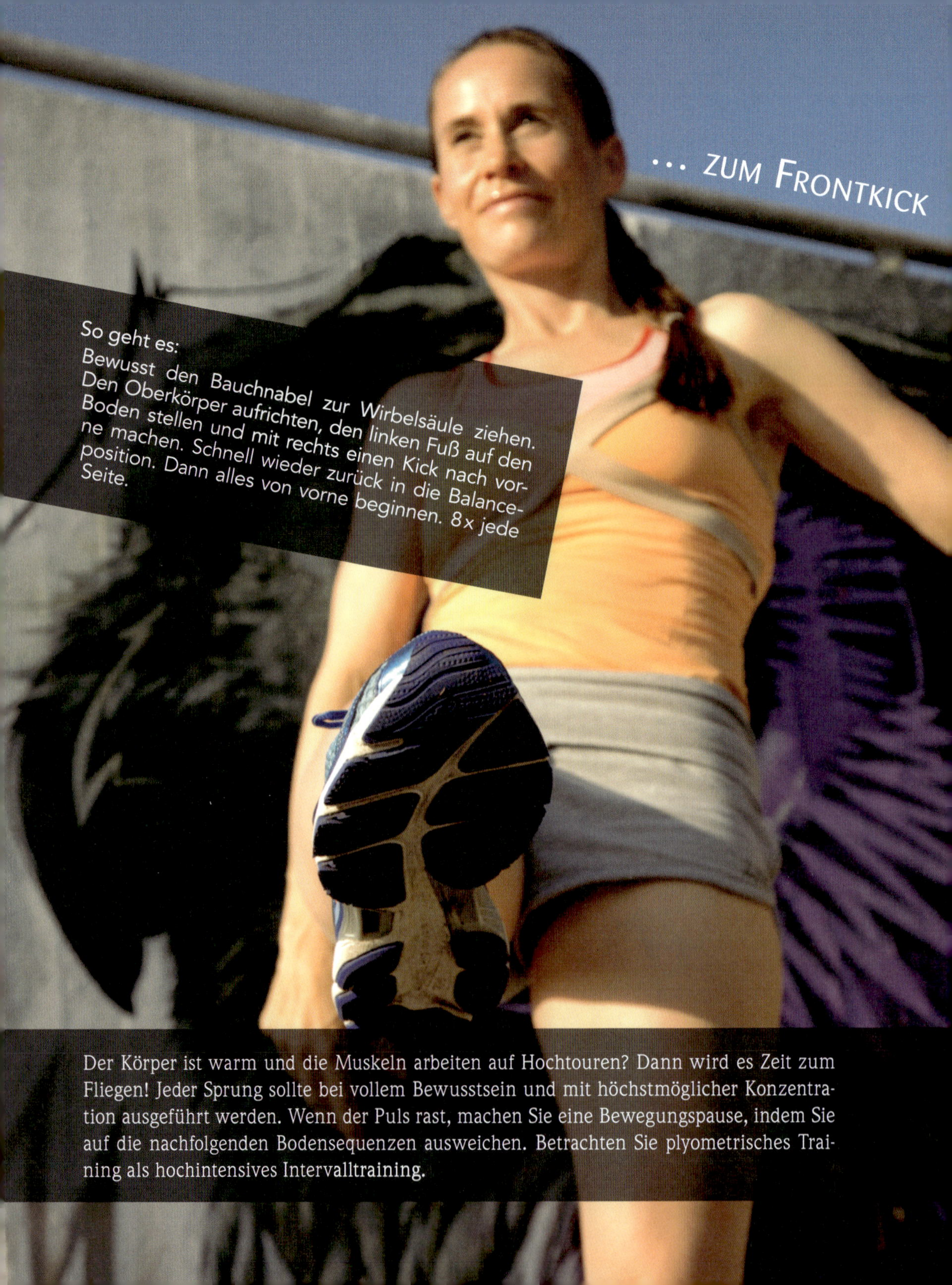

… zum Frontkick

So geht es:
Bewusst den Bauchnabel zur Wirbelsäule ziehen. Den Oberkörper aufrichten, den linken Fuß auf den Boden stellen und mit rechts einen Kick nach vorne machen. Schnell wieder zurück in die Balanceposition. Dann alles von vorne beginnen. 8 x jede Seite.

Der Körper ist warm und die Muskeln arbeiten auf Hochtouren? Dann wird es Zeit zum Fliegen! Jeder Sprung sollte bei vollem Bewusstsein und mit höchstmöglicher Konzentration ausgeführt werden. Wenn der Puls rast, machen Sie eine Bewegungspause, indem Sie auf die nachfolgenden Bodensequenzen ausweichen. Betrachten Sie plyometrisches Training als hochintensives Intervalltraining.

Ausfallschritt

… zum Wechselsprung

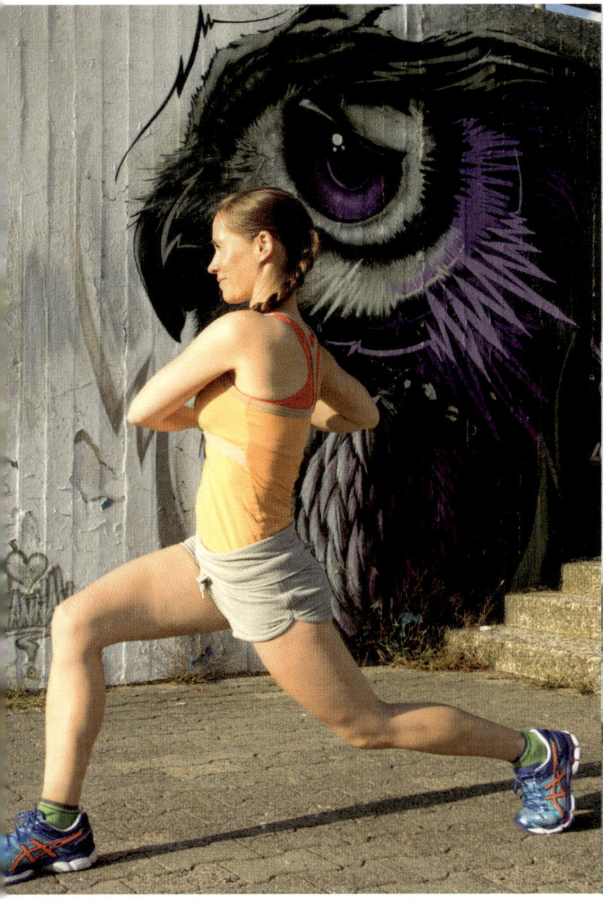

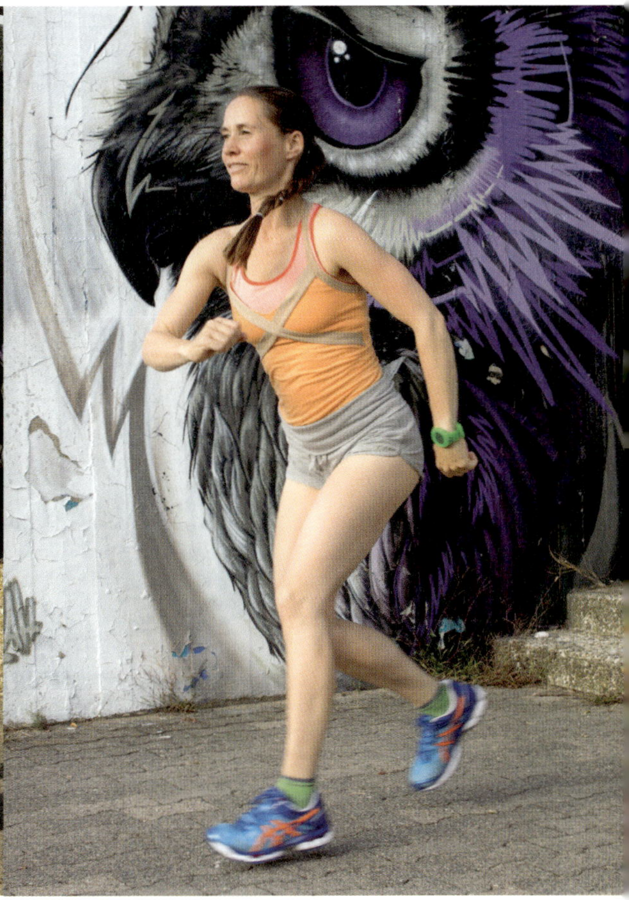

▲ Ausgangsposition:

Weiter Ausfallschritt. Das rechte Bein steht vorne. Das Knie ist im 90°-Winkel gebeugt. Das linke Bein ist lang und der Oberkörper aufrecht.

Drehen Sie den Oberkörper zur rechten Seite und halten die Hände auf Ellenbogenhöhe.

▲ So geht es:

Den Oberkörper zurück drehen und mit einem Sprung die Beine wechseln. Nun zur anderen Seite drehen und die Bewegungsabfolge 8 x wiederholen.

Alternativ:

Anstatt zu springen können die Beine schnell gewechselt werden.

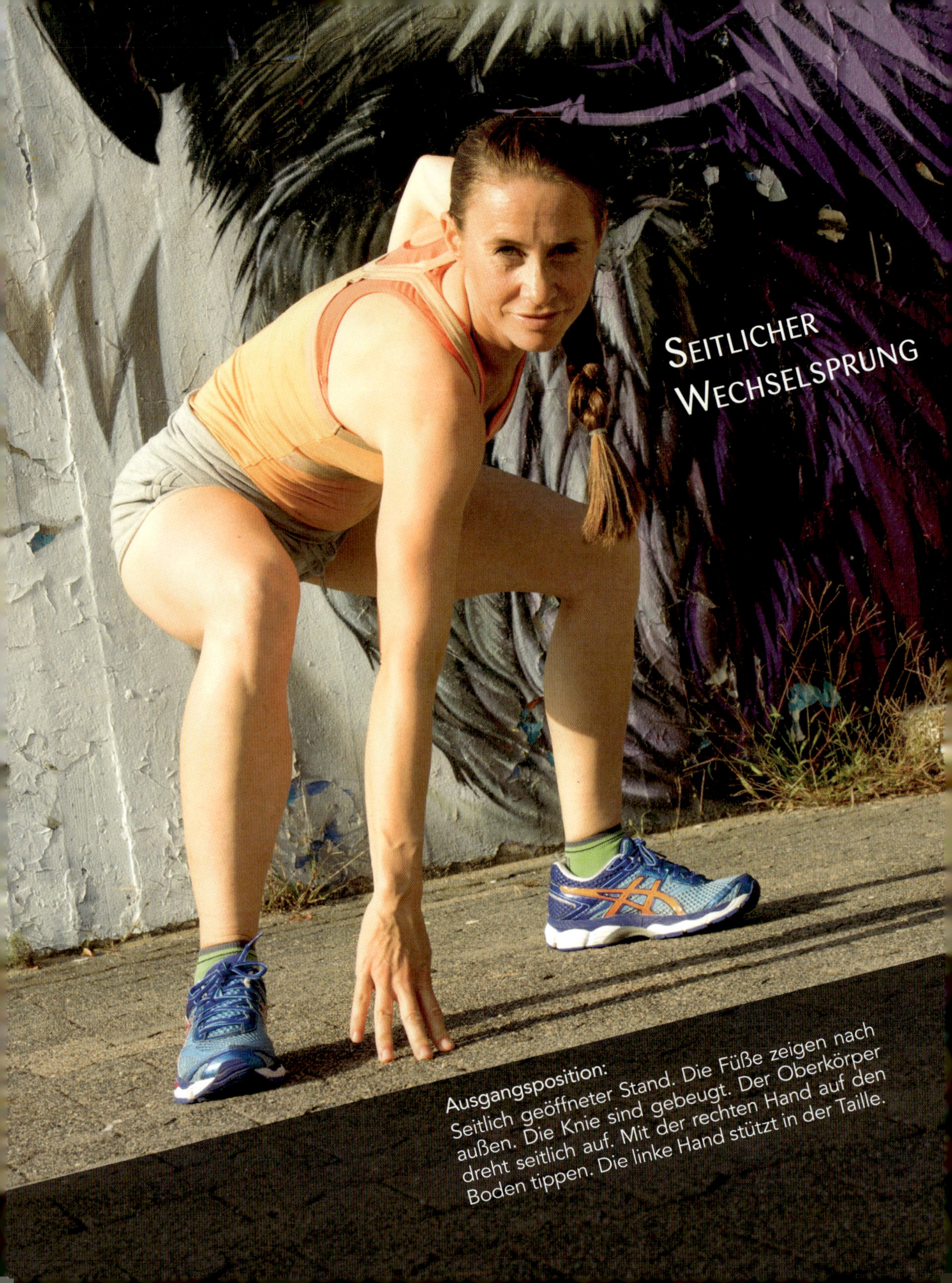

Seitlicher Wechselsprung

Ausgangsposition:
Seitlich geöffneter Stand. Die Füße zeigen nach außen. Die Knie sind gebeugt. Der Oberkörper dreht seitlich auf. Mit der rechten Hand auf den Boden tippen. Die linke Hand stützt in der Taille.

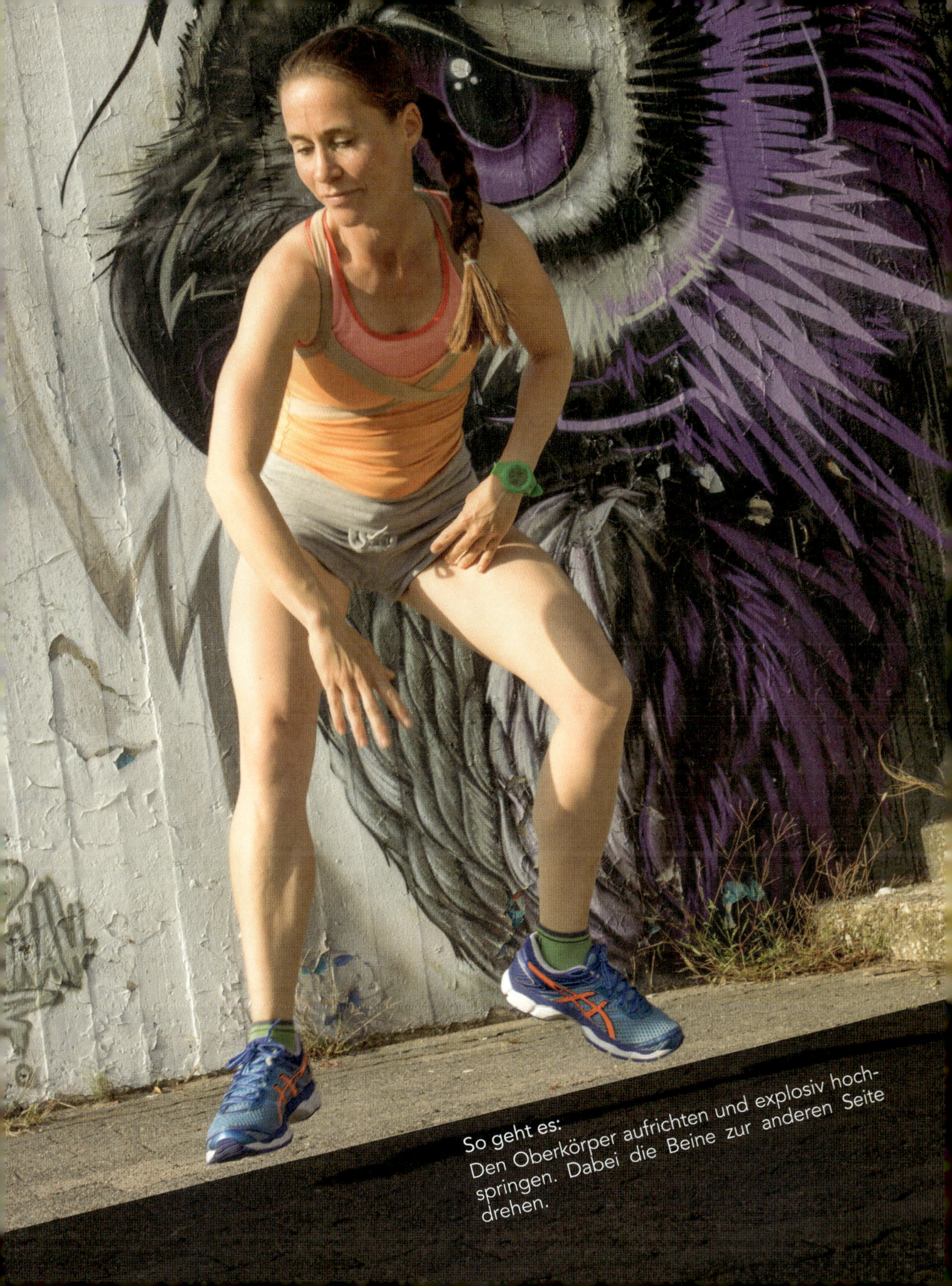

So geht es:
Den Oberkörper aufrichten und explosiv hochspringen. Dabei die Beine zur anderen Seite drehen.

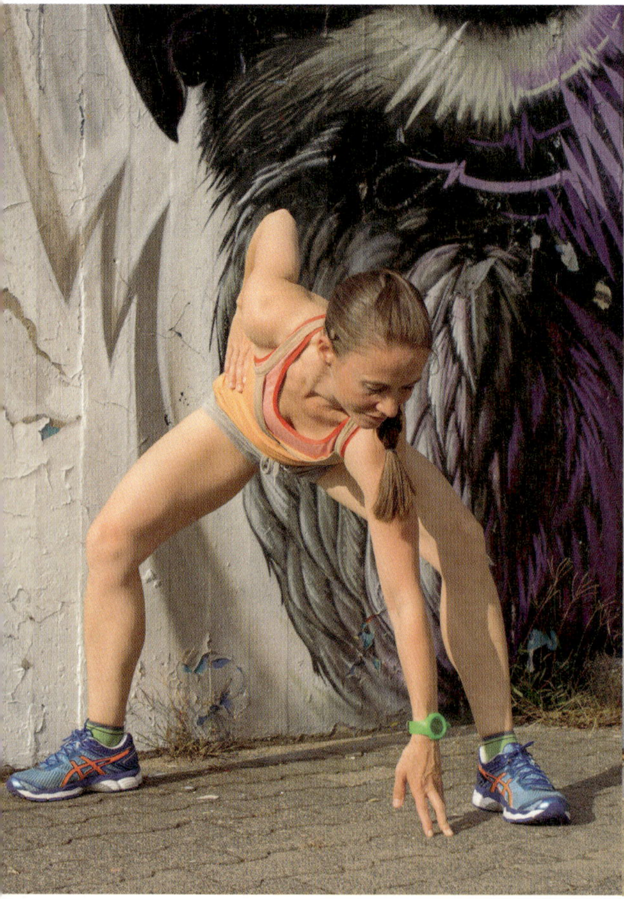

▲ Sanft landen und mit der linken Hand den Boden berühren. Eine fließende Bewegungsabfolge. 8x zu jeder Seite.

Hund …

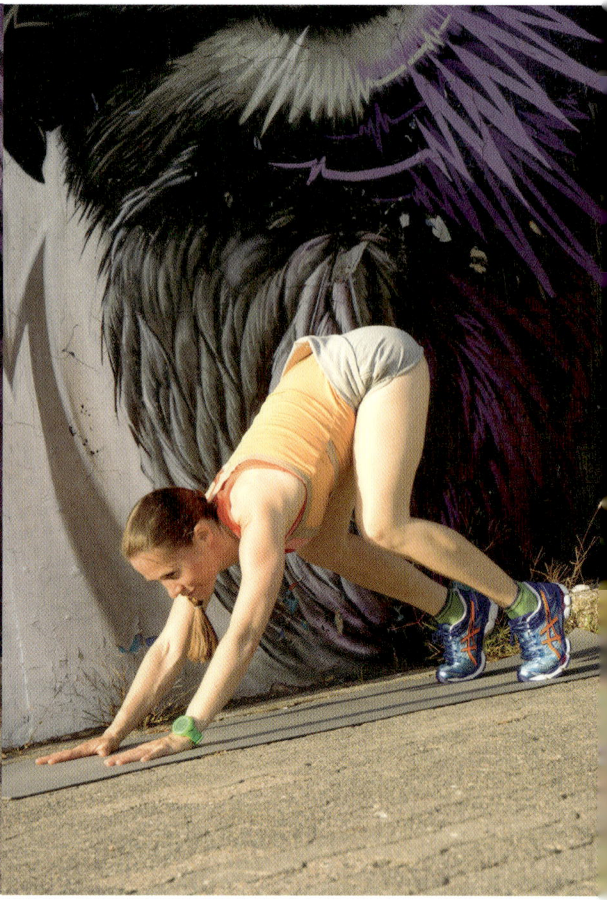

▲ Ausgangsposition:
Beide Hände und Füße berühren den Boden. Der Po zeigt zum Himmel. Der Rücken wird lang gestreckt.

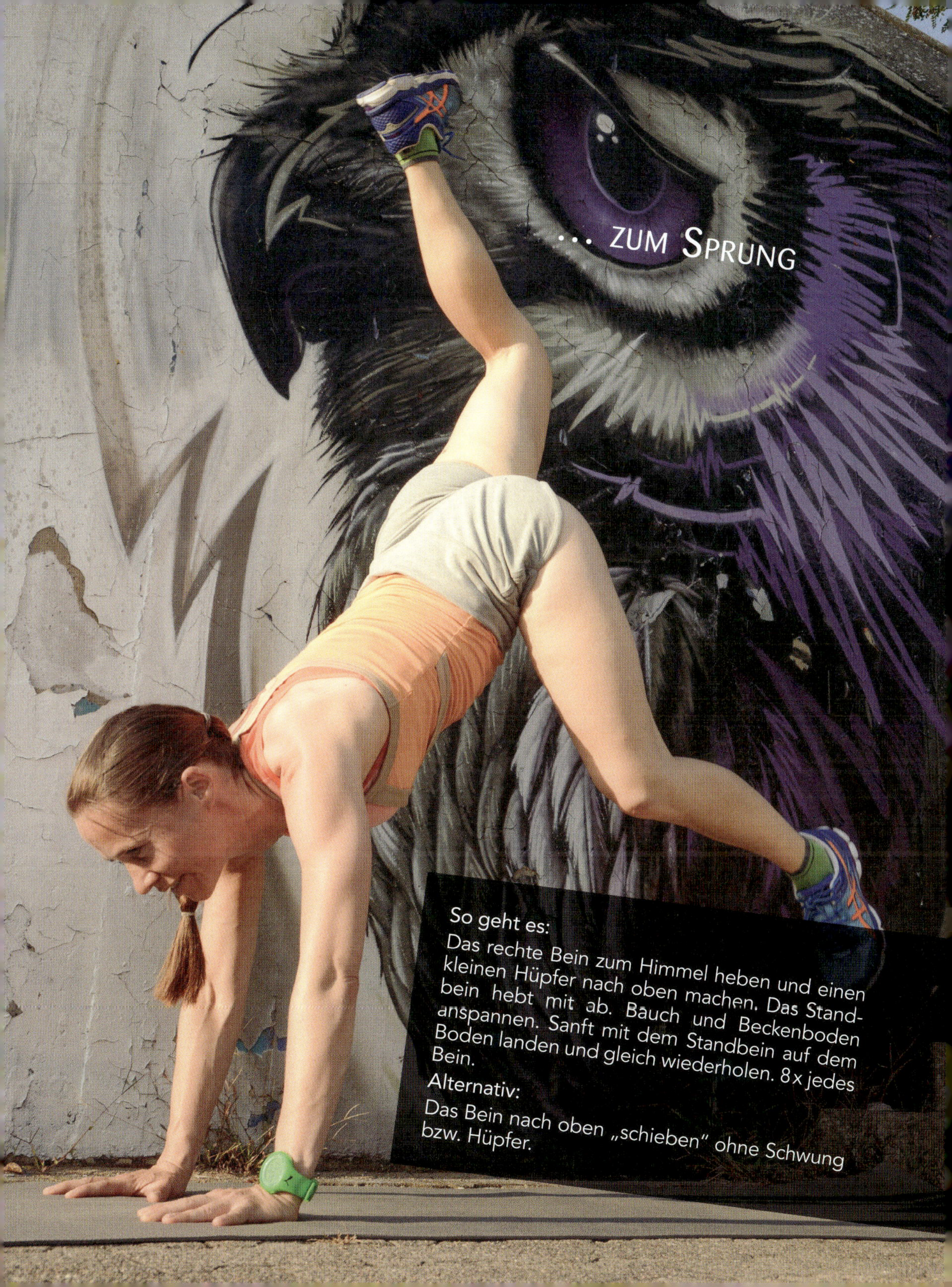

… zum Sprung

So geht es:
Das rechte Bein zum Himmel heben und einen kleinen Hüpfer nach oben machen. Das Standbein hebt mit ab. Bauch und Beckenboden anspannen. Sanft mit dem Standbein auf dem Boden landen und gleich wiederholen. 8 x jedes Bein.

Alternativ:
Das Bein nach oben „schieben" ohne Schwung bzw. Hüpfer.

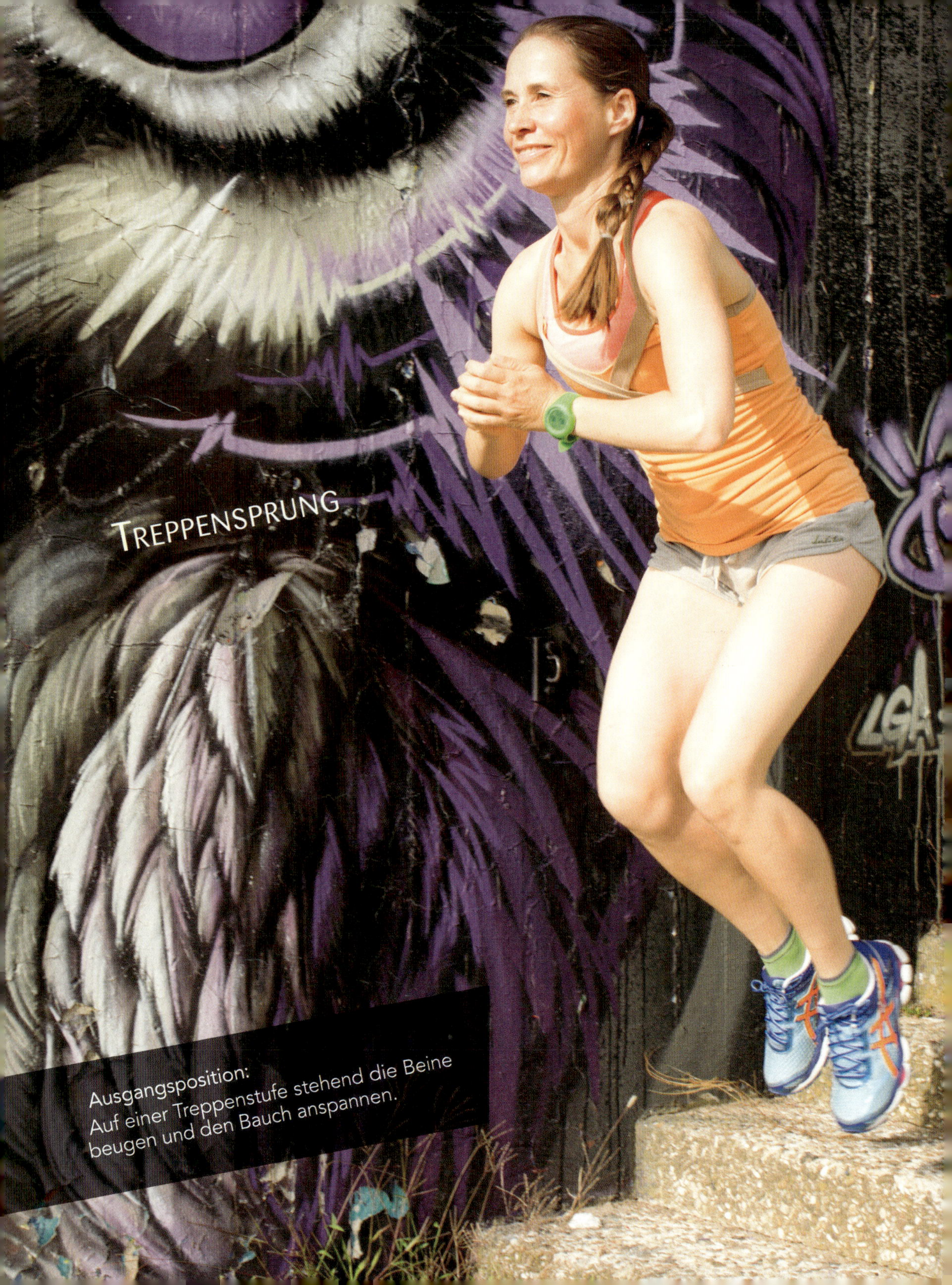

Treppensprung

Ausgangsposition:
Auf einer Treppenstufe stehend die Beine beugen und den Bauch anspannen.

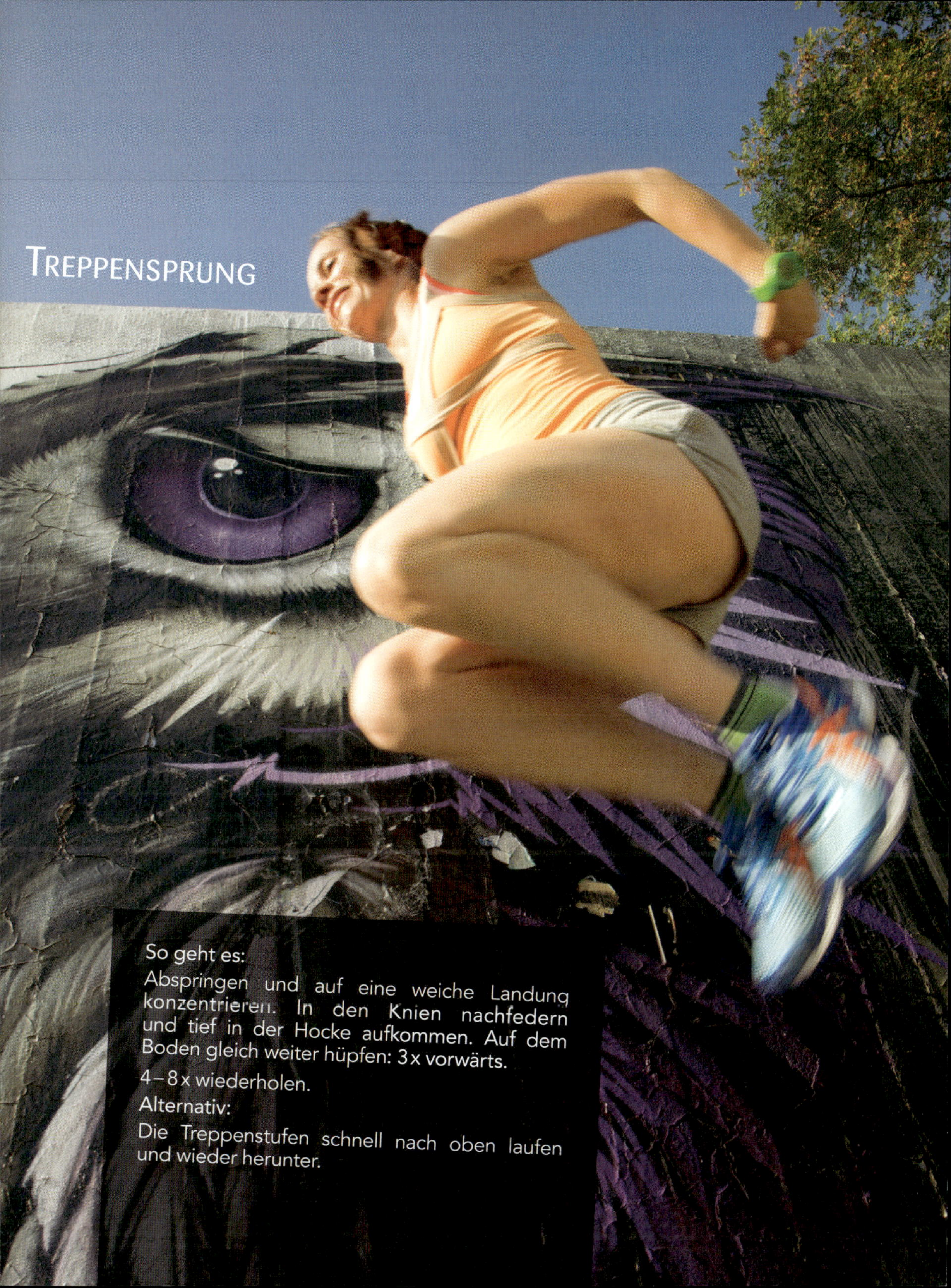

Treppensprung

So geht es:

Abspringen und auf eine weiche Landung konzentrieren. In den Knien nachfedern und tief in der Hocke aufkommen. Auf dem Boden gleich weiter hüpfen: 3x vorwärts.

4–8x wiederholen.

Alternativ:

Die Treppenstufen schnell nach oben laufen und wieder herunter.

Tiefer Wechselsprung

Ausgangsposition:

Beide Hände auf dem Boden. Das rechte Bein ist langgestreckt, der linke Fuß neben der linken Hand. Der Rücken ist lang. Blick geradeaus.

So geht es:

Bewusst den Bauch anspannen, den Po heben und die Beine mit einem Sprung wechseln. Auf eine sanfte Landung achten – leise und leicht. Kurz in dieser Position verweilen, dann erneut beginnen. 8 x jede Seite.

Alternativ:

Den Po heben und den linken Fuß weit nach vorne stellen – neben die Hand. Wieder zurückstellen und die Übung mit dem rechten Fuß wiederholen.

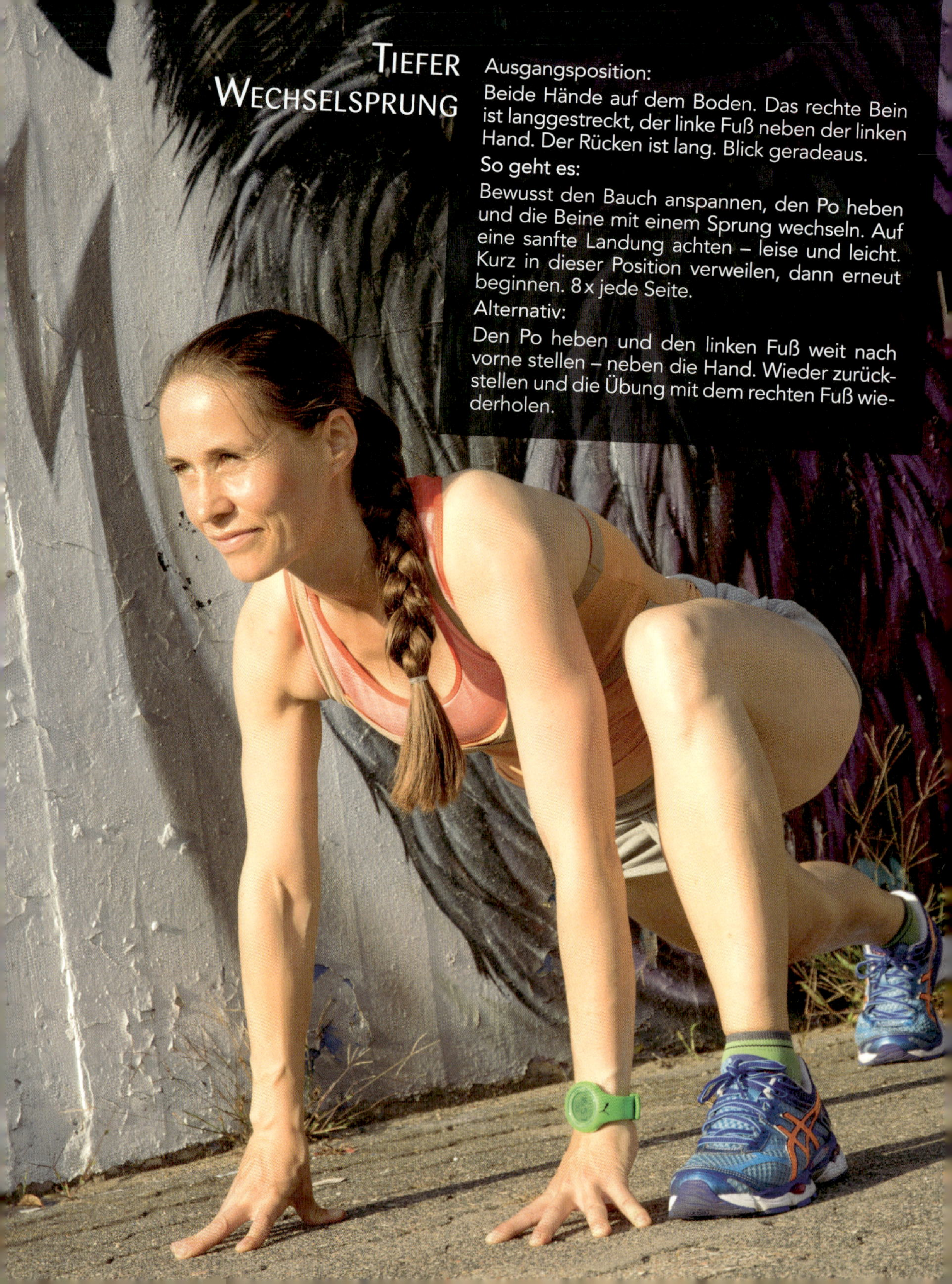

Fliegender Liegestütz

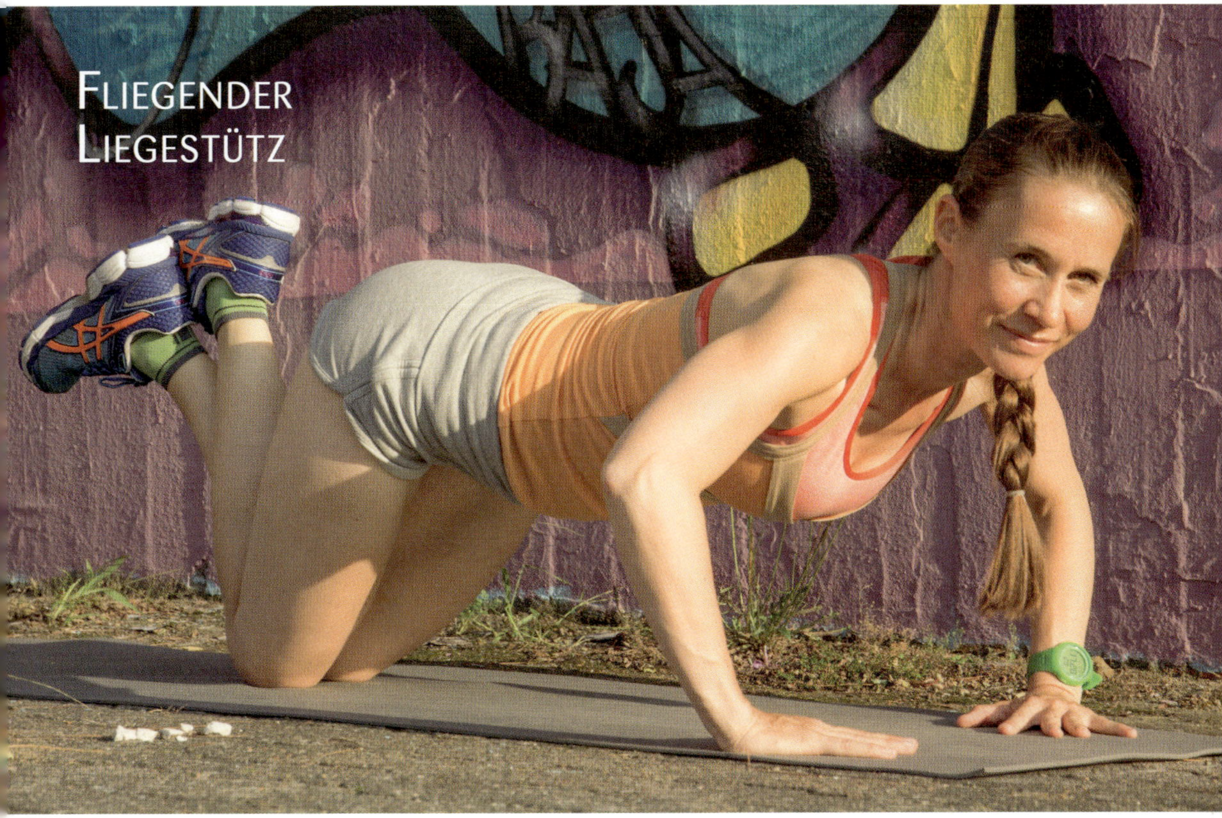

▲ Ausgangsposition:

Die Knie aufgestellt – oder schwerer: die Füße aufgestellt und die Beine langgestreckt. Die Hände zeigen nach innen, die Ellenbogen nach außen. Tiefe Position. Der Rücken ist lang.

So geht es:

Den Körper explosiv vom Boden wegdrücken. Die Tiefenmuskulatur von Bauch und Beckenboden unter Spannung halten. Sanft landen mit gebeugten Armen.

4 8x.

Alternativ:

„Normale“ Liegestütz ohne Sprungdynamik.

Bauch

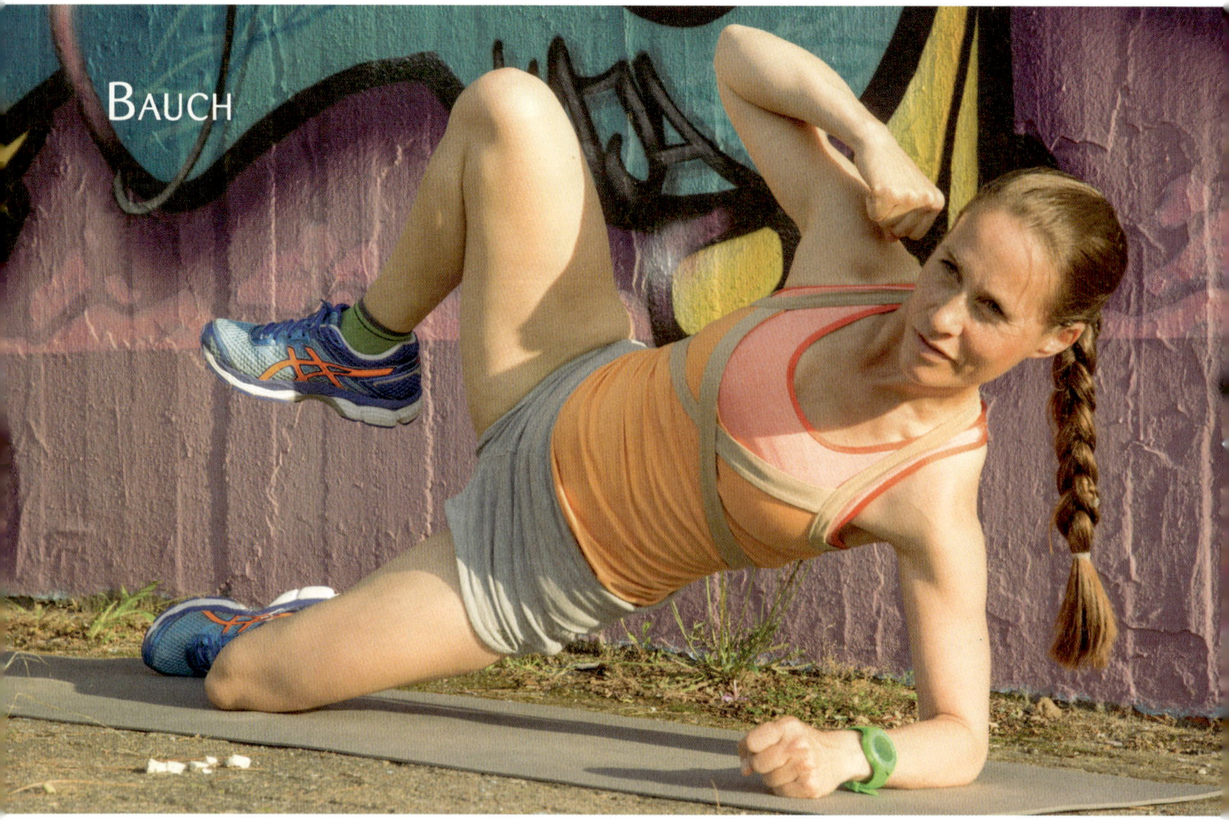

▲ Ausgangsposition:

Seitlage – das linke Knie und den linken Ellenbogen aufstützen. Den rechten Ellenbogen zum Himmel strecken. Die Taille anspannen. Das rechte Bein aufstellen.

So geht es:

Tief ausatmen und das rechte Knie zum rechten Ellenbogen führen. 8 x, dann kurze Pause und die Seite wechseln.

DREHSTRETCH

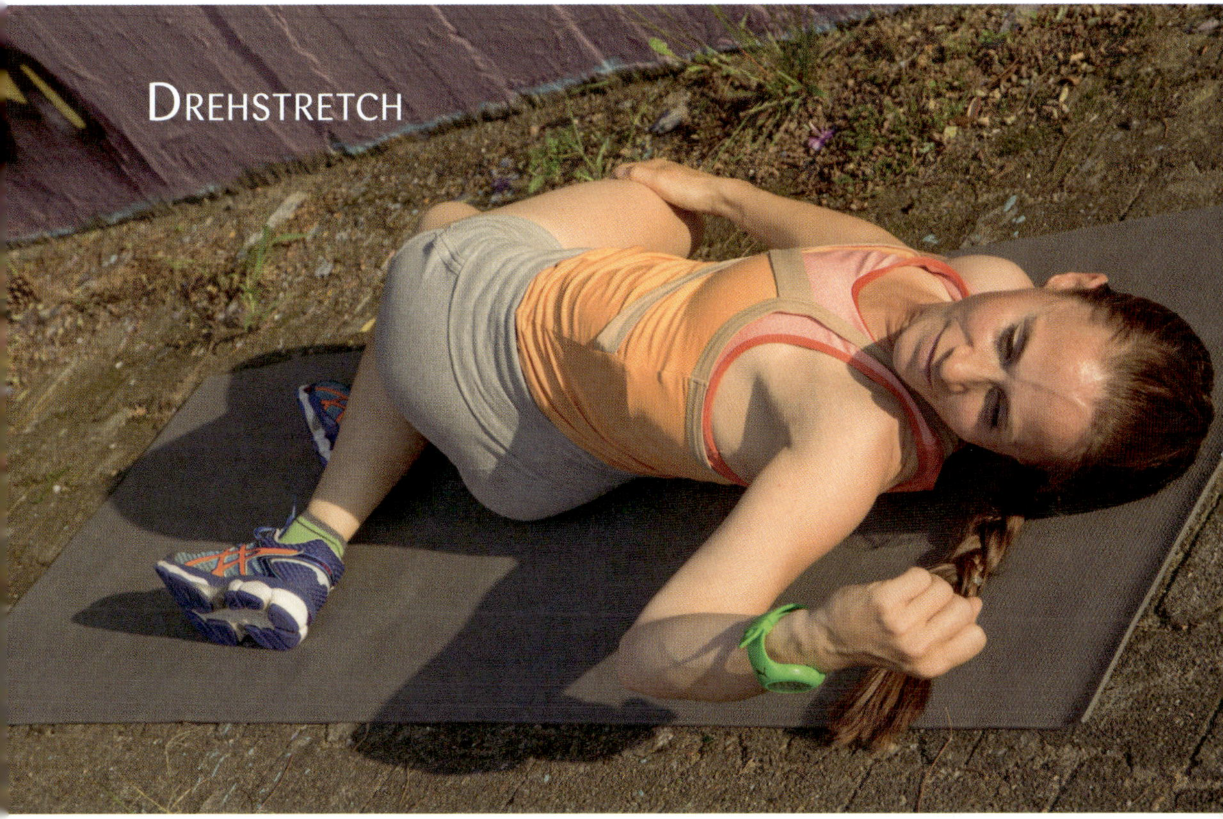

▲ Ausgangsposition:
In Rückenlage beide Füße aufgestellt.

So geht es:
Das linke Bein über das rechte kreuzen. Tief ausatmen und die Beine zur rechten Seite ablegen. Mit der rechten Hand den linken Oberschenkel fixieren und auf den Boden drücken. Der Kopf dreht zum linken Arm. Dieser ist angewinkelt und in der Schwebe. Mit der Ausatmung den Arm zum Boden sinken lassen – die Muskulatur dabei aktiv entspannen. Nicht herunterziehen! 5 lange Atemzüge halten, dann die Seite wechseln.

Zeit zum Entspannen nimmt sich der Krieger viel zu selten. Aber eine Übung ist immer drin und vielleicht kann er sich ja für die folgenden Übungen auf der Faszienrolle begeistern. Schließlich ist das lediglich eine Kombination aus Entspannung und Bewegung.

Völlig von der Rolle

(Geeignet für alle Blutgruppen)

Ich rege mich schnell auf, wenn mir jemand Unrecht tut oder mich nicht respektvoll behandelt. Besonders im Verkehr: Nimmt mir ein Auto die Vorfahrt, während ich auf meinem Fahrrad fahre, werde ich aggressiv und impulsiv. Es ist schon vorgekommen, dass eine Haube meine Faust gespürt hat, während sie mir zu nah gekommen ist. Mein Körper reagiert auf Stress mit einer unmittelbaren Reaktion: Die Muskeln spannen an, eine Bewegung wird eingeleitet. Besonders Schultern und Nacken verspannen und bilden kleine *Filzknoten*, die dauerhaft Schmerzen bereiten. Meine Muskulatur schwingt auch während des Trainings in einem hohen Frequenzbereich. Nach stundenlangem Bewegen schmerzt mein Körper und braucht Entspannung. Deswegen nehme ich mindestens zweimal pro Woche meine Schaumstoffrolle in die Hand und *bügele* damit den gesamten Körper glatt.

Bindegewebsanteile kleiden Muskeln, Arterien und Organe aus. Auch Bänder und Sehnen sind aus Faszien gestrickt. Der gesamte Körper wird von diesem Gewebe durchzogen. Dabei ordnen sich die Faszien wie ein Netz an: von unten nach oben und von vorne nach hinten. In der Tiefe des Körpers sorgen großflächige Häute für Stabilität und ummanteln die Organe. Sie sorgen für Ordnung und Struktur und verbinden den Körper mit all seinen

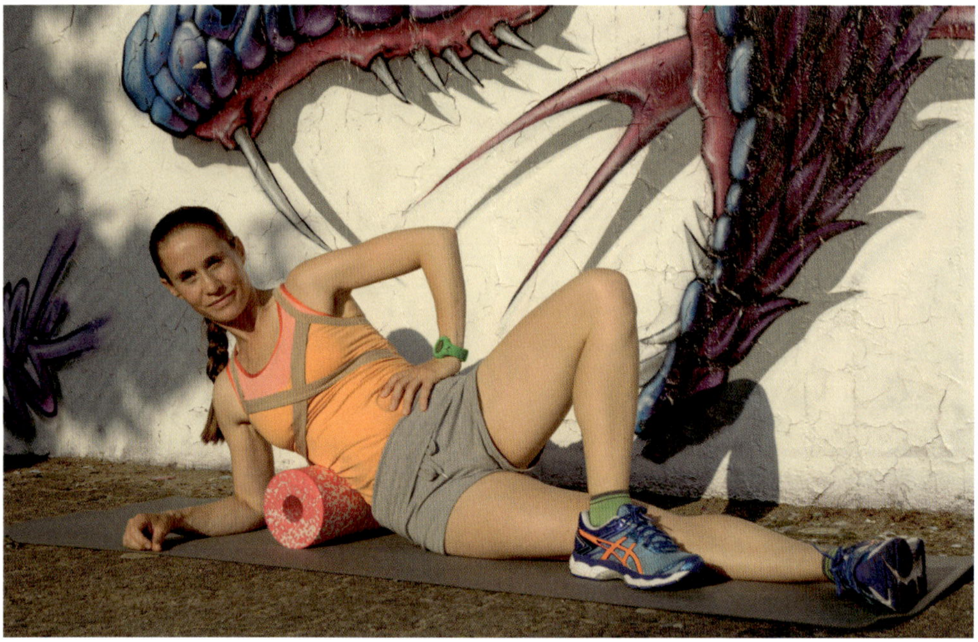

Einzelteilen. Das Bindegewebe muss biegsam und reißfest sein. Natürlich haben Faszien dadurch auch einen Einfluss auf alle Bewegungsabläufe. Die gute Nachricht: Muskeln kann man trainieren – Faszien auch.

Kontinuierliches Training mit Zug und Druck regt das Bindegewebe zur Neubildung an. Das kann jedoch ein paar Wochen oder Monate dauern.

Spielerische und kreative Bewegungen sowie Massage und Dehnung brauchen die Faszien täglich. Eine harte Schaumstoffrolle kann kleine schmerzhafte Muskelknoten aufspüren und wieder glatt bügeln. Das tut weh, aber der Krieger ist schließlich Leid gewohnt. Er legt auch lieber selber bei sich Hand an, als seine Zeit beim Therapeuten zu verbringen.

Die harte Schaumstoffrolle basiert auf dem Prinzip: *Self Myofascial Release*. Die Verklebungen im Bindegewebe werden durch Glattstreichen von außen gelöst. Das Gewebe wird vermehrt durchblutet. Durch eine regelmäßige Anwendung können die Faszien sich neu bilden. Die Behandlung wird schmerzfreier und die Verklebung verschwindet gänzlich. Auch vorbeugend kann man mit der Rolle seinem Körper Gutes tun: Die Muskulatur wird geschmeidig und die Leistung im Sport verbessert sich. Ganz zum Schluss verrate ich Ihnen, warum besonders Frauen die Rolle so lieben: Sie glättet alle Dellen rund um Oberschenkel und Po. Cellulite ist nämlich nichts anderes als eine Störung im sensiblen System des Bindegewebes.

Rücken

Ausgangsposition:
Die Rolle zwischen Rücken und Matte legen.
Die Füße sind aufgestellt, die Knie gebeugt.
Die Hände stabilisieren den Nacken.

So geht es:
Rollen Sie langsam von den Schulterblättern bis zum unteren Rücken und wieder zurück.
Mindestens 8x.

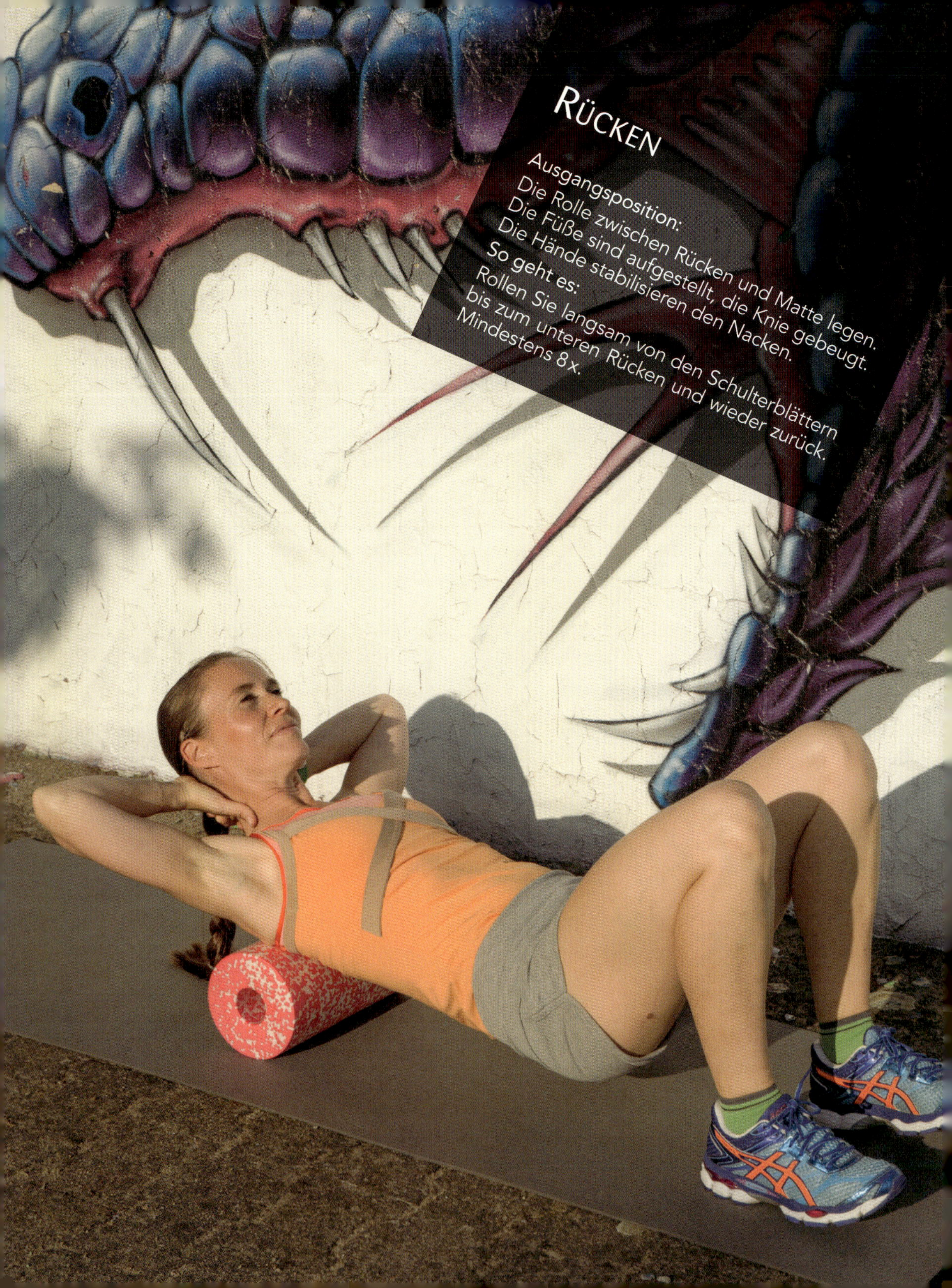

Po

Ausgangsposition:

Mit dem Po auf die Rolle setzen. Beide Füße fest auf der Matte, die Hände stützen den Oberkörper.

So geht es:

Schlagen Sie das linke Bein über das rechte und rollen in kleinen Bewegungen über den Gesäßmuskel vor und zurück. 8x, dann Bein wechseln.

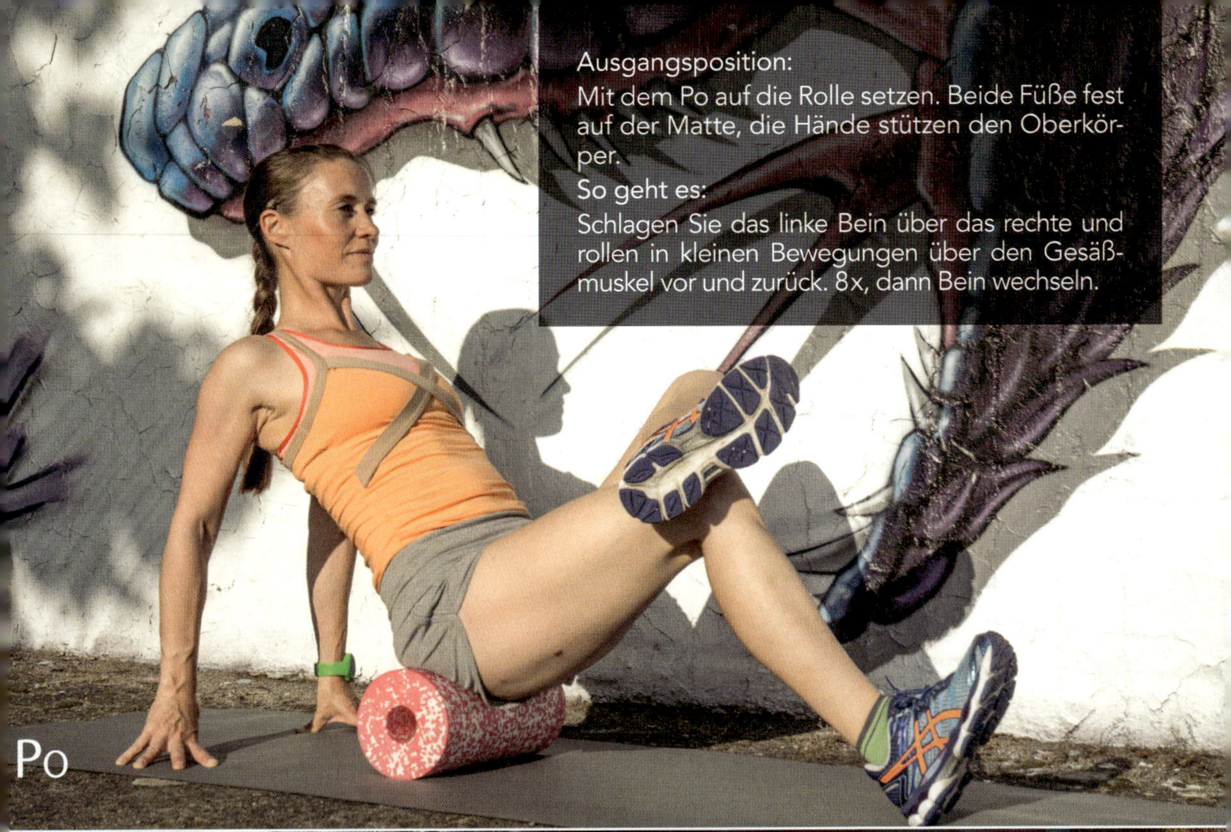

Hinterer Oberschenkel

Ausgangsposition:

Die Rolle zwischen Oberschenkel und Matte legen. Die Hände stützen den Oberkörper.

So geht es:

Strecken Sie das rechte Bein auf der Rolle, das linke Bein ist angewinkelt. Rollen Sie langsam von der Kniekehle bis zum Ansatz des Gesäßmuskels und wieder zurück. 8x, dann das Bein wechseln.

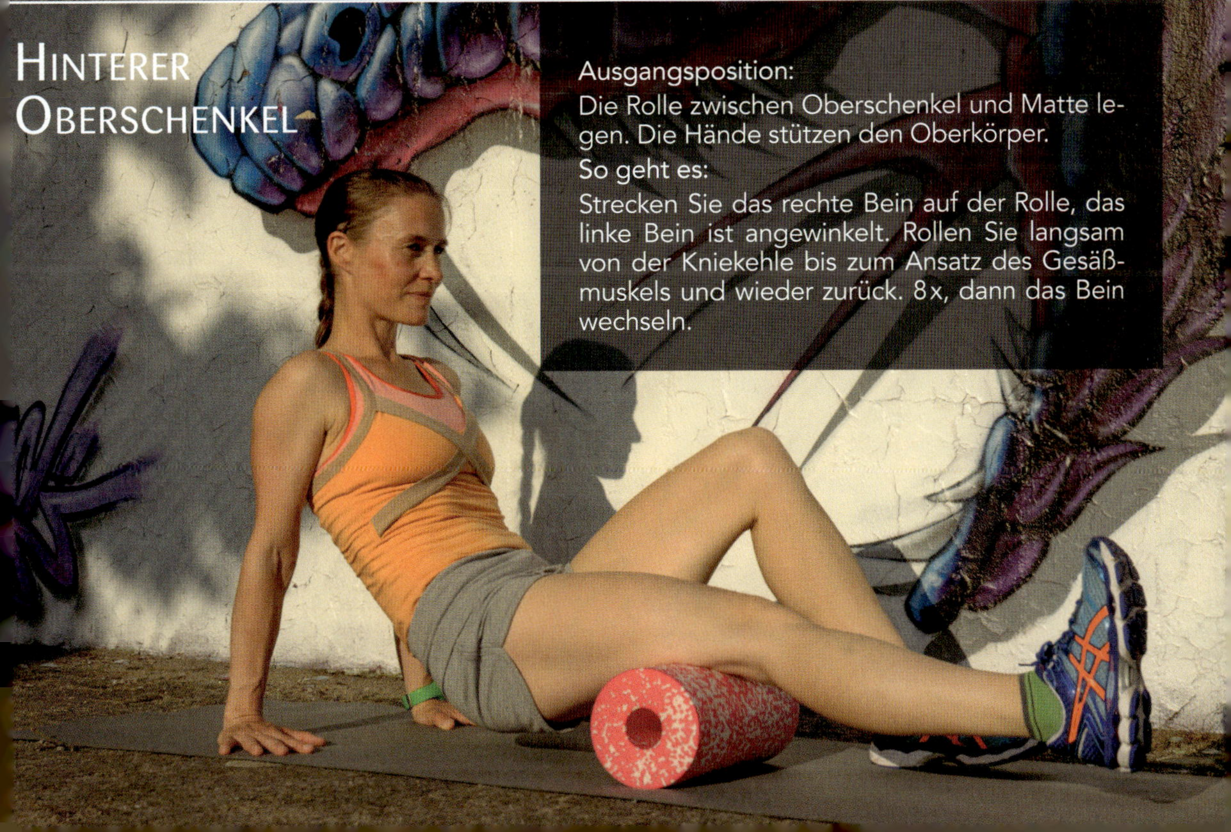

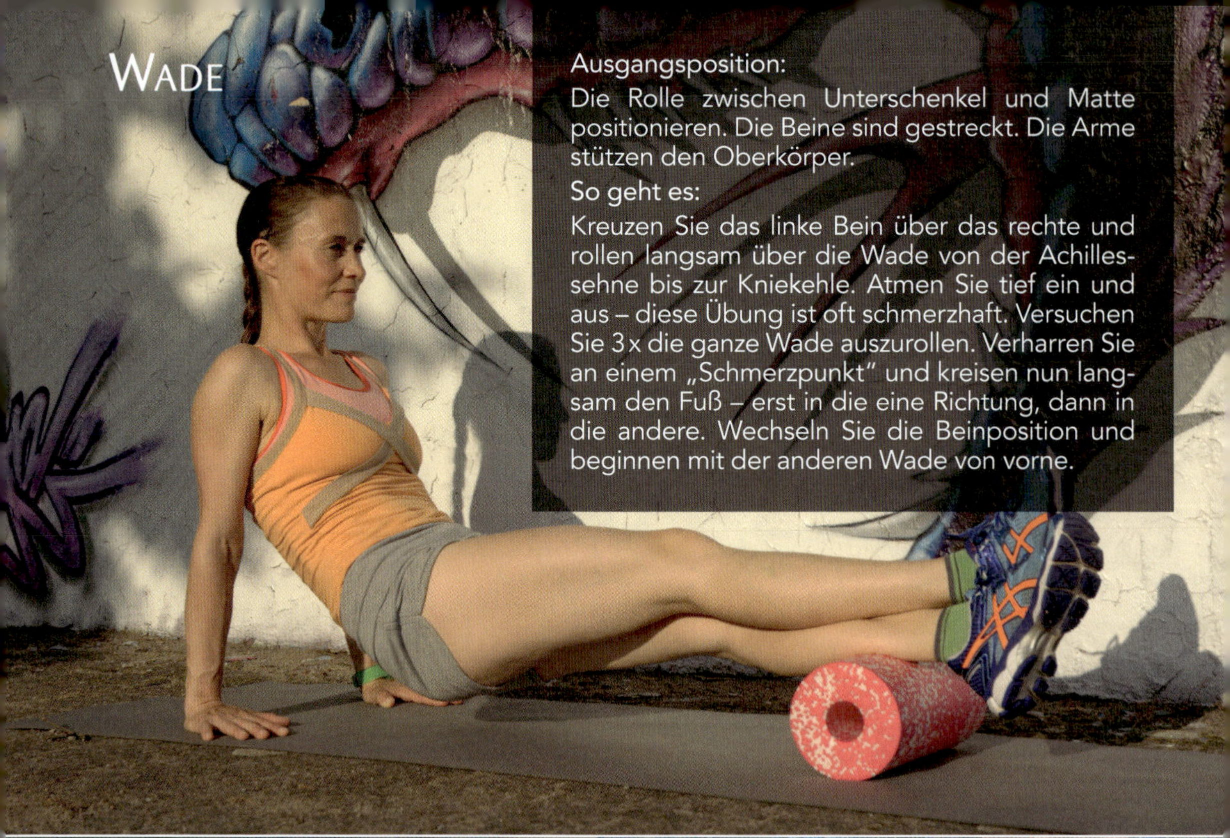

Wade

Ausgangsposition:

Die Rolle zwischen Unterschenkel und Matte positionieren. Die Beine sind gestreckt. Die Arme stützen den Oberkörper.

So geht es:

Kreuzen Sie das linke Bein über das rechte und rollen langsam über die Wade von der Achillessehne bis zur Kniekehle. Atmen Sie tief ein und aus – diese Übung ist oft schmerzhaft. Versuchen Sie 3 x die ganze Wade auszurollen. Verharren Sie an einem „Schmerzpunkt" und kreisen nun langsam den Fuß – erst in die eine Richtung, dann in die andere. Wechseln Sie die Beinposition und beginnen mit der anderen Wade von vorne.

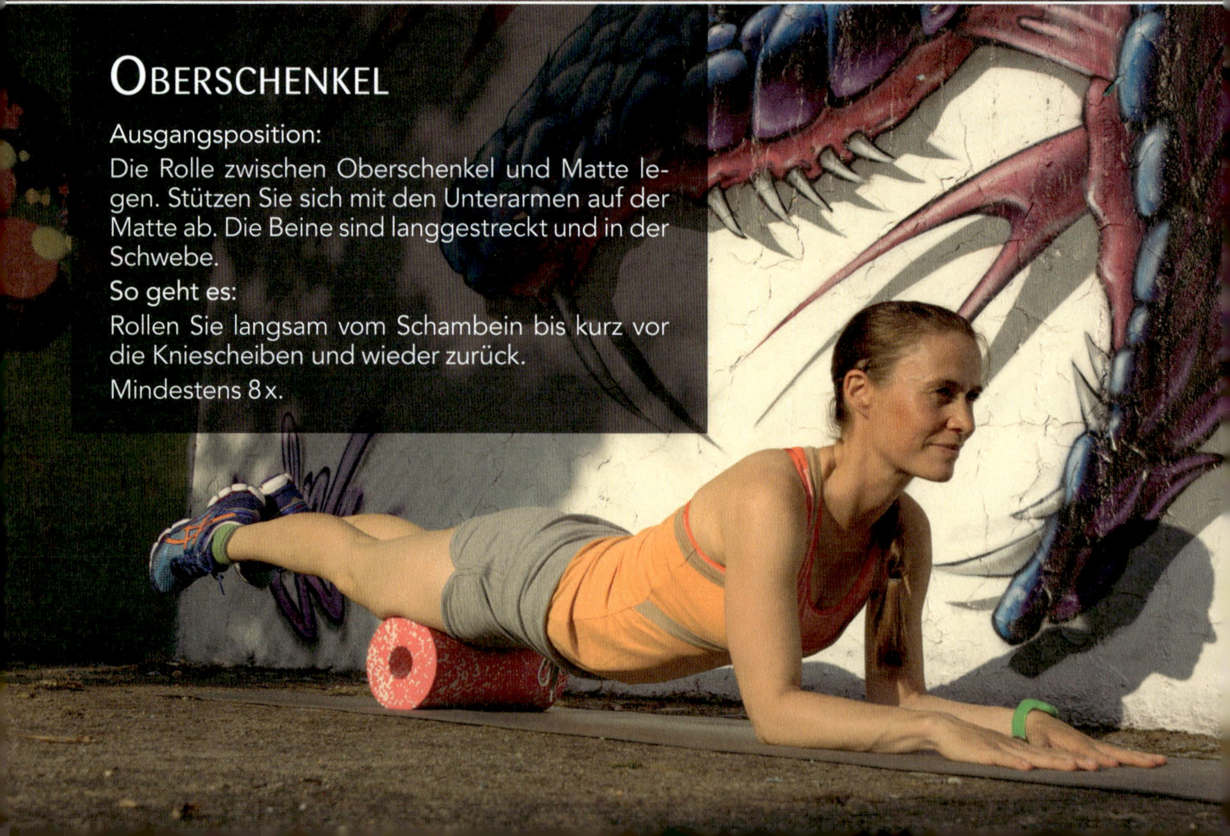

Oberschenkel

Ausgangsposition:

Die Rolle zwischen Oberschenkel und Matte legen. Stützen Sie sich mit den Unterarmen auf der Matte ab. Die Beine sind langgestreckt und in der Schwebe.

So geht es:

Rollen Sie langsam vom Schambein bis kurz vor die Kniescheiben und wieder zurück.

Mindestens 8 x.

Seitlicher Oberschenkel

Ausgangsposition:

Ein Bein im halben Schneidersitz auf der Rolle ablegen. Das andere lang ausstrecken. Die Hände auf den Boden stützen.

So geht es:

Rollen Sie in kleinen Bewegungen vor und zurück. Je mehr Sie den Oberkörper aufrichten, desto intensiver wird die Dehnung für den seitlichen Oberschenkel und die Gesäßmuskulatur. Nach 8 Wiederholungen das Bein wechseln und von vorne beginnen.

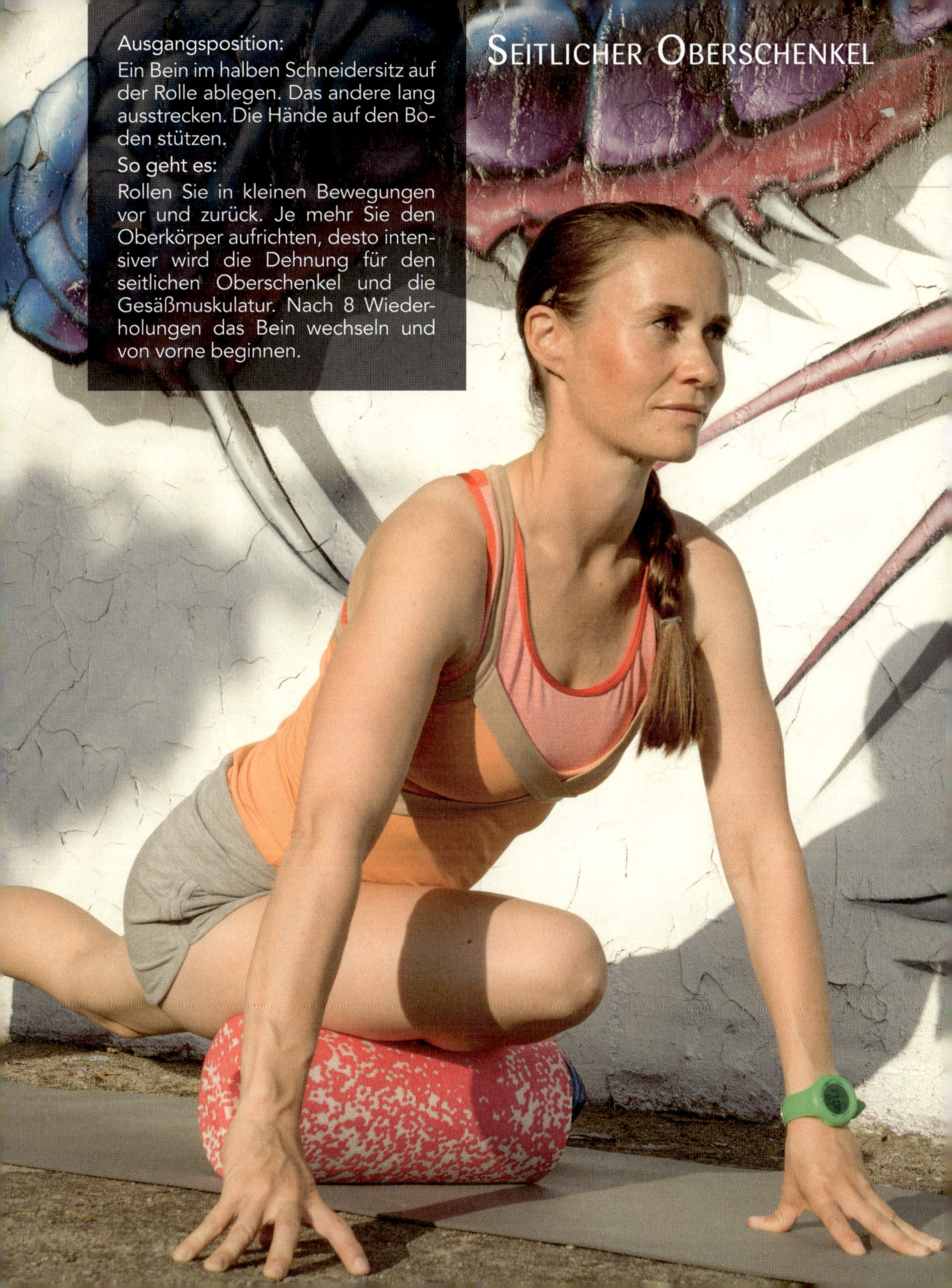

Unterarme

Ausgangsposition:
Die Unterarme auf die Rolle legen. Die Arme sind ausgestreckt, die Knie aufgestellt und der Rücken lang.

So geht es:
In kleinen Rollbewegungen die Unterarme vom Handgelenk bis zu den Ellenbogen ausrollen. Mindestens 8x.

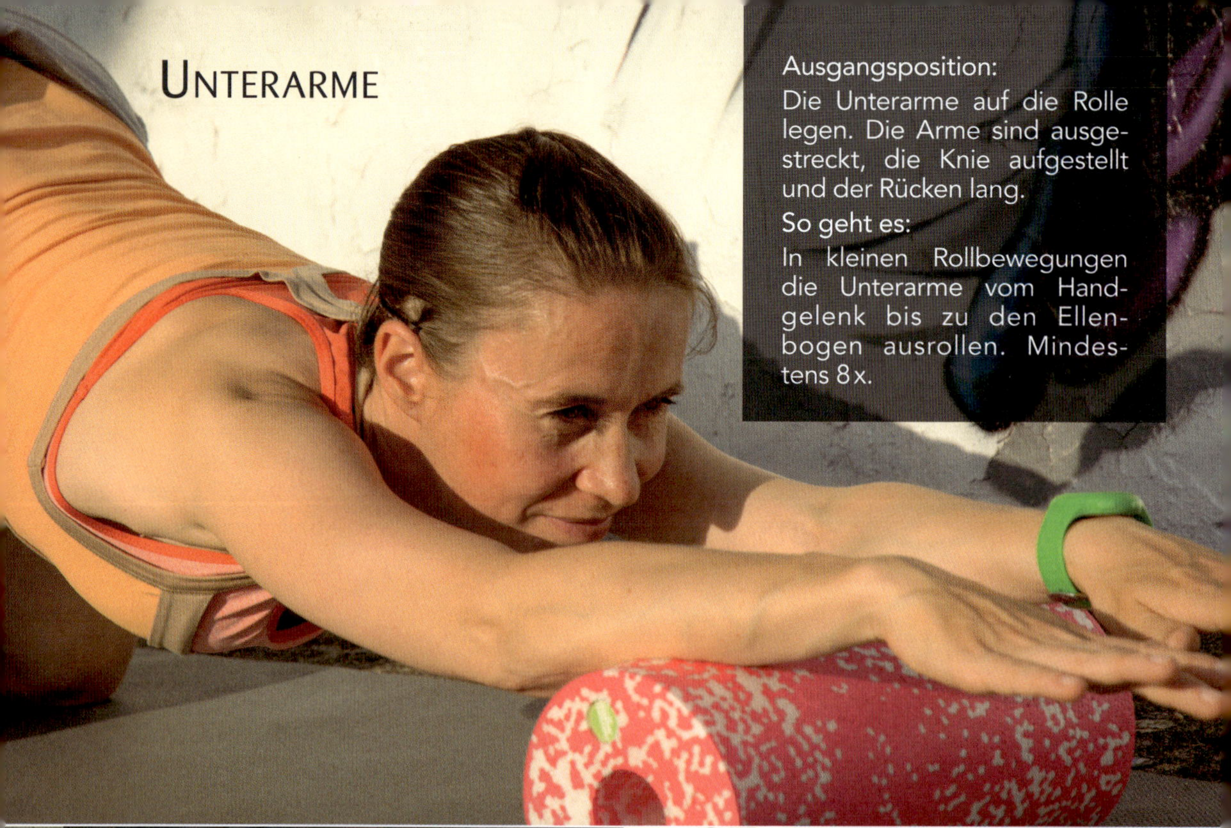

Ausgangsposition:
Den inneren Oberschenkel angewinkelt auf die Rolle legen. Die Unterarme stützen den Oberkörper. Das andere Bein ist lang ausgestreckt.

So geht es:
Rollen Sie langsam über den inneren Oberschenkel von der Hüfte bis zum Knie. Verlagern Sie das Gewicht bewusst auf die Rolle. 8x jedes Bein.

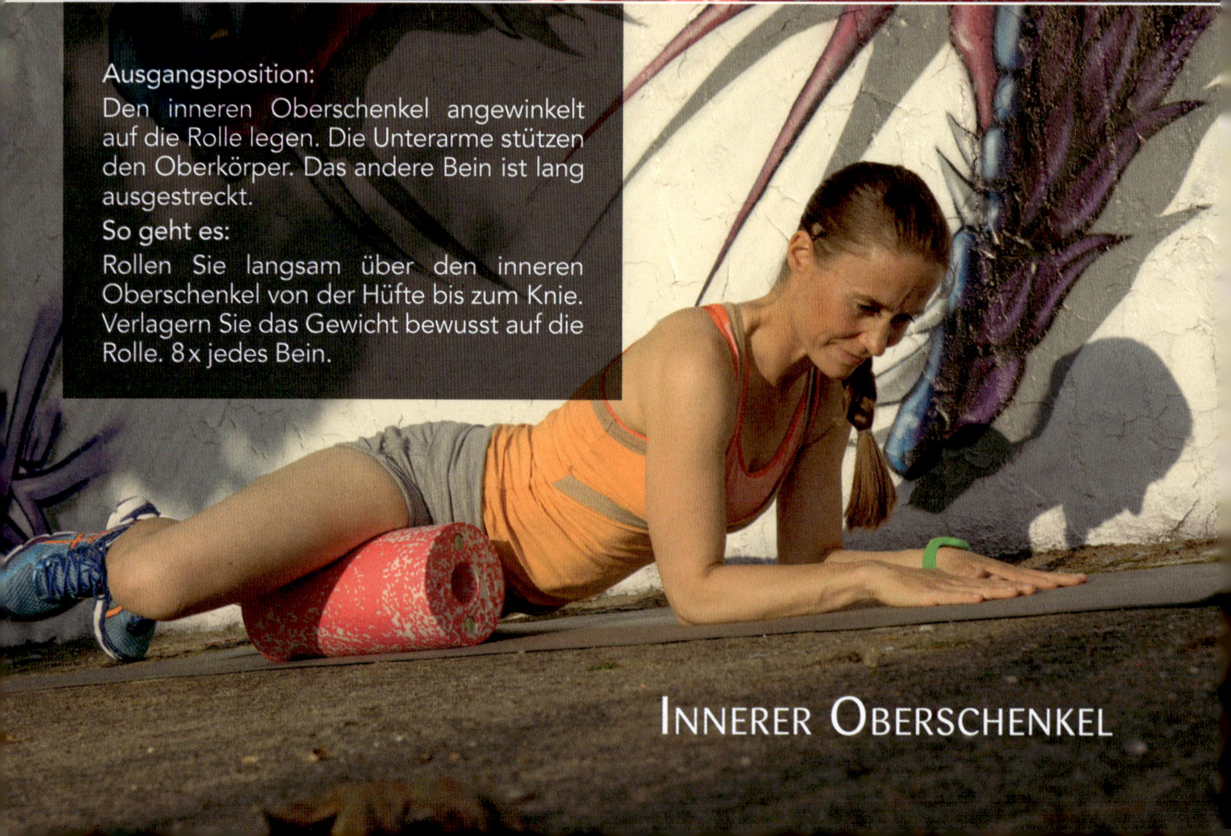

Innerer Oberschenkel

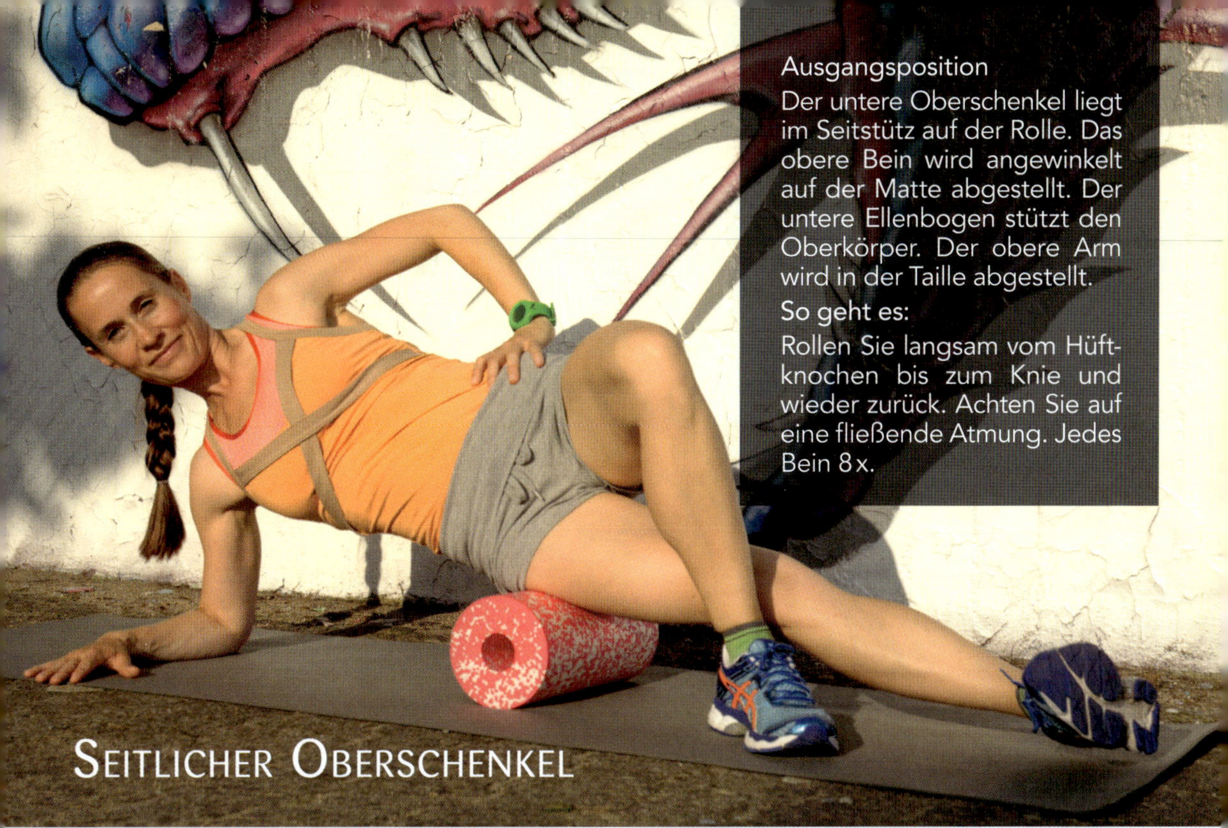

Seitlicher Oberschenkel

Ausgangsposition

Der untere Oberschenkel liegt im Seitstütz auf der Rolle. Das obere Bein wird angewinkelt auf der Matte abgestellt. Der untere Ellenbogen stützt den Oberkörper. Der obere Arm wird in der Taille abgestellt.

So geht es:

Rollen Sie langsam vom Hüftknochen bis zum Knie und wieder zurück. Achten Sie auf eine fließende Atmung. Jedes Bein 8 x.

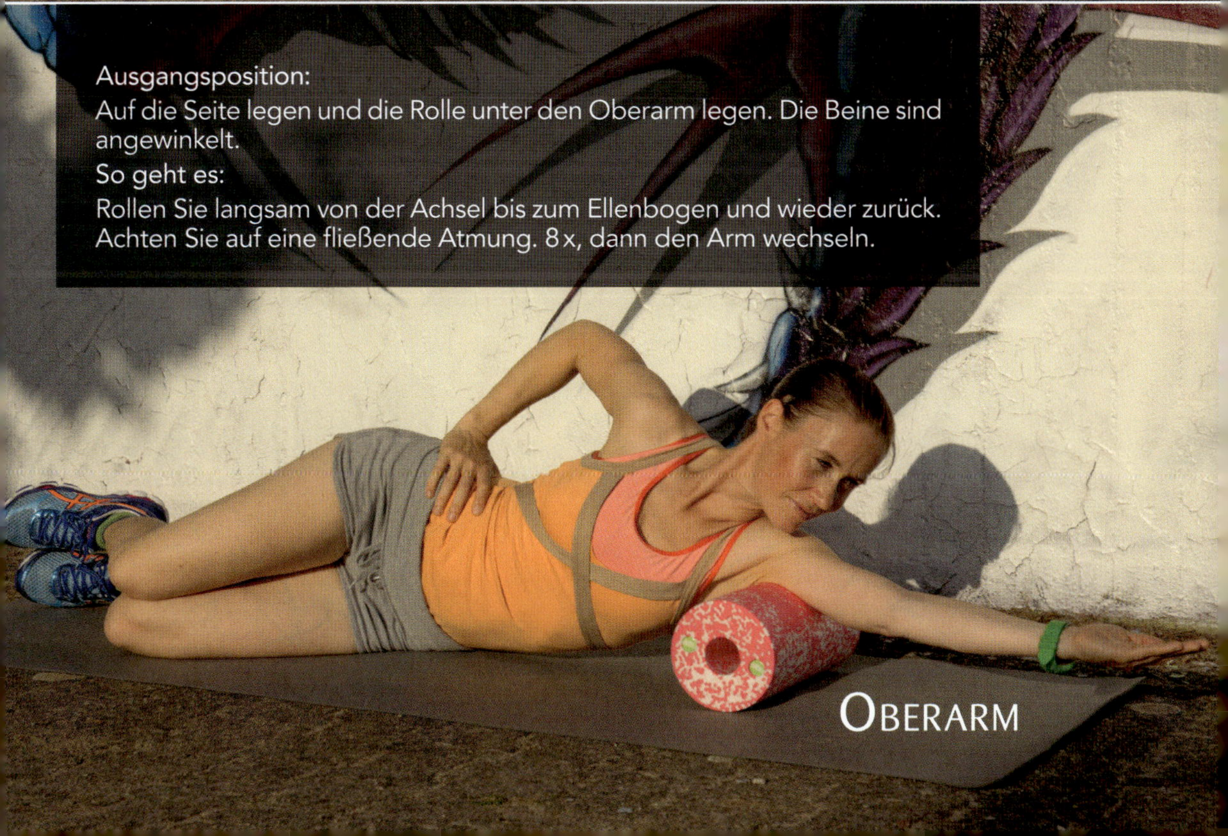

Oberarm

Ausgangsposition:

Auf die Seite legen und die Rolle unter den Oberarm legen. Die Beine sind angewinkelt.

So geht es:

Rollen Sie langsam von der Achsel bis zum Ellenbogen und wieder zurück. Achten Sie auf eine fließende Atmung. 8 x, dann den Arm wechseln.

Der Guru – Blutgruppe A

Vor 13 Jahren traf ich auf die 40-jährige Beate in einem Bauch-Beine-Po-Fitnesskurs eines Frauenstudios. Beate versteckte sich in der hintersten Reihe und fühlte sich sichtlich unwohl zwischen all den fitten und aufgetakelten Frauen. Sie war übergewichtig. Doch mit Einsetzen der Musik blühte sie auf und bewegte sich mit viel Freude. Ich war beeindruckt, mit wieviel Einsatz sie sich durch diese Stunde kämpfte. Sie forderte sich bis an ihre körperliche Grenze. Bei einigen Übungen wartete Beate geduldig oder ließ sich von mir eine andere Variation zeigen. Nach der Stunde kam sie zu mir: Sie berichtete mir von der angespannten Atmosphäre im Fitness-Studio. Beate wollte beim Training Spaß haben. Die Blicke und auch das Getuschel von anderen Frauen in der Umkleide verletzten sie jedoch sehr. Ich empfand ein tiefes Mitgefühl, weil ich selber solche *frauentypischen* Situationen aus meinem Leben kannte. Deshalb riet ich ihr zu einem Studiowechsel. Ein paar Wochen später trafen wir uns bei einem anderen Auftraggeber. Dieses Studio hatte ein sehr gemischtes Klientel, aber vor allem auch einen vielfältigen Kursplan. Für Beate war das zunächst verwirrend und ein großer emotionaler Schritt. Ihre Befürchtungen, dass jemand sie auslachen würde, bewahrheiteten sich zum Glück nicht – obwohl hier auch Männer trainierten und die Kursräume durch viele Glasscheiben sehr einsichtig waren. Nach einer intensiven Einweisung und einem Gesundheitscheck erfuhr ich, dass Beate seit ihrer Kindheit an einem Herzfehler leidet. Das war eine ganz besondere Herausforderung für mich, da ich im Gruppentraining sehr schwer auf so große individuelle Probleme eingehen kann. Trotzdem riet ich ihr nicht davon ab, da ich wusste, wie schnell sie ihre Grenzen eigenständig erkannte. Von nun an probierte Beate all meine Stunden aus. Ich unterrichtete damals zehn Stunden, von denen sieben sehr fordernd waren: Kickboxaerobic, HipHop, Flexibar, Fatburner, Bodyshaping, Langhanteltraining, Indoorcycling, Fityoga und Nordic Walking. Ich bemerkte, wie sie beim Fityoga und Nordic Walking aufblühte, aber in den Powerstunden sehr schnell an ihre Belastungsgrenzen geriet. Sie hatte sehr viel Freude an der Bewegung, aber nach den Stunden war sie sichtlich erschöpft. Anders erging es ihr nach den Outdoor-Sportarten wie Nordic Walking oder nach der Yogastunde. Danach fühlte sie sich viel vitaler und energiegeladener. Ich empfahl ihr neben einer Ernährungsumstellung ein ruhiges Bewegungsprogramm aus langsamen Gehen und Meditation. Dankend nahm sie meinen Tipp an. Sie war so begeistert von dem Programm, dass sie ihren Mann, Mark, überredete, auch daran teilzunehmen. Er genoss die Gehmeditation. Ich konnte beobachten, wie er durch die Übungen immer ruhiger, entspannter und glücklicher wirkte. Beide ernähren sich seit vielen Jahren im Großen und Ganzen nach dem Konzept der Blutgruppendiät. Beate und Mark verloren durch die Ernährungs- und Sportumstellung etliche Kilogramm Körperfett. Die Lebensfreude kam wieder. Ihr Gewicht ist seitdem stabil. Sie haben beide Blutgruppe A.

Der A-Typ setzt auf sanfte und geistig ausgleichende Sportarten, um hormonelle Prozesse auszugleichen. Trotzdem wird der *Sport-Guru* oft unterschätzt – erst recht, wenn er ein *Mischtyp* ist. Dann kann er Kraft aufbauen und sportliche Ziele erreichen, die andere zum Staunen bringen.

> Der Bluttyp A ist ein Perfektionist mit einem rastlosen Verstand. Ständig schwirren im Kopf Alltagsgedanken umher. Wie bei einem Fernseher, der wiederholt Talkshows ablaufen lässt. Er analysiert und reagiert umsichtig auf seine Umwelt. Hinter seiner gelassenen Schale verbirgt sich jedoch ein sehr gefühlsbetonter Kern.

Dieser Kern darf nicht kaputt gehen. Aber gibt es einen Knopf, um den Fernseher im Kopf auszuschalten? Die Antwort darauf lautet: „Ja". Allerdings will die Kunst der Stille gelernt sein. Das geht nicht von heute auf morgen. Oft versucht der A-Typ, überschäumende Emotionen durch kreative Arbeiten wie das Umgestalten des Heims, Malen oder Kochen auszuleben. Dieser Energieschwung ist jedoch nicht grenzenlos. Passive Auszeiten sind für ihn sehr wichtig. Ist es endlich wieder still im Kopf, kann das ungewohnt sein. Schon bald wird aus dem Ungewohnten ein Genuss, den man nicht mehr missen möchte. Denn Ruhe bringt dem A-Typ den ganz schnellen Energiekick. Noch mehr Energie bekommt er von der Natur. Der perfekte Sport für den A-Typ ist deswegen: Radfahren, Wandern, *Fun-Sport* im und auf dem Wasser, Yoga und asiatische Kampfsportarten. Der reine A-Typ quält sich beim Sport nicht gerne bis an die Leistungsgrenze, dafür fordert er sich umso mehr geistig. In Kombination mit einem gesunden Lebensstil kann er die natürlichen Risikofaktoren für Krebs, Diabetes und Herzkreislauferkrankungen auf ein Minimum reduzieren.

Der Drahtesel als Zufluchtsort

Auf einer Fahrradreise mit meiner Familie durch die USA sind wir Roger begegnet. Er kommt aus England und wollte damals von Alaska bis nach Mexiko reisen. Wir sind entlang der kalifornischen Westküste auf dem *Highway Number One* vom Norden nach Süden gefahren. Roger überholte uns in Nordkalifornien auf der Straße. Wiedergetroffen haben wir uns abends auf einem staatlichen Campingplatz. Wir unterhielten uns über die Ausrüstung, später über die Belastung auf den steilen Gebirgsstraßen. Er war seit ein paar Wochen unterwegs und wollte in einer Woche das 800 Kilometer entfernte Los Angeles erreichen. An einer runden Tafel saßen wir mit anderen Radfahrern zusammen und teilten auch das Essen. Roger ernährte sich ausschließlich vegetarisch, was auf einer Fahrradreise zur großen Herausforderung werden kann. Nicht immer findet man gutes Essen am *Wegesrand*. Doch Roger sah nicht nur zufrieden, sondern auch sehr gesund aus. Sein

Gepäck war zwar im Vergleich zu meinem auf die Hälfte reduziert, dennoch erstaunte mich seine tägliche Kilometerleistung von 80–120 Kilometern pro Tag. Zudem war er unglaublich schnell unterwegs. Die 80 Kilometer lange Etappe über das Küstengebirge fuhr er in vier Stunden. Roger war auch der erste, der morgens sein Zelt abgebaut hatte. Er hat Blutgruppe A und ist ein Mischtyp (A0). Stundenlanges Fahrradfahren über mehrere Wochen ist nur für Mischtypen (A0) der Blutgruppe A gut verträglich. Bei ihnen kann auf einer längeren Tour der Stoffwechsel richtig in Fahrt kommen, wenn die Ernährung passt. Natürlich profitiert auch der reine A-Typ vom Radfahren. Er liebt das Radeln in der Natur und ist für den Sattel geboren. Dort kann er das Tempo seines Lebens selbst bestimmen und hat ganz nebenbei ein gesundes Herzkreislauftraining. Beim Radfahren darf auch sein Herz aufatmen. Es arbeitet effizienter und wird ab einem Tempo von 15 Kilometern pro Stunde und bei dreißigminütigem Radeln sogar entlastet. Dabei kann das Herzinfarktrisiko um fünfzig Prozent reduziert werden. Auch das Immunsystem profitiert und wird durch regelmäßiges Strampeln an der frischen Luft in Schwung gebracht. Ganze Muskelketten werden beim Radfahren beansprucht – von der Hand bis zum Gesäß. Fettreserven werden verbrannt und Muskeln kommen langsam zum Vorschein. Überschüssige Pfunde verliert der A-Typ allerdings leichter auf längeren Touren. Im Urlaub oder an einem verlängerten Wochenende. Mit einer guten Ausrüstung und gut durchdachten Planung kann es losgehen. Auch ein Hauch von Abenteuer oder eine Fahrt ins Ungewisse darf dabei sein. Dann kann er stolz berichten, wie er über sich hinaus gewachsen ist. Die Erfahrungen auf dem Sattel machen ihn stark und vor allem: Den Kopf frei. Denn das braucht er wirklich – einen klaren Kopf für den Alltag. Längeres Radfahren ist für den A-Typ wie eine Reise zu sich selbst. Probleme lösen sich in Luft auf oder es findet sich unerwartet eine Lösung. Tief einatmen und die Luft in der Lunge spüren, ein leichtes Brennen der Oberschenkel und kleine Schweißperlen auf der Stirn machen den A-Typ so lebendig wie noch nie und wahnsinnig glücklich. Endorphine und Serotonin sind die Glückshormone, die nach einer halben Stunde den Körper des A-Typs durchfluten, ohne dass er zur Tafel Schokolade greifen muss. Die gleichmäßige Bewegung weckt harmonische Emotionen, die den Körper durchfluten. Verspannungen in der Wirbelsäule lösen sich in Nichts auf – vorausgesetzt die Sitzhaltung stimmt. Richtig Sitzen bedeutet einen Arm-Körperwinkel von 90°. Gerade Handgelenke verhindern Taubheitsgefühle und Kribbeln in den Händen. Der Rahmen muss die richtige Größe und Länge haben, damit der Winkel von Oberkörper und Armen passt. Dann fühlt sich auch der Rücken auf längeren Touren wohl. Dabei gibt es eine wichtige Faustregel: Je sportlicher der Oberkörper nach vorne geneigt ist, desto mehr müssen Muskeln, die im Alltag zur Verkümmerung neigen die Position statisch halten. Auf längeren Touren kann es daher auch mal zu Verspannungen der Rückenmuskeln kommen. Wenn alles passt, tauscht der Guru im Alltag das Auto gegen ein Fahrrad ein. Damit entdeckt er auf dem Weg zur

Arbeit die intensiven Farben seiner Umgebung, nimmt mit allen Sinnen wahr, spürt das ruhige Pumpen seines Herzens und genießt im Geiste die Freiheit auf dem Sattel.

Männer: Bleibt stark!

(Geeignet für alle Blutgruppen)

Vor ein paar Jahren traf ich Herbert (Blutgruppe A) im Fitness-Studio. Ich durfte ihn an den Trainingsgeräten einweisen und einen Gesundheitscheck mit ihm durchführen. Herbert war übergewichtig und kam hochmotiviert zum Training. Als Manager bewegte er sich am Arbeitsplatz sehr wenig, hatte viel Stress und litt unter Schlafstörungen. Die hohe Arbeitsbelastung und lange Bürozeiten machten ihm sehr zu schaffen. Ein Privatleben hatte Herbert kaum noch. Er fand über mehrere Jahre weder Zeit noch Motivation, sich körperlich mehr zu bewegen. Herbert wollte ab jetzt alle Lebensbereiche positiv verändern und sein inneres Feuer für den Sport wiederfinden. Vor der Einweisung an den Fitnessgeräten sollte er mit mir einen Fitness-Check machen. Mittels Bioelektrischer Impedanzanalyse (BIA) haben wir seinen Körperfettanteil gemessen. Dabei wird ein schwacher nicht spürbarer Strom durch den Körper geleitet. Strom fließt leichter durch die Muskulatur als durch Körperfett. Dieser Wirkwiderstand gibt Auskunft über den Körperwasseranteil. Ein spezielles Gerät rechnet dadurch den Körperfettanteil hoch. Herbert hatte vor dem Training einen Körperfettanteil von 42 Prozent – für sein Alter von 40 Jahren definitiv zu hoch. Sein Ziel war schnell bestimmt: Er wollte Fett in Muskeln umwandeln. Dafür würde er sich dreimal pro Woche bewegen wollen. Er hatte nur ein Problem: Seine Knie waren kaputt. In einem Knie war das Kreuzband gerissen und in dem anderen die Sehne der Kniescheibe gereizt. Herbert war leidenschaftlicher Squash-Spieler. Diese Sportart ist jedoch für die Knie durch die *Start-Stopp-Bewegung* sehr belastend. Beide Knie waren vom Physiotherapeuten mit einem Tape stabilisiert, damit er gehen konnte. Zum Aufwärmen setzte ich ihn deshalb auf das Fahrradergometer für mindestens zwanzig Minuten auf der geringsten Stufe. Danach ging es an die Kraftmaschinen, damit er ein Gefühl für die Bewegung bekam und die Kniegelenke geschont wurden. Nach ein paar Wochen durfte Herbert mit seinem Körpergewicht arbeiten und komplexere Übungen machen, die den gesamten Körper trainierten. Seinen Knien ging es zu diesem Zeitpunkt besser. Mit einer angepassten Ernährung verlor er nach acht Wochen fünf Kilogramm Körperfett. Wir konnten nach wenigen Monaten seinen Körperfettanteil durch das Krafttraining auf 33 Prozent reduzieren und waren damit im oberen Normbereich. Auch sein Körper veränderte sich dadurch sichtbar zum Positiven. Herbert wurde immer selbstbewusster und entspannter.

Frauen wünschen sich einen knackigen Po – Männer möchten muskulöse Arme und einen straffen Bauch. Das Hormon Testosteron sorgt beim Krafttraining für einen raschen Muskelaufbau. Viele A-Typen haben jedoch bei Inaktivität mit ihrer Figur zu kämpfen. Den Jahreszeiten angepasste Gewichtsschwankungen nehmen zusätzlich die Sportlust. Doch der Wunsch, einen schlanken und definierten Körper zu bekommen darf nicht nur ein Traum bleiben. Neben einer Ernährungsumstellung und dem Herzkreislauftraining können Hanteltraining, funktionelle Übungen und geführtes Krafttraining dem Sporteinsteiger den gewünschten Feinschliff bringen. Der Energieumsatz erhöht sich durch mehr Muskelmasse. Fett wird abgebaut. Trotzdem schlägt die Waage anfangs aus – Muskeln wiegen mehr als Fett. Dafür kann langfristig mit dieser Methode das Normalgewicht erreicht und gehalten werden. Der männliche Guru sieht sofort den Sinn im Krafttraining. Schließlich sieht er rasche Resultate, die ihn motivieren. Ein drahtiger Guru mit definierter Silhouette ist das Ergebnis natürlicher Schönheit. Außerdem fühlt er sich wohler, wenn er seine eigene Kraft spürt. Die Belastung ist auch beim Krafttraining der Schlüssel zum Erfolg: zwei- bis dreimal pro Woche ist ein guter Anhaltspunkt, um schnelle Fortschritte zu erreichen. Die Intensität richtet sich nach dem individuellen Fitnessstand. Bevor der Rücken durch zu hohe Belastungen Schaden nimmt, muss in kleinen Schritten trainiert werden. Gewichte langsam steigern und bei Übungen mit dem eigenen Körpergewicht mit kleinem Hebel trainieren. Das können Sie sich so vorstellen: Stellen Sie zum Beispiel bei einem Liegestütz zunächst die Knie auf dem Boden auf. Können Sie ohne weiteres zehn Wiederholungen schaffen? Perfekt. Nun verlängern Sie den Hebel, indem Sie die Beine strecken und nur die Füße aufstellen. Die Bauchmuskulatur muss stabilisieren. Der Rücken soll dabei in einer Linie bleiben. Durch den verlängerten Hebel wird die Übung doppelt schwer. 70 Prozent der Maximalkraft sollen beim Krafttraining trainiert werden. Das sind zehn bis fünfzehn Wiederholungen pro Übungsserie. Jede Bewegung wird langsam und kontrolliert ausgeführt – ohne Schwung! Der Fokus beim Krafttraining liegt in erster Linie auf der Rumpfmuskulatur. Der Rumpf ist mit seiner Tiefenmuskulatur die Basis aller weiteren Bewegungen der Extremitäten. Ist der Rücken krumm und der Bauch schlaff, hängen auch die Arme schlaff am Körper herunter. Ein schlaffer Bauch ruiniert zudem komplett die Optik. Wenn aus dem Waschbärbauch ein hartes Waschbrett werden soll, sollten Sie ein paar Dinge beachten:

1. Weniger Kohlenhydrate in Form von Zucker naschen, dafür hochwertiges pflanzliches Eiweiß aus Nüssen, Gemüse und Samen.
2. Bier? Lieber ganz weglassen oder auf eine Flasche pro Woche reduzieren.
3. Ziele setzen: Gibt es ein Foto aus der schlanken Jugendzeit? Nehmen Sie das Bild und platzieren es auf dem Esstisch, wo Sie es jeden Tag sehen können.

4. Der Glaube versetzt Berge. Sagen Sie sich jeden Tag innerlich den Satz: Ich tue alles dafür, um einen stahlharten Waschbrettbauch zu bekommen!
5. Konkurrenz macht fit: Suchen Sie sich einen Trainingspartner. Spornen Sie sich gegenseitig an, um Ihre Ziele zu erreichen.
6. Vergessen Sie isolierte Bauchübungen in der *Presse*. Trainieren Sie den Bauch mit dem gesamten Körper – in Gleichgewichtspositionen, beim Kreuzheben, im Liege- und Seitstütz oder mit Beinhebevarianten.
7. Muskelkater – was nun? Jetzt ist eine Pause von mindestens 24 Stunden angesagt, damit der Muskel Zeit zum Wachsen hat, bevor der nächste Trainingsreiz gesetzt wird.

Denken Sie daran, dass durch die Anstrengung beim Krafttraining der Blutdruck steigt. Ist der Wert bereits in Ruhe zu hoch, sprechen Sie erst mit Ihrem Arzt, bevor Sie mit intensivem Krafttraining beginnen.

Schwungvolles Schwitzen

(Geeignet für alle Blutgruppen)

Während meines Studiums habe ich als Personaltrainer gearbeitet. Ich wollte anderen Menschen durch individuell angepasste Trainingspläne einen schnellen Einstieg in ein bewegtes Leben ermöglichen. Durch einfache Übungen sollten Veränderungen schnell sichtbar werden. Nach nur wenigen Einheiten hatten meine Kunden ausreichend Motivation, sich aus eigener Kraft fit zu halten. Normalerweise hatte ich es mit Sporteinsteigern zu tun, die einen Neubeginn durch mehr Fitness suchten. Präventionstraining war meine Stärke. Doch dann kam Helga (Blutgruppe A) zu mir. Damals war sie eine schwerkranke Frau. Helga hatte viele Krankheiten und Beschwerden: von Krebs über orthopädische Leiden, und natürlich war auch das Herz betroffen. Ausdauertraining war schwierig, Krafttraining fast unmöglich. In jeder Trainingseinheit musste ich spontan reagieren, abwarten und Übungen abwandeln, damit sie mit einem zufriedenen Lächeln trainierte und auch Übungen für zu Hause mitnahm. Dann kam mir ein genialer Einfall. Vorsichtig stellte ich Helga auf ein Minitrampolin und motivierte Sie ein wenig hin und her zu wippen. Anfangs wurde ihr schwindelig und etwas übel. Aber dann stellte sich nach kurzer Zeit ein Wohlgefühl ein. Es ging nicht so sehr um hohe Sprünge, sondern vielmehr um die Vibration des Tuches, die den Körper von innen heraus trainierte. In jeder Trainingseinheit erhöhten wir schrittweise die Übungszeit. Der Schwindel verschwand und auch das Herz spielte nicht mehr so sehr verrückt. Wir hatten endlich etwas gefunden, was ihr Freude machte und sie gleichzeitig in Schwung brachte. Aus Helga ist eine lebensfrohe Frau geworden, die gelernt hat, mit ihren Beschwerden umzugehen. Die Krebserkrankung ist mittlerweile besiegt, das Herz ist stabiler als je zuvor und der Rücken profitiert vom täglichen Zehnminutenprogramm auf dem Trampolin oder der Gymnastikmatte. Hüpf dich fit – so könnte der Werbeslogan für die neue Generation der Minitrampoline lauten. Das Gute daran: Zehn Minuten Hüpfen wirken wie 30 Minuten Joggen. Dabei sammelt dieses Gerät Pluspunkte beim A-Typ. Das Hüpfen auf dem Minitrampolin ist sehr gelenkschonend. Es wirkt sich positiv auf Knie, Hüfte und Rücken aus. Federnde Übungen kräftigen verkümmerte Muskeln. Die Gelenke werden mobilisiert. Ein Metallrahmen, ein stabiles Nylontuch und Stahlfedern oder Gummiseile sorgen für optimalen Springkomfort. Medizinische Minitrampoline können in der Bewegungstherapie genauso gut eingesetzt werden wie im präventiven Training. Und vor allen Dingen macht das Schwingen und Hüpfen unheimlich viel Spaß! Kinder machen es uns vor. Sie denken nicht an all die positiven Effekte, die ein Minitrampolin mit sich bringt. Sie steigen auf das Nylontuch und hüpfen einfach los. Das sollten auch Erwachsene tun. Denn Trampolinspringen bringt neben den gesundheitlichen Vorteilen unglaublich viel Spaß! Beim Springen und Zurückfedern des Trampolintuches erfährt der Körper eine Beschleunigung, beim Aufkommen wird er gebremst. Im Abbremsen liegt das große Geheimnis des Trampolinerfolges. Das Tuch bremst wesentlich angenehmer und schonender als gleichwertige Sprünge auf dem Fußboden. In der Zeitlupe können Sie sich das so vorstellen: Zunächst kommen die Knochen in Bewegung, danach Sehnen, Muskeln und Organe. Im Körper entsteht ein Druck, der sich auf jede einzelne Zelle auswirkt. Dadurch wird jede Zelle ausgequetscht. Springen Sie wieder in die Höhe, dehnt sich die Zelle im Moment der Schwerelosigkeit aus. Zug und Druck wechseln sich immer rhythmisch ab. Flüssigkeiten werden ausgetauscht, die Zelle entgiftet und die Durchblutung in Organen und dem restlichen Gewebe angeregt. Auch die Lymphe profitiert von diesem Effekt. Sie hat keine Pumpe zur Verfügung und muss darauf setzen, dass der Körper ausreichend bewegt wird. Die Lymphe hat die Aufgabe, Gewebsflüssigkeit vom Blut in die Zellen zu verteilen. Nicht mehr benötigte Endprodukte werden aus der Zelle heraus befördert. Fehlt die Bewegung von außen, schläft auch die Lymphe ein. Irgendwann ist die Zelle voll und das *Gift-Fass* läuft über. Flüssigkeitsaustausch in der Zelle funktioniert demnach nur über die Atembewegung der Lunge oder die Kontraktion der Muskulatur. Durch tägliches Trampolinspringen kann das Lymphsystem seine Leistung um das 3 – 14fache steigern. Stellen Sie sich ihr Minitrampolin am besten gleich ins Wohnzimmer. Nach dem Training lässt es sich leicht hinter einem Schrank oder der Garderobe verstauen. Sie benötigen genügend Kopffreiheit zur Decke. Ein Sicherheitsabstand von 50 cm ist ein absolutes Muss. Mit einem medizinischen Minitrampolin reichen schwingende Bewegungen vollkommen aus. Beginnen Sie zunächst mit wippenden Aufwärmübungen. Wenn die Schweißporen geöffnet sind, darf es gerne sportlich weiter gehen. Schalten Sie Ihre Lieblingsmusik ein und kommen Sie in positive Schwingungen. Sie werden erstaunt sein, wie schnell 10 Minuten vergehen können.

Kreuztap

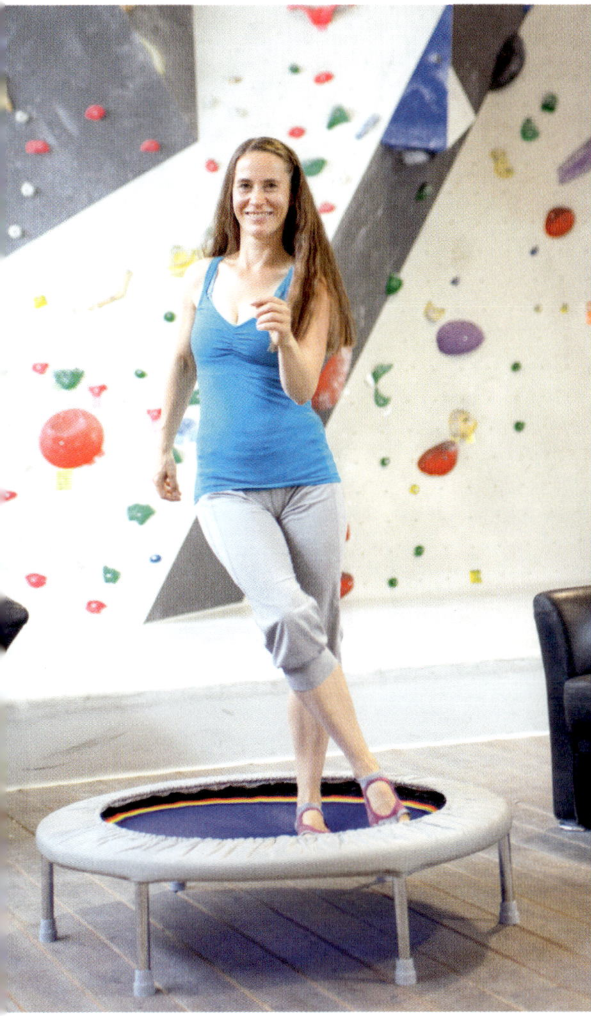

▲ Ausgangsposition:

Aufrechter Stand

So geht es:

Kreuzen Sie einen Fuß vor den anderen und schwingen die Arme gegengleich mit. 1 Minute lang.

Boxen

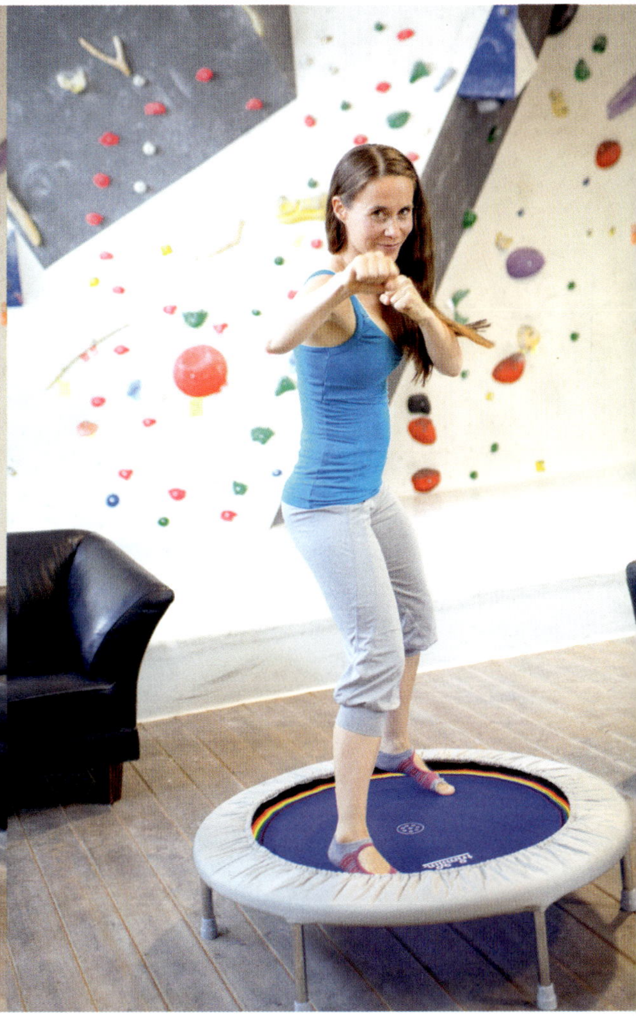

▲ Ausgangsposition:

Linken Fuß nach hinten stellen. Die Füße zeigen schräg nach außen. Die Knie sind locker gebeugt.

So geht es:

Boxen Sie mit der rechten Faust nach vorne und bewegen den Oberkörper mit. 8 x, dann die Beinposition wechseln und mit dem linken Arm boxen.

Rücken

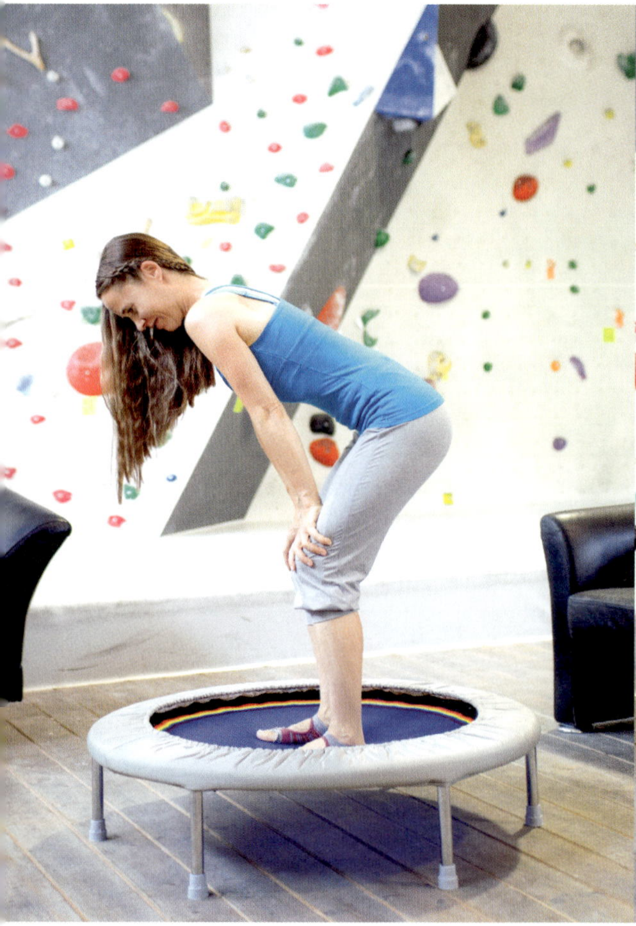

▲ Ausgangsposition:

Hüftbreiter Stand. Die Hände sind auf den Oberschenkeln. Die Knie leicht gebeugt. Nacken und Rücken bilden eine gerade Linie.

So geht es:

Atmen Sie tief ein und biegen den Rücken durch, so dass sich Kopf und Steißbein nach oben bewegen. Mit der Ausatmung runden Sie den Rücken. Der Blick geht zu den Beinen. 8 x wiederholen.

Twist

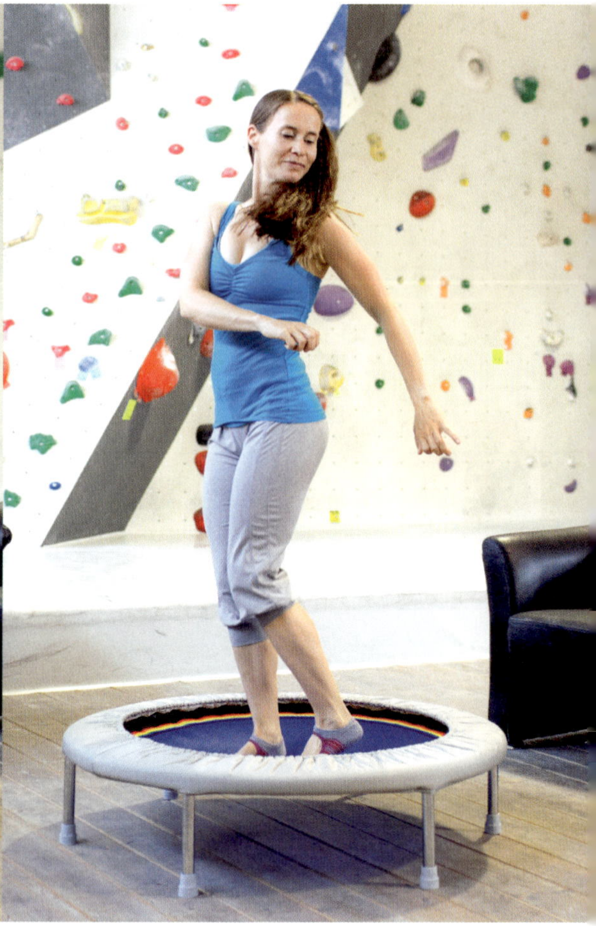

▲ Ausgangsposition:

Aufrechter Stand. Beine hüftbreit geöffnet.

So geht es:

Springen Sie mit beiden Beinen nach rechts während der Oberkörper nach links dreht. Nehmen Sie die Arme mit. Hüpfen Sie ohne Pause zur anderen Seite und machen Sie eine fließende Twist-Bewegung. 1 Minute lang.

Wechselsprung

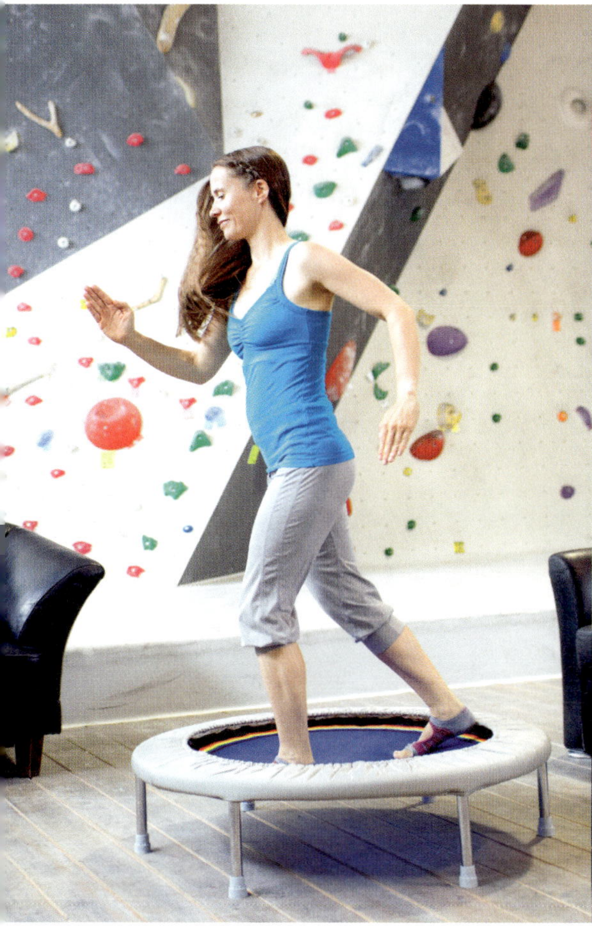

▲ Ausgangsposition:
Aufrechter Stand. Die Beine sind geschlossen.

So geht es:

Stellen Sie das rechte Bein nach hinten. Mit einem Sprung auf der Stelle wechseln Sie die Beinposition, so dass das linke Bein hinten ist und das rechte vorne. Die Arme bewegen sich diagonal mit. Immer so weiter in einem fließendem Bewegungsablauf. 20 Wechselsprünge.

Hochsprung

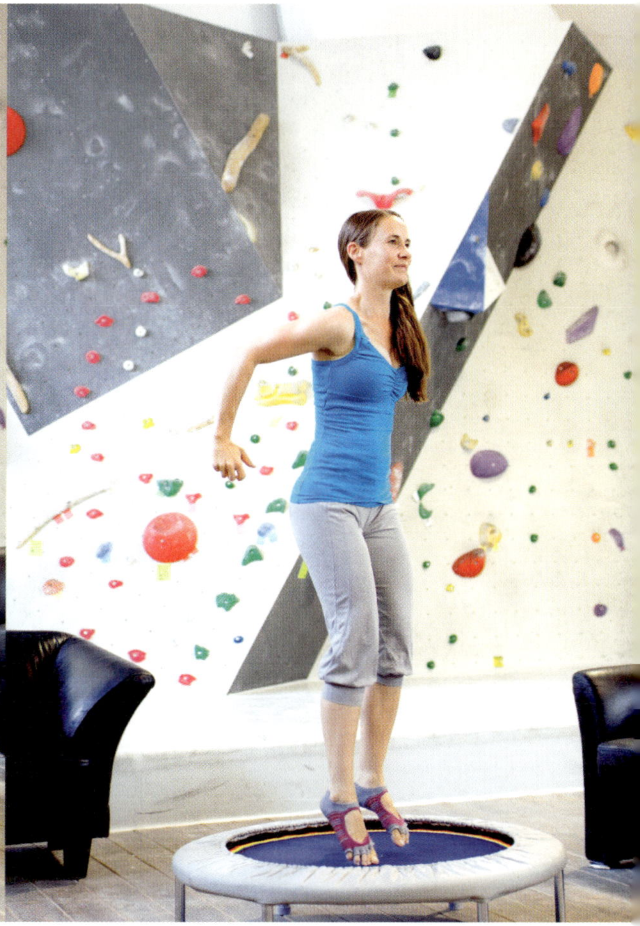

▲ Ausgangsposition:
Aufrechter Stand. Beine hüftbreit geöffnet.

So geht es:

Gehen Sie zunächst in die Hocke. Mit der Ausatmung strecken Sie den Körper und springen nach oben. Die Arme schwingen weit nach hinten. 8 x wiederholen.

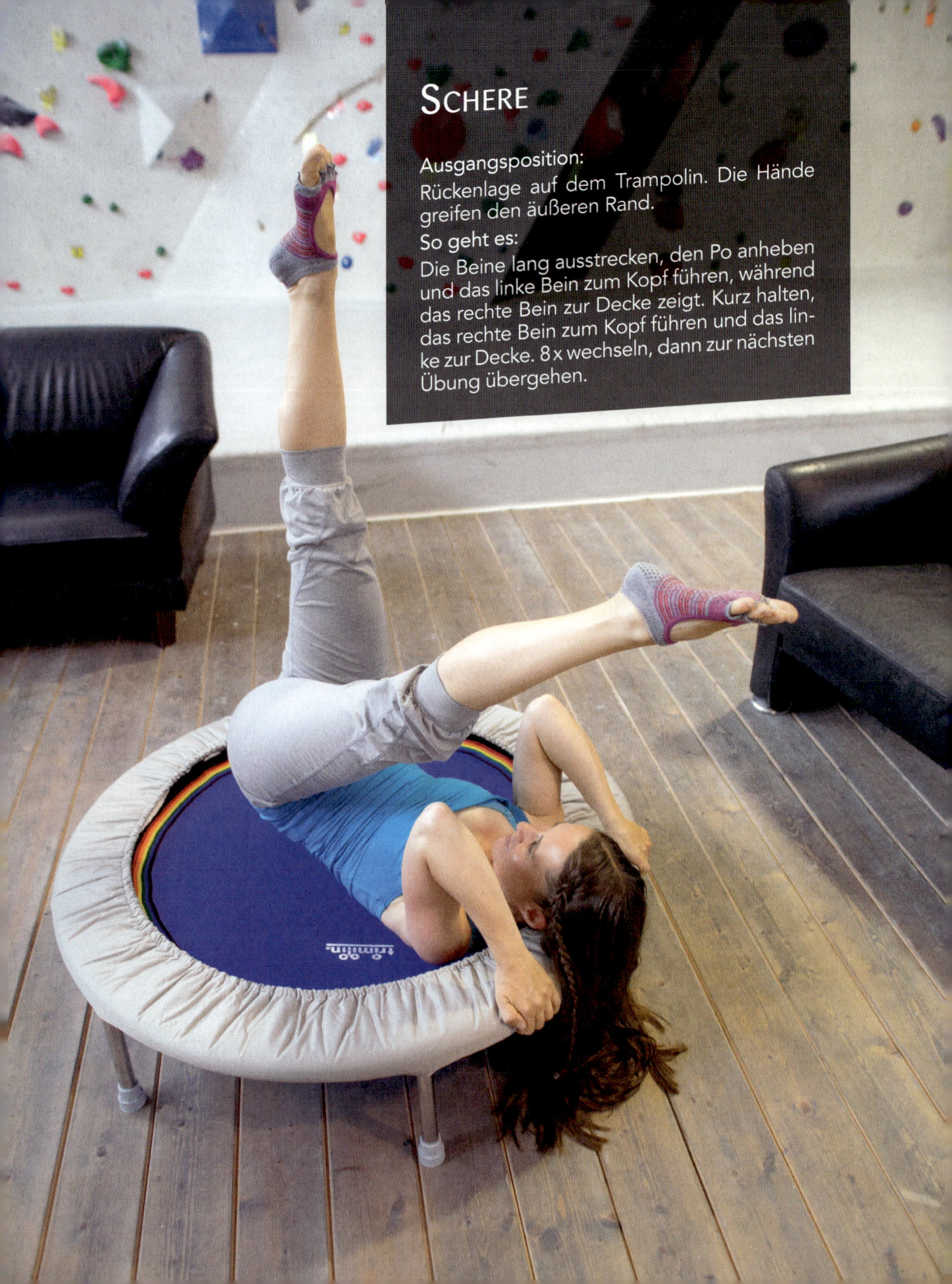

Schere

Ausgangsposition:
Rückenlage auf dem Trampolin. Die Hände greifen den äußeren Rand.

So geht es:
Die Beine lang ausstrecken, den Po anheben und das linke Bein zum Kopf führen, während das rechte Bein zur Decke zeigt. Kurz halten, das rechte Bein zum Kopf führen und das linke zur Decke. 8 x wechseln, dann zur nächsten Übung übergehen.

Brücke

Ausgangsposition:
Rückenlage auf dem Trampolin. Die Arme lang neben dem Körper ablegen. Beide Füße stehen auf dem Rand.

So geht es:
Das Becken anheben und stabil halten. Das rechte Bein zur Decke heben und darauf achten, dass die Hüftknochen in einer Linie bleiben. Kurz halten, dann die Seite wechseln. 8 x jedes Bein.

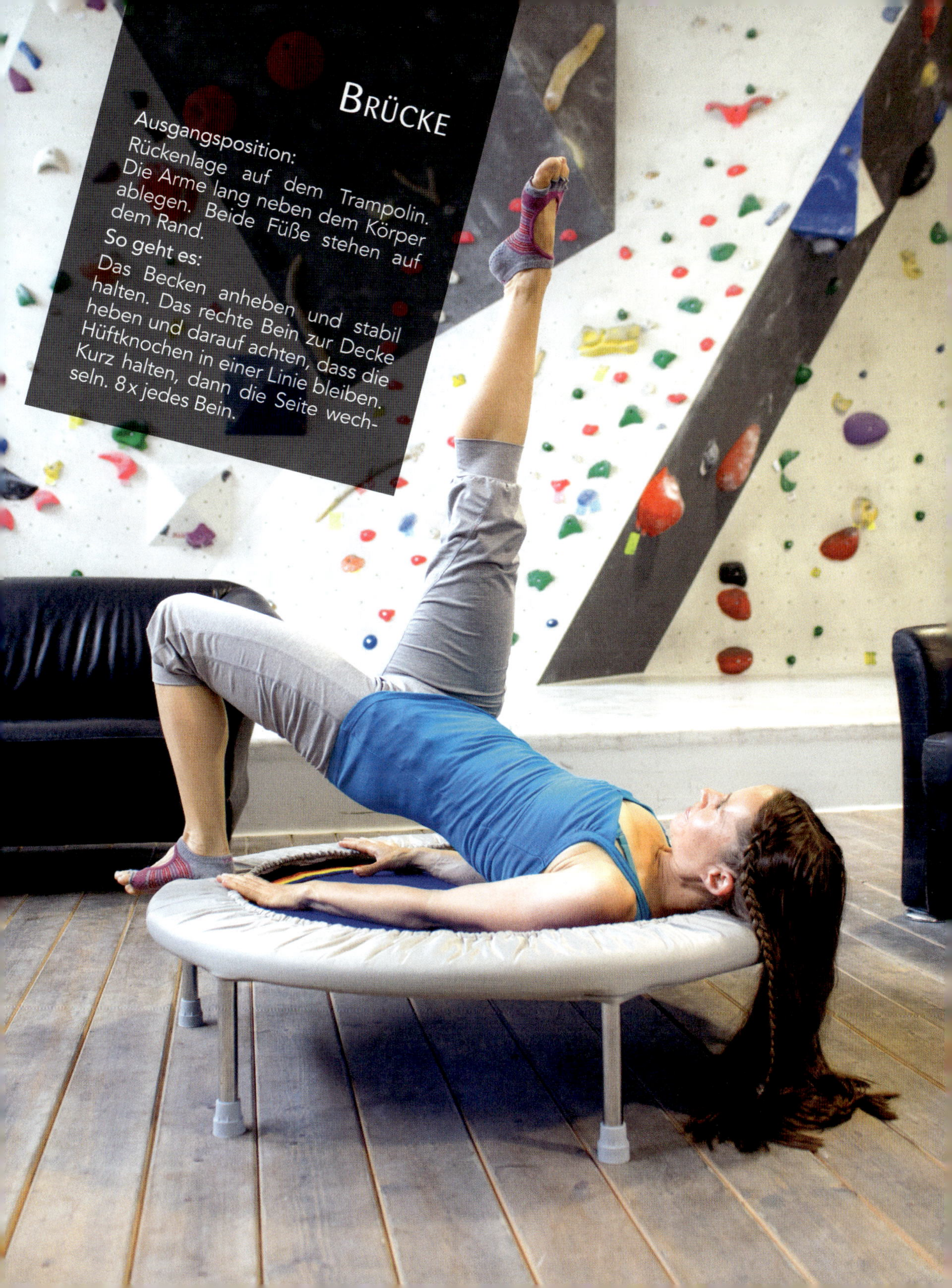

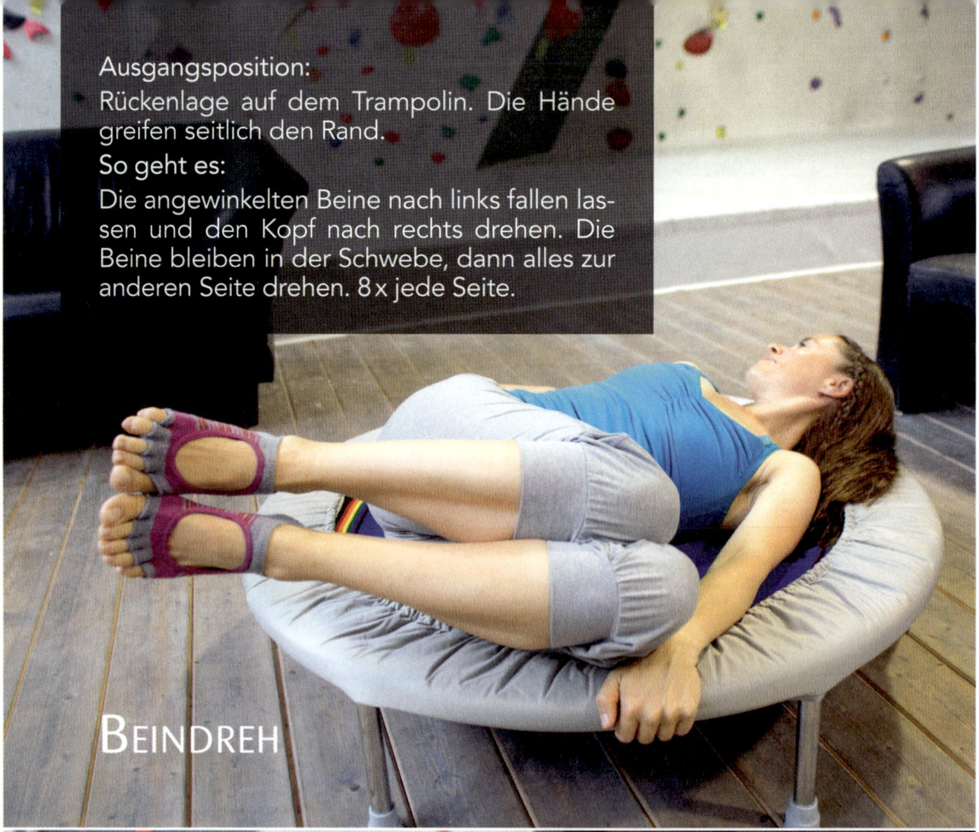

Ausgangsposition:
Rückenlage auf dem Trampolin. Die Hände greifen seitlich den Rand.

So geht es:
Die angewinkelten Beine nach links fallen lassen und den Kopf nach rechts drehen. Die Beine bleiben in der Schwebe, dann alles zur anderen Seite drehen. 8 x jede Seite.

BEINDREH

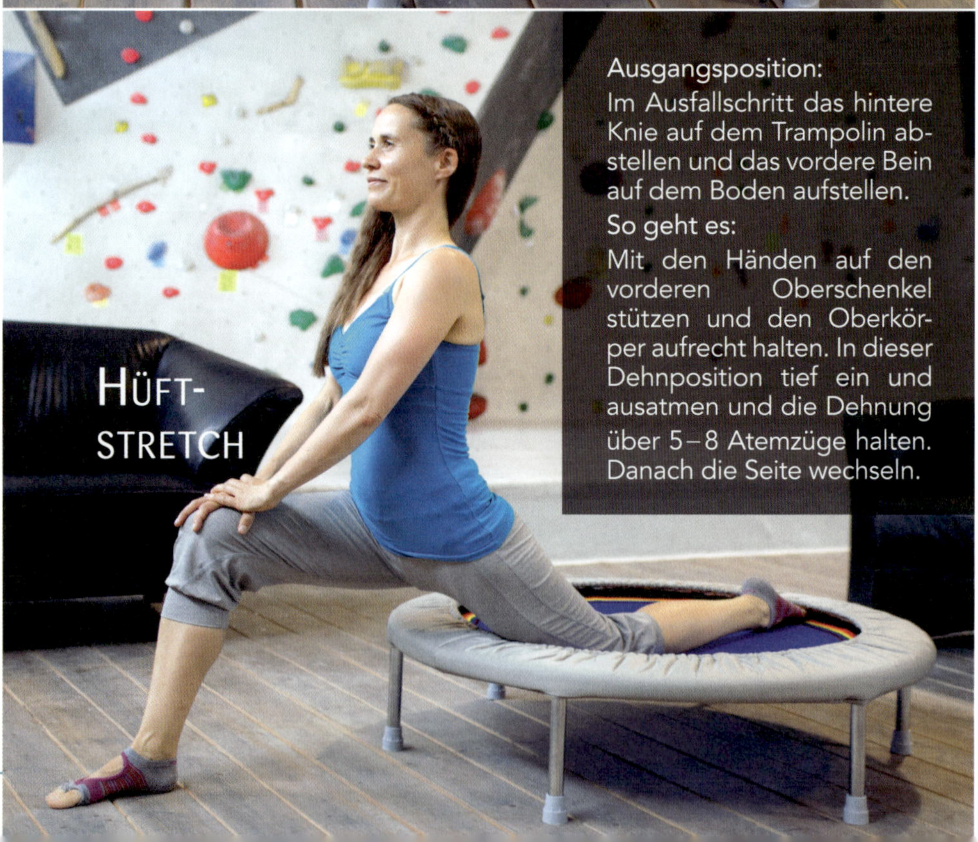

HÜFT-STRETCH

Ausgangsposition:
Im Ausfallschritt das hintere Knie auf dem Trampolin abstellen und das vordere Bein auf dem Boden aufstellen.

So geht es:
Mit den Händen auf den vorderen Oberschenkel stützen und den Oberkörper aufrecht halten. In dieser Dehnposition tief ein und ausatmen und die Dehnung über 5–8 Atemzüge halten. Danach die Seite wechseln.

Beinstretch

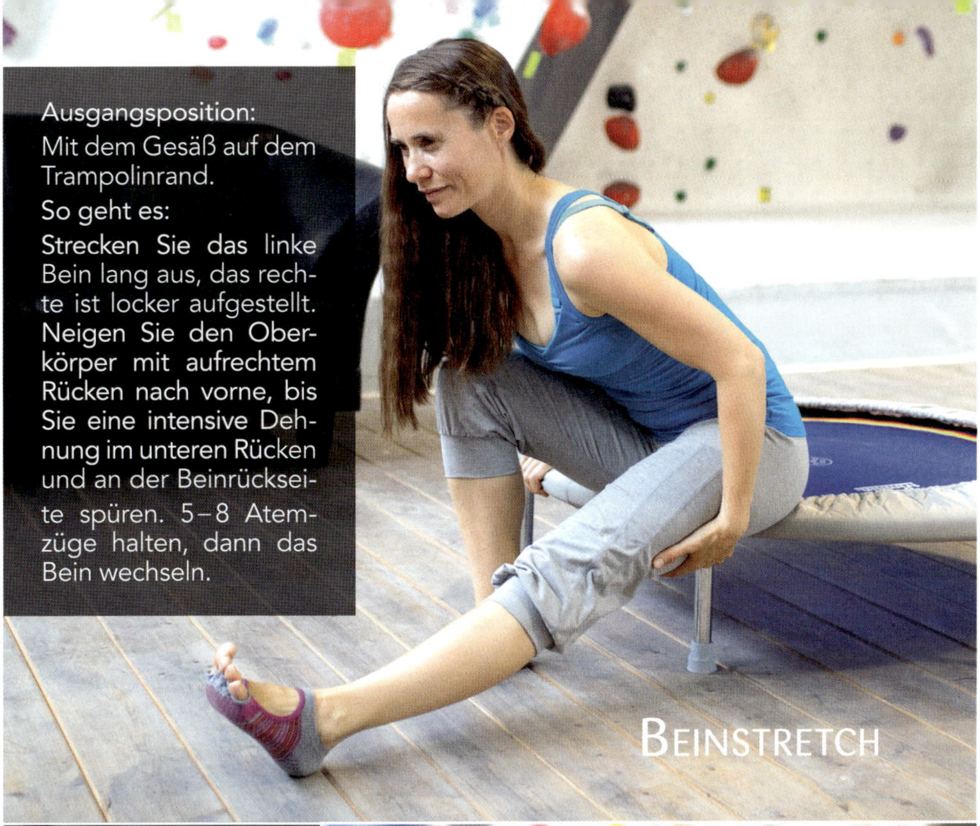

Ausgangsposition:
Mit dem Gesäß auf dem Trampolinrand.

So geht es:
Strecken Sie das linke Bein lang aus, das rechte ist locker aufgestellt. Neigen Sie den Oberkörper mit aufrechtem Rücken nach vorne, bis Sie eine intensive Dehnung im unteren Rücken und an der Beinrückseite spüren. 5–8 Atemzüge halten, dann das Bein wechseln.

Postretch

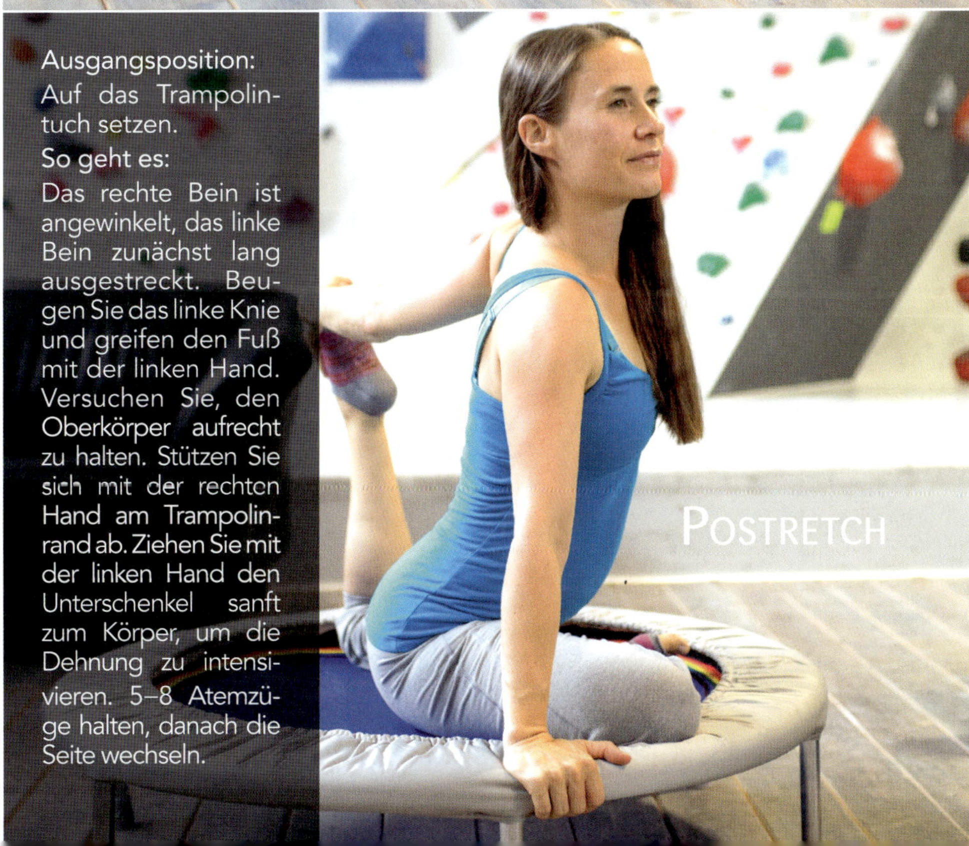

Ausgangsposition:
Auf das Trampolintuch setzen.

So geht es:
Das rechte Bein ist angewinkelt, das linke Bein zunächst lang ausgestreckt. Beugen Sie das linke Knie und greifen den Fuß mit der linken Hand. Versuchen Sie, den Oberkörper aufrecht zu halten. Stützen Sie sich mit der rechten Hand am Trampolinrand ab. Ziehen Sie mit der linken Hand den Unterschenkel sanft zum Körper, um die Dehnung zu intensivieren. 5–8 Atemzüge halten, danach die Seite wechseln.

Schnelle Erfrischung

(Geeignet für die Blutgruppen A, A0, 0A,B, 0B, AB) (nicht geeignet für B0, 0)

Mehrere Wochenenden im Jahr fahre ich an die Nord- und Ostsee zum Arbeiten. Dort betreue ich Gruppen von 25 Menschen über 3 Tage. Ich sehe diese Menschen häufig zum ersten Mal. Einigen von ihnen komme ich in kurzer Zeit sehr nah. Es sind meistens diejenigen, die einen schweren Schicksalsschlag erlebt haben. Ich erinnere mich noch sehr gut an ein Wochenende auf Sylt. Dort traf ich Olga (Blutgruppe A). Olga pflegt seit vielen Jahren ihren sterbenskranken Mann. Ihr Mann hat Kehlkopfkrebs und kann kaum noch sprechen oder Nahrung aufnehmen. Zusammen mit einer Betreuungskraft pflegt Olga ihren Mann hingebungsvoll. Zum ersten Mal nach 5 Jahren gönnte sie sich nun eine kleine Auszeit mit ein paar Freundinnen. Auf Sylt hat man die besten Voraussetzungen, um schnell den Alltag auszublenden. Diese Insel ist ein wahrer Kraftort. Doch obwohl Olga diese guten Voraussetzungen auf Sylt vorfand, konnte sie gedanklich nicht abschalten. Ständig rief sie zu Hause die Betreuerin Ihres Mannes an, ob auch alles in Ordnung sei. Ihre Augen schimmerten traurig nach jedem Anruf. Bereits am ersten Abend unterhielten wir uns ausführlich über das Leben und seine Hindernisse. Danach überlegte ich, mit welchem Bewegungsprogramm ich ihr am nächsten Tag eine Freude machen könnte. Der folgende Tag begann mit einem magischen Himmel und einer Sporteinheit am Strand um 8 Uhr an einem kühlen Adventswochenende. Auf der einen Seite stand der volle Mond, auf der anderen Seite kam die glutrote Sonne hoch. Als Sonne und Mond sich gegenüberstanden, spürten wir die Verbindung dieser Energien und deren uneingeschränkte Kraft. Wir wanderten am Strand entlang und fingen an, still zu werden. Dazu leitete ich meine Gruppe an, intensiv zu atmen und jeden Schritt mit der Atmung zu verbinden. Zum ersten Mal sah ich, wie Olga das Leben wahrnahm und Selbstvertrauen mit jedem Schritt bekam. Tränen liefen über ihr Gesicht. Der jahrelange Schmerz und die Belastung schienen von ihr abzufallen. Sie sammelte und fokussierte sich. Eine dicke Möwe landete neben uns. Keiner aus der Gruppe wagte es, sich zu bewegen oder etwas zu sagen. Dieser Moment an diesem Ort war einmalig und unvergesslich.

Kraftorte verbinden den Menschen mit der Natur. Durch diesen Prozess der Verschmelzung wird es möglich, reine Energie aufzunehmen. Quellen, Berge, Strände, ungewöhnliche Steine oder Wälder tanken Körper und Geist mit Energie auf. Auch der eigene Garten kann ein Kraftort sein. Jede Landschaft hat ihren ganz eigenen Zauber. Durch die Arbeit sind viele Menschen jedoch den ganzen Tag an einen abgeschirmten Raum gefesselt, der vollgeladen mit Computern, Telefonen und anderen Geräten wie ein Vampir die gesamte Energie aus dem Körper zieht. In der Natur können die eigenen Akkus schnell wieder aufgeladen werden. Praktiziert der A-Typ seine Bewegung an einem Kraftort, wird diese Wirkung um ein Vielfaches verstärkt. Wer in einer Großstadt lebt und keinen Kraftort in der Nähe seines Arbeitsplatzes hat, kann sich in der Mittagspause gedanklich an einen schönen Platz aus dem letzten Urlaub begeben. Der A-Typ hat die besondere Fähigkeit, mit seiner Vorstellungskraft einen ähnlichen Entspannungszustand für Körper und Geist zu erreichen wie bei einer echten Wanderung. Die Wirkung dieser Meditation wird verstärkt, wenn die Augen geschlossen sind und dabei frische Luft um die Nase weht. Vielleicht reicht es, ein Fenster zu öffnen. Jeder Mensch hat seine ganz spezielle Art zu meditieren. Der eine fängt an zu bügeln, der nächste gräbt den Garten um und wieder ein anderer bereitet aufwendige Mahlzeiten zu. Alle haben ein Ziel bei diesen Tätigkeiten: Stille im Kopf. Dieser Zustand ist simpel zu erreichen – unter anderem durch bewusstes Gehen, konzentriertes Atmen oder einer Kombination aus beidem – einem Breathwalk. Bereits erste Aufwärmübungen sorgen dank intensiver Atemtechniken für eine Hitzewallung im Körper. Bewusstes Gehen ist eine der ersten Sinnesübungen. Wie rollt der Fuß ab? Wie fühlt sich der Untergrund an? Was wird sonst noch wahrgenommen an Geräuschen, Gerüchen und Farben? Zudem geht es darum, sein individuelles Tempo zu finden. In verschiedenen Intervallen über mehrere Minuten werden Schritte und Atmung miteinander verbunden und innerlich Mantren wiederholt. Besonders das Herz profitiert davon: Normalerweise schlägt es nicht gleichmäßig. Ständig beschleunigt sich der Puls und wird wieder langsamer, danach wieder schneller – je nach Alltagsbelastung. Selbst in Ruhephasen gibt es Schwankungen. Mit einer tiefen und bewussten Ausatmung verlangsamt sich der Herzschlag. Mit einer tiefen Einatmung beschleunigt er leicht. Das Rezitieren eines Mantras erzwingt ein koordiniertes Atmen. Dadurch gleicht sich der Herzschlag nach wenigen Takten an und unterliegt durch das Ein- und Ausatmen normalen Schwankungen. An der Universität in Göteborg hat eine Forschergruppe bestätigt, dass beim gemeinsamen Singen von Mantren das Herz positiv beeinflusst wird. Mantra kommt aus dem uralten hinduistischen Sanskrit und bedeutet: *den Geist beschützen*. Das Singen von Mantren entspannt, beeinflusst die Stimmung positiv und verbindet. Eine Studie hat ergeben, dass der Herzschlag bereits nach wenigen Takten im Einklang mit denen anderer Menschen ist. Mantren können auch im Alleingang einen Menschen in einen positiven geistigen Zustand bringen. Es reicht vollkommen aus, ein Mantra geistig zu rezitieren oder über Kopfhörer den sanften Klängen bekannter Musiker zu lauschen. Über die Atmung erhält der Guru die Kontrolle über Körper und Geist: Langes Einatmen und kurzes Ausatmen aktiviert das Nervensystem. Kurzes Einatmen und langes Ausatmen

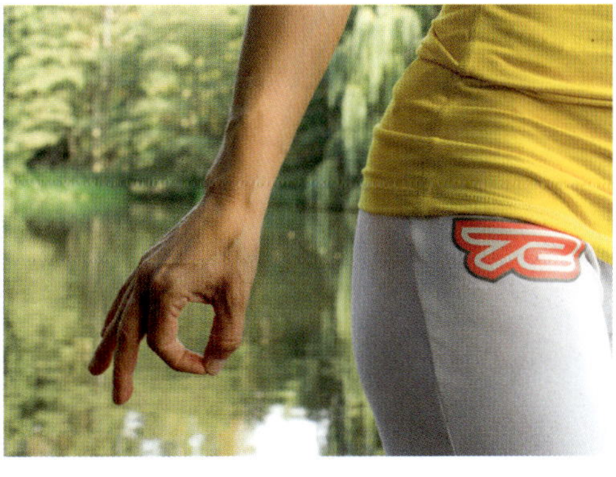

beruhigt es. Werden Einatmen und Ausatmung gleich lang praktiziert, kommt das Nervensystem ins Gleichgewicht. Bereits nach der ersten Walkingrunde stellt sich ein Entspannungszustand ein, den der A-Typ nicht mehr missen möchte. Die Mantren werden Silbe für Silbe auf die Schritte abgestimmt. Wird auf 4 Schritte eingeatmet, murmelt man innerlich: Sa (erster Schritt), Ta (zweiter Schritt), Na (dritter Schritt) und Ma (vierter Schritt). Satanama bedeutet: Schöpfung, Geburt, Leben und Tod. Dieses Mantra symbolisiert den gesamten Lebenszyklus. Dazu werden die Fingerkuppen gedrückt. Nacheinander berühren sich Daumen und Zeigefinger, Daumen und Mittelfinger, Daumen und Ringfinger und so weiter. Dann wieder alles von vorne. Die Nervenenden in den Fingern werden stimuliert. Von diesem Moment an beginnt die Zeit des *Bei-sich-seins*. Jeder Mensch sollte mindestens einmal am Tag zu sich selbst finden. Für den A-Typ ist dieser Zustand elementar, damit der Verstand nicht die Oberhand gewinnt.

Atmen – einfach sein

(Geeignet für die Blutgruppen A, A0, B, 0B, AB) (nicht geeignet für B0, 0) Karla ist von Beruf Grundschullehrerin (Blutgruppe A). Sie kam vor etwa einem Jahr in meine Yogastunde und hatte kaum Körperenergie. Bei der Arbeit kam es öfter zu Streit. Dazu waren bedingt durch ihren Beruf die Stimmbänder entzündet. Karla berichtete mir, dass ihr gesamter Brustkorb verspannt war und sehr schmerzte. Sie hatte starke Probleme mit der Atmung. Tiefes Atmen schien sie richtig anzustrengen. Die Schultern fielen nach vorne. Ich ermutigte sie, ständig weiter zu üben und nicht aufzugeben. Sie sollte nicht zu viel auf einmal wollen oder sich unter Druck setzen. Zunächst versuchte sie daher, bis zum Herzen zu atmen. Erst in der Phase der Tiefenentspannung konnte sie loslassen und der Atem ging bis tief in den Bauch hinein. Sie bemerkte selbst den Unterschied der Atemqualität – es war wie eine Befreiung für sie. Seitdem übt sie täglich das intensive Atmen in den Bauch. Ihre Haltung hat sich stetig verbessert. Atmen ist der natürlichste Vorgang auf der Welt. In der Regel lassen wir die Lunge unbewusst ihre Arbeit machen. Dieser Automatismus wird vom Nervensystem gesteuert. Emotionen wie Freude lösen unmittelbar einen tiefen befreienden Atemzug aus. Durch Stress und innere Anspannung wird die Atmung schnell, beklemmend und flach. Die Muskulatur rund um den Brustkorb verspannt sich. Dabei gelangt nicht ausreichend Sauerstoff in den Körper. Immer wiederkehrende Stressmomente sorgen für chronische Verspannungen. Diese fördern auch im Alltag die flache Brustkorbatmung. Neben schmerzhaften Verspannungen in Nacken und Rücken kommt es zusätzlich zu einem Sauerstoffmangel. Darum ist es so wichtig, wieder in einen natürlichen Atemrhythmus zu kommen, tief in den Bauch mit gelockerten Atemmuskeln. Entspanntes Atmen in einer Angstsituation löst zudem negative Emotionen auf. Der Körper kämpft zunächst mit unterschiedlichen Reizen von Angst und Entspannung. Er entscheidet sich schließlich für den dominierenden – den Entspannungszustand, den man selbst bewusst herbeigerufen hat! Dafür muss man sich aufrichten. Denn die tiefe Bauchatmung funktioniert nur, wenn die Wirbelsäule im Liegen, Sitzen oder Stehen gerade ist. Probieren Sie es aus!

Natürlich Bauch

Im Stand

Stellen Sie sich aufrecht hin, die Beine hüftbreit geöffnet. Schließen Sie die Augen oder schauen Sie auf einen Punkt in der Ferne. Atmen Sie tief in den Bauch hinein und versuchen Sie vollständig zu atmen. Mit der Einatmung wölbt sich der Bauch vor, mit der Ausatmung wird er wieder flach. Die Schultern sind locker und entspannt. Atmen Sie so ca. eine Minute lang.

Im Sitzen

Setzen Sie sich aufrecht auf einen Stuhl und rutschen mit dem Po nach vorne bis an die Sitzkante heran. Der Kopf ist aufrecht, die Schultern fallen entspannt nach unten. Die Wirbelsäule wird lang und aufrecht. Legen Sie die rechte Hand auf den Bauch. Spüren Sie, wie sich mit der Einatmung der Unterbauch hebt und mit der Ausatmung wieder flach wird. Nehmen Sie die Atmung wie eine angenehme Wellenbewegung wahr. Schließen Sie nun die Augen. Genießen Sie das Gefühl des Atemflusses.

Im Liegen

Legen Sie sich mit einer Gymnastikmatte rücklings auf den Boden. Die Beine sind lang ausgestreckt, die Arme neben dem Körper. Legen Sie sich ein kleines Kissen oder mit Reis gefülltes Entspannungssäckchen auf den Bauch. Beobachten Sie in dieser Position, wie der Atem tief in den Bauch hineinfließt und das Kissen anhebt.

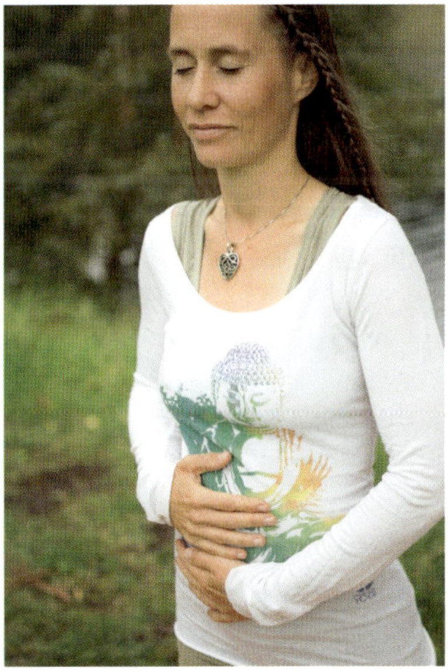

In der Rückenlage sind Bauch und Atemmuskeln so sehr entspannt, dass sich immer ein natürlicher Atemrhythmus einstellt. Sollten Sie daher die ersten beiden Übungen nicht meistern können, legen Sie sich einfach auf den Rücken und lassen Sie die Atmung geschehen. Nach mehrmaligem Üben wird Ihnen das entspannte Bauchatmen auch im Sitzen oder Stehen gelingen. Bleiben Sie dran!

Der ausgleichende Wechsel

Im Jahr 2010 bin ich nach Indien gereist. Ich wollte dort meinen Alltagsproblemen entfliehen und erfahren, wie in diesem Land Yoga unterrichtet wird. In einem Ayurveda-Resort traf ich damals auf Vroni aus Österreich (Blutgruppe A). Vroni war alleinstehend und 7 Jahre älter als ich. Sie suchte eine Auszeit von ihrem stressigen Büro-Job. Ein neues Projekt wurde ihr in Aussicht gestellt, wofür Vroni Kraft sammeln wollte. Außerdem kämpfte sie sehr mit dem Alleinsein, weil sie weder Partner noch Kinder hatte. Sie erzählte mir von ihrem Zuhause und den Yogastunden, die eher sportlich orientiert waren, aber mit Meditation nicht viel zu tun hatten. Sie wollte in Indien mehr darüber erfahren, wie man den Geist beeinflusst und den Gedankenstrom ausschaltet. Dafür ließ sie kein Seminar über Meditation aus. Während ich meine Chance genutzt habe und mir neben den akrobatischen Yogastunden meine freie Zeit mit Bergwanderungen, Kajakfahren und Strandläufen vertrieb, lag Vroni unter den kühlenden Bäumen, am Pool oder in der Hängematte und genoss die Ruhe um sie herum. Zusammen haben wir daneben noch viel Zeit miteinander verbracht, haben Mahlzeiten eingenommen, sind am Strand spaziert, haben Ayurvedaseminare besucht, Kunstwerke gemalt, Yoga geübt, meditiert und auch geatmet. Erstaunt beobachtete ich Vroni bei einer Atemübung: dem Wechselatem. Dabei wird im Wechsel ein Nasenloch zugehalten während der Ein- und Ausatmung. Ihr Gesicht entspannte sich bereits nach kurzer Zeit. Vroni erhielt in diesem Moment die innere Balance zurück, nach der sie sich so lange gesehnt hatte.

> Nadi Shodhana ist eine Atemtechnik, mit der die *Nadis* – die feinstofflichen Energiekanäle im Körper – gereinigt werden. 72.000 Nadis hat jeder Mensch.

Sind ein paar dieser Kanäle verstopft, kann die Lebensenergie nicht mehr durch den gesamten Körper fließen. Wir fühlen uns unwohl, müde und matt. Durch die Reinigung der Kanäle werden Blockaden aufgelöst. Harmonie, Freude und Ausgeglichenheit sind der sichtbare Erfolg, der sich bei dieser Atemübung sofort einstellt. Auf körperlicher Ebene erhöht sich die Lungenkapazität und die Atmung wird unter Kontrolle gebracht. Besonders das Anhalten des Atems trainiert Herz und Kreislauf. Die Wechselatmung wird von vielen Naturheilpraktikern gegen Allergien, Heuschnupfen und Asthma empfohlen. Sie wirkt vorbeugend gegen Erkältungskrankheiten. Überhaupt ist die Wechselatmung harmonisierend und wirkt ausgleichend auf alle Körpersysteme. Auch der Geist profitiert. Die Konzentration verbessert sich. Es stellt sich eine innere Ruhe und Kraft ein. Diese Kraft verdrängt das Gefühl eines emotionalen Ungleichgewichtes. Die Handhaltung ist bei der Wechselatmung ein elementares Werkzeug. *Vishnu Mudra* regelt den Atemstrom zwischen dem rechten und linken Nasenloch. Dafür wird nur mit der rechten Hand geführt. Das Ganze funktioniert so: Öffnen Sie die rechte Hand. Legen Sie den Daumen auf den rechten Nasenflügel, die Kuppe des Ringfingers auf den linken. Der Zeigefinger schwebt über der Nase. Nun wird abwechselnd der Atemstrom auf einer Nasenseite freigegeben, während das andere Nasenloch locker verschlossen wird.

▶ So funktioniert der Wechselatem:
Nehmen Sie eine entspannte und aufrechte Sitzhaltung ein. Atmen Sie ruhig und langsam ein und aus. Mit dem rechten Daumen verschließen Sie nun das rechte Nasenloch. Atmen Sie langsam und gleichmäßig durch das linke Nasenloch ein und zählen dabei bis 4. Der Atem fließt tief bis in den Unterbauch. Nun verschließen Sie mit dem Ringfinger das linke Nasenloch und lösen den Daumen vom rechten Nasenflügel. Atmen Sie langsam durch das rechte Nasenloch aus und zählen Sie dabei bis 7. Durch das rechte Nasenloch atmen Sie gleich wieder ein und zählen bis 4. Atmen Sie durch das linke Nasenloch aus und zählen bis 7. Machen Sie immer so weiter, bis sich der Zustand des inneren Friedens einstellt.

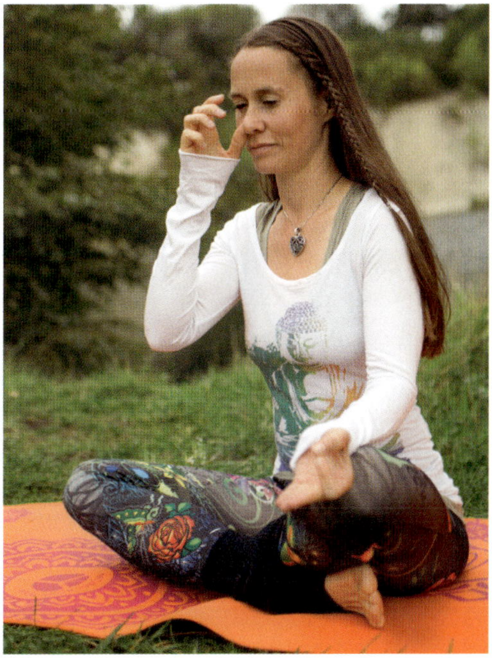

Halt – kurze Atempause

Der Geist bewegt sich, solange der Atem fließt. Um den Geist in einen völligen Zustand der Stille zu bringen, werden deshalb Atemtechniken eingesetzt, die den kleinen *Tod* simulieren. Seit vielen Jahren experimentieren in Indien Yogis mit dem Atem und können durch das bewusste Anhalten erstaunliche Wirkungen erzielen. Durch das bewusste Luftanhalten können, wird der Körper mit Energie aufgeladen und der Geist fixiert. Profis können über mehrere Minuten ihren Atem mit Leichtigkeit anhalten. Aber zum Profi muss der Einsteiger natürlich erst werden und lange üben. Manche Menschen fühlen sich jedoch unwohl, wenn der Atem aussetzt und bekommen Angstzustände. In diesem Fall ist es empfehlenswert, die Wechselatmung ohne Pause auszuführen. Dies gilt auch für Kinder und Schwangere. Mit viel Übung dieser Atemtechnik wird der Guru eines Tages selber entscheiden können, wann es clever ist, eine kleine Pause einzulegen und den plappernden Geist verstummen zu lassen. Ausatmen, Einatmen und Innehalten nennen Yogis den *vierten Zustand.* In diesem Zustand verringern sich Blockaden, die uns an der normalen Wahrnehmung hindern. Sind die Blockaden aufgelöst, kann der Mensch von innen heraus strahlen und sein gesamtes Umfeld mitziehen. Im konkreten Fall der Wechselatmung gibt es dafür einen Grundrhythmus: 3 Zeiten einatmen, auf 12 die Luft anhalten und 6 Zeiten ausatmen. Anfangs kommt man sich schnell wie ein aufgeblasener Luftballon kurz vor dem Zerplatzen vor. Das soll natürlich nicht so sein. Üben Sie daher entspannt und tasten sich vorsichtig an diesen Rhythmus heran. So geht es: Nehmen Sie für die folgende Übung eine entspannte Sitzhaltung ein. Der Rücken ist aufrecht. Atmen Sie langsam ein und aus. Verschließen Sie mit dem rechten Daumen den rechten Nasenflügel. Mit einer gleichmäßigen und vollständigen Ausatmung durch das linke Nasenloch zählen Sie bis 3. Verschließen Sie nun zusätzlich das linke Nasenloch mit dem Ringfinger und halten die Luft an. Dabei zählen Sie bis 12. Beide Nasenlöcher bleiben während des Luftanhaltens verschlossen. Achten Sie auf entspannte Schultern während der Atempause. Dann lösen Sie den Daumen vom rechten Nasenflügel und atmen langsam und geräuschlos aus. Zählen Sie dabei bis zur Zahl 6. Atmen Sie gleich wieder durch das rechte Nasenloch ein und zählen bis 3. Die Luft anhalten, bis 12 zählen und immer so weiter.

Drachenatmung

Viele meiner Yogaschüler holen Taschentücher heraus, wenn es darum geht, *Kapalabhati* zu üben. Diese erhitzende Atemtechnik aus dem Kundalini- Yoga wird auch *Feueratem* oder *Schädelleuchten* genannt. Deswegen wende ich sie gerne im Winter an, wenn es draußen kalt ist. Es wird einem nicht nur innerlich heiß dabei, auch die Atemwege werden schnell und effektiv gereinigt. Wer sich mit einer leichten Erkältung quält, hat daher besonders viel Freude an Kapalabhati. Die Nase ist hinterher wunderbar frei und *sauber.* Mit dem Feueratem werden Sie außerdem schnell wach – er wirkt wie ein Koffeinkick. Aber nicht nur das: Kapalabhati regt die Verdauung an und bringt weitere Reinigungsprozesse in Gang. Der Schwerpunkt liegt auf der Ausatmung. Mit ihr wird der Bauchnabel kräftig nach innen gezogen. Die Einatmung geschieht durch Loslassen des Bauchnabels. Durch die Entspannung der Bauchdecke entsteht ein Unterdruck, der automatisch neue Luft von außen ansaugt. Anfangs reichen 30 Sekunden aus, später darf es ruhig etwas länger sein. Sollte die Feueratmung schmerzhaft sein, dürfen Sie sie nicht ausüben. Für alle anderen heißt es: Feuer frei!

▶ So geht es:
Atmen Sie tief durch die Nase ein und ziehen mit jeder Ausatmung rhythmisch und schnell den Bauchnabel ein, um die Luft aus dem Körper sanft wieder herauszudrücken. Durch die Nase wird automatisch Luft eingesaugt, so dass ein weiteres tiefes Einatmen zunächst nicht notwendig ist. Sollte Ihnen dabei schwindelig werden, beenden Sie diese Atemtechnik. Üben Sie anfangs ca. 30 Sekunden lang den Feueratem. Erhöhen sie die Zeitspanne erst, wenn sich die Bewegung im Bauchnabel rhythmisch anfühlt.

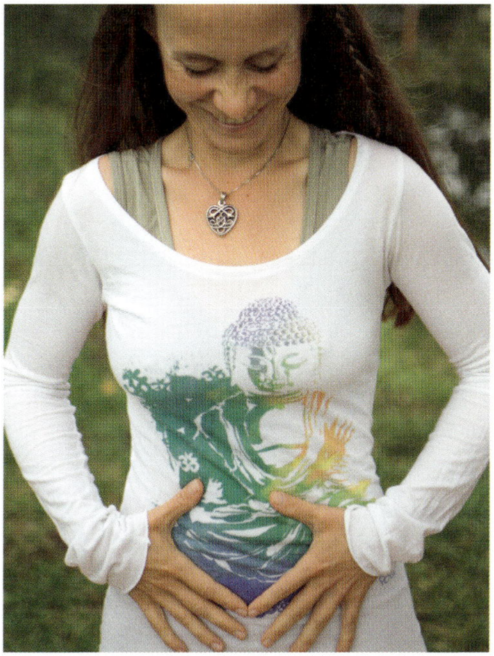

Guru mit Herz

Jaqueline ist Ende 30 und alleinerziehende Mutter von zwei Kindern. Ihr zwölfjähriger Sohn ist seit Geburt schwer herzkrank (Blutgruppe A). Die Ärzte geben ihm nach jeder Operation nur noch ein paar Wochen oder Tage. Jaqueline kämpft um ihren Sohn und gibt ihn nicht so schnell auf. Phasenweise wird er künstlich beatmet und kann nicht mehr alleine auf die Toilette. Das Leben von Jaqueline besteht nur noch aus Funktionieren, Trauern, Loslassen und Hoffen. Wenn Sie jedoch über ihren Sohn spricht, strahlen ihre Augen, als würde sie über einen normalen Teenager sprechen. Ihr eigenes gebrochenes Herz und der immer weiter zunehmende Druck hat sie schließlich über ihre Krankenkasse in meinen Präventionskurs geführt. Die übermächtigen Gedankenmuster mussten aufgebrochen werden, damit sie wieder zu sich selbst finden konnte. Jaquelines Augen schimmerten jedes Mal sehr traurig. Nach ein paar Bewegungseinheiten mit Kundaliniyoga, langsamen Gehen und Atemübungen öffnete sich schließlich ihr Herz. Innerhalb des Kurses ging es ihrem Sohn zwar wieder schlechter, aber sie schien damit besser umgehen zu können.

> Kein Organ ist so eng mit Körper und Seele verbunden wie das Herz.

Das Herz des A-Typs ist aufgrund seiner Kopflastigkeit schnell angeschlagen, weswegen er es immer wieder stärken muss. Ein verschlossenes Herz wird starr und kalt. Auch der Verstand reagiert dann rational. Der kopflastige A-Typ kann viel über seinen weichen Kern erfahren, wenn er die harte Schale in ruhigen Momenten beiseitelegt. So kann er sich selbst nah sein, eingefrorene Gefühle zum Leben erwecken und sein Herz erkunden. Die Seele kann sich nur reinigen, wenn Traurigkeit durch Tränen ausgedrückt wird. Mühsam errichtete Schutzmauern fangen an zu bröckeln und lassen das Erleben von tiefer Liebe und Glück zu. Besonders Männer tun sich damit oft schwer, weil die Gesellschaft von ihnen erwartet, dass sie in jeder Lebenslage nach außen hin stark sind. Dabei ist es die Liebe und ihre Verletzlichkeit, die ihnen wahre Stärke verleiht. Die Herzöffnung erfährt der A-Typ auf der körperlichen Ebene durch Rückbeugen. Rückbeugen öffnen den Brustkorb und damit auch den *Herz-Raum*. Rund um den Brustkorb stauen sich alle Emotionen. Dadurch entstehen in diesem Bereich quälende Muskelverspannungen. Mit der Öffnung können diese Verspannungen aufgelöst und losgelassen werden. Die körperlichen Übungen leiten diesen Prozess bewusst ein. Gerade am Anfang der Übungspraxis kann es dem A-Typ schwer fallen, in eine Rückbeuge zu kommen. Der Brustkorb zieht sich mit der Zeit zusammen, die Schultern fallen nach vorne. Die Atmung ist blockiert. Die Herzöffnung entsteht im oberen Rücken. Die Brustwirbelsäule wird gedehnt. Ein tiefes Einatmen in den Brustkorb und die vollständige Ausatmung lenken die Aufmerksamkeit auf diesen Bereich. Nach mehrmaligem Üben wird sich jede Rückbeuge leichter und befreiender anfühlen.

▶ Ausgangsposition:

Seitlich geöffneter Stand. Die Hände hinter dem Körper verschränken und die Zeigefinger strecken.

So geht es:

Tief einatmen und die Arme möglichst lang gestreckt nach oben heben – so weit wie möglich. Dabei den Oberkörper leicht in die Rückbeuge neigen mit Blick zum Himmel. Die Schulterblätter zusammen ziehen und die Position 3 Atemzüge halten. Danach mit einer tiefen Ausatmung den Oberkörper nach vorne beugen, die Finger zum Himmel strecken und den Rücken entspannen. Den Oberkörper mit der Einatmung wieder aufrichten in die Ausgangsposition. 5x in langsamer Ausführung.

Die Venus grüßen

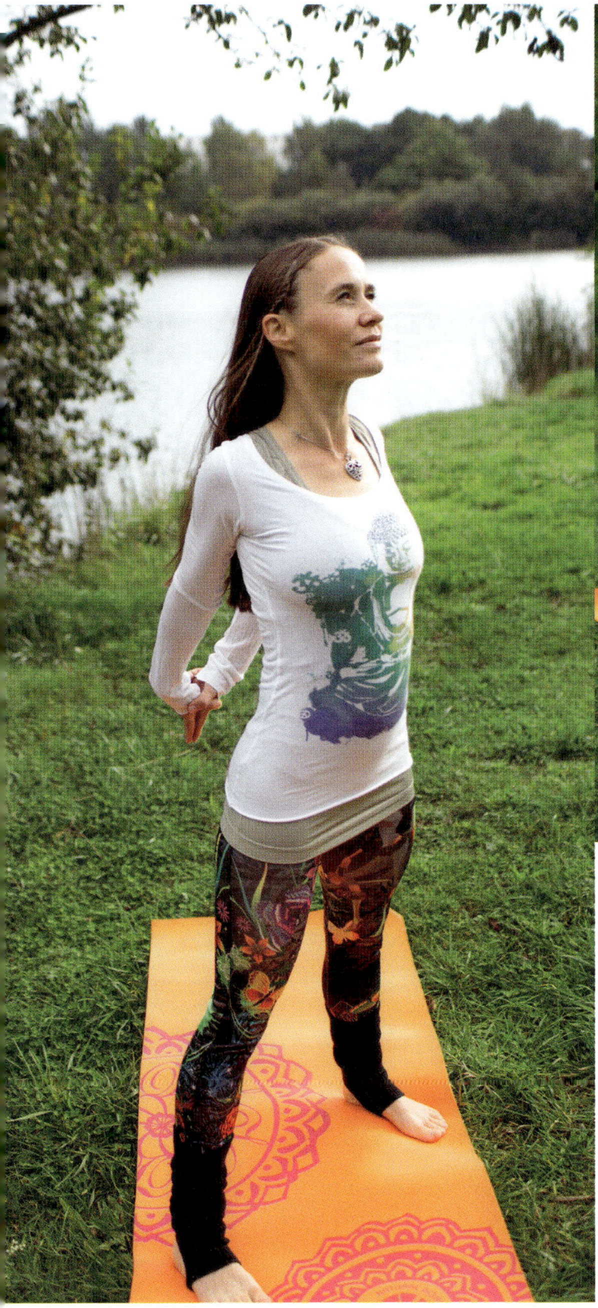

Den Bogen spannen

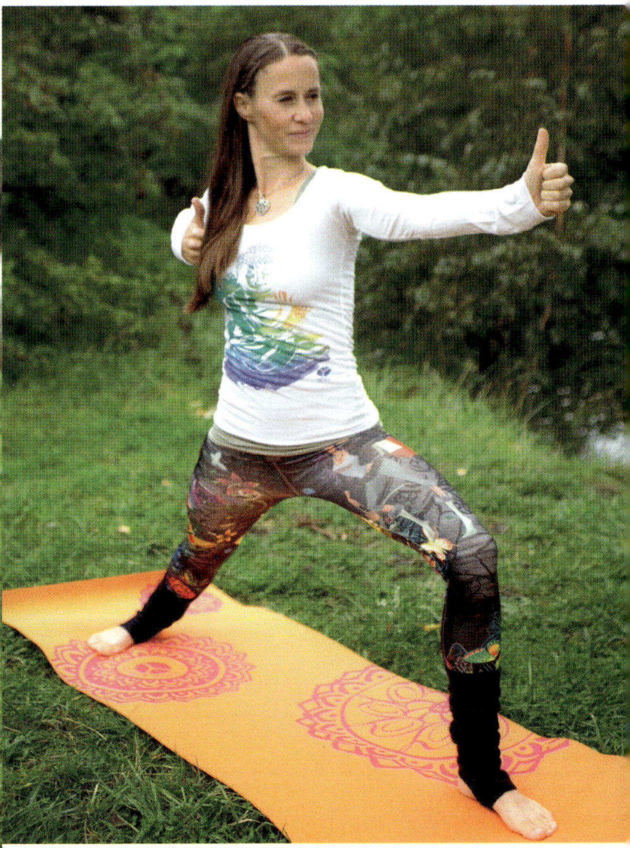

▲ **Ausgangsposition:**

Weite Schrittposition nach vorne. Das vordere Knie ist 90° gebeugt, das hintere Bein lang und der Fuß quer gestellt. Der Oberkörper ist von Kopf bis Steiß in einer aufrechten Linie.

So geht es:

Den vorderen Arm parallel zum Boden lang ausstrecken. Die Hand zur lockeren Faust schließen und den Daumen nach oben strecken. Mit der hinteren Hand das Spannen eines Bogens simulieren, als würde man an einer Sehne ziehen. In der Endposition 3 5 Atemzüge halten, dann die Seite wechseln.

Shivas Tanz der Liebe

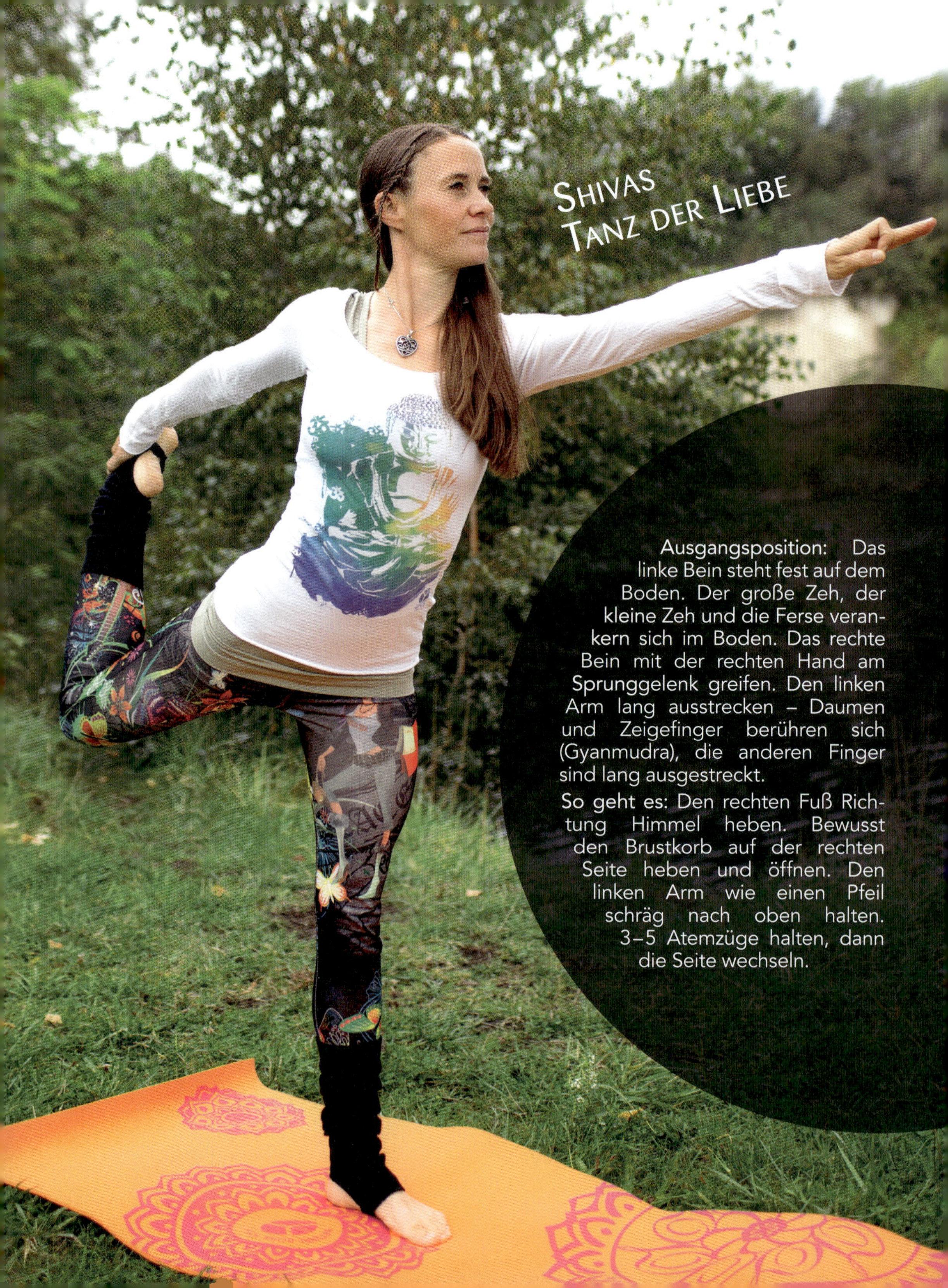

Ausgangsposition: Das linke Bein steht fest auf dem Boden. Der große Zeh, der kleine Zeh und die Ferse verankern sich im Boden. Das rechte Bein mit der rechten Hand am Sprunggelenk greifen. Den linken Arm lang ausstrecken – Daumen und Zeigefinger berühren sich (Gyanmudra), die anderen Finger sind lang ausgestreckt.

So geht es: Den rechten Fuß Richtung Himmel heben. Bewusst den Brustkorb auf der rechten Seite heben und öffnen. Den linken Arm wie einen Pfeil schräg nach oben halten. 3–5 Atemzüge halten, dann die Seite wechseln.

Herzliches … Kamel

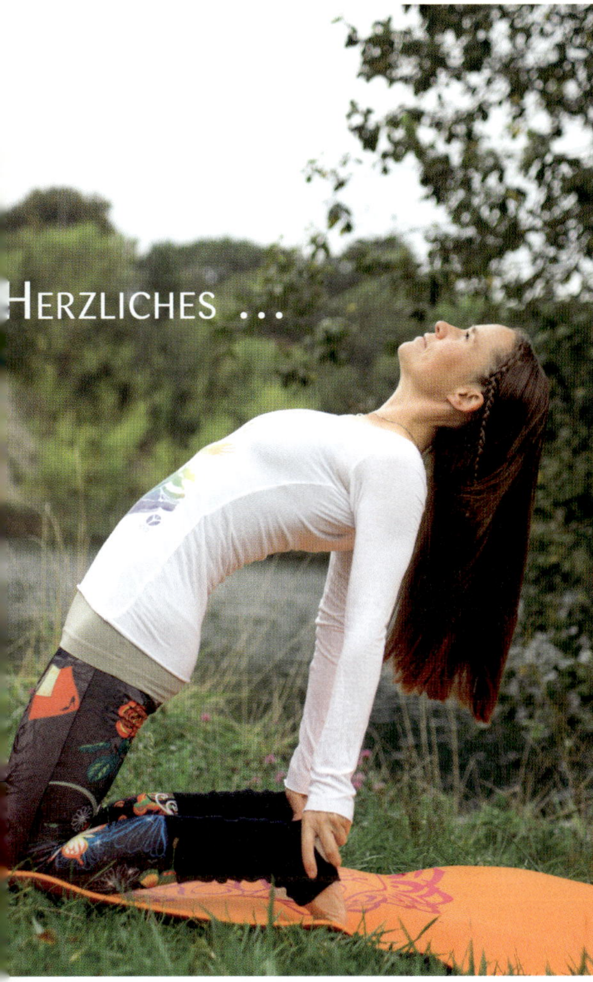

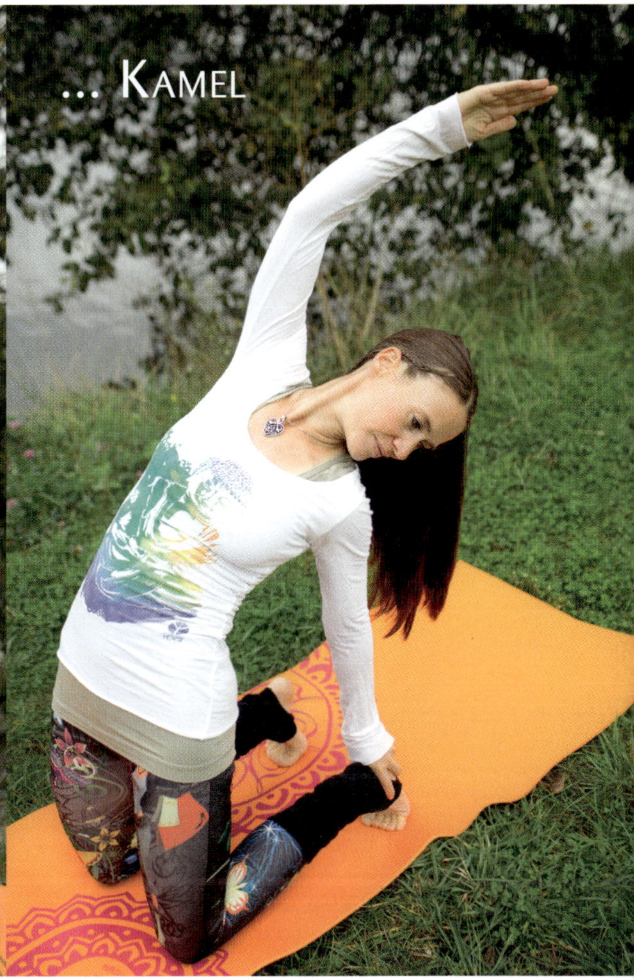

▲ Ausgangsposition:

Hüftbreit geöffneter Kniestand mit aufgestellten Füßen. Den Oberkörper nach hinten neigen und mit beiden Händen die Fersen greifen. Das Becken schiebt nach vorne und das Brustbein Richtung Himmel.

▲ So geht es:

Die rechte Hand von der rechten Ferse lösen und zum Himmel strecken. Den Kopf zur linken Seite drehen mit Blick zur linken Hand. Drei Atemzüge halten, dann die rechte Hand wieder zur rechten Ferse stellen. Kurz halten. Die Übung mit dem linken Arm wiederholen. Jede Seite 3x, dann im Glückskind entspannen.

GLÜCKSKIND

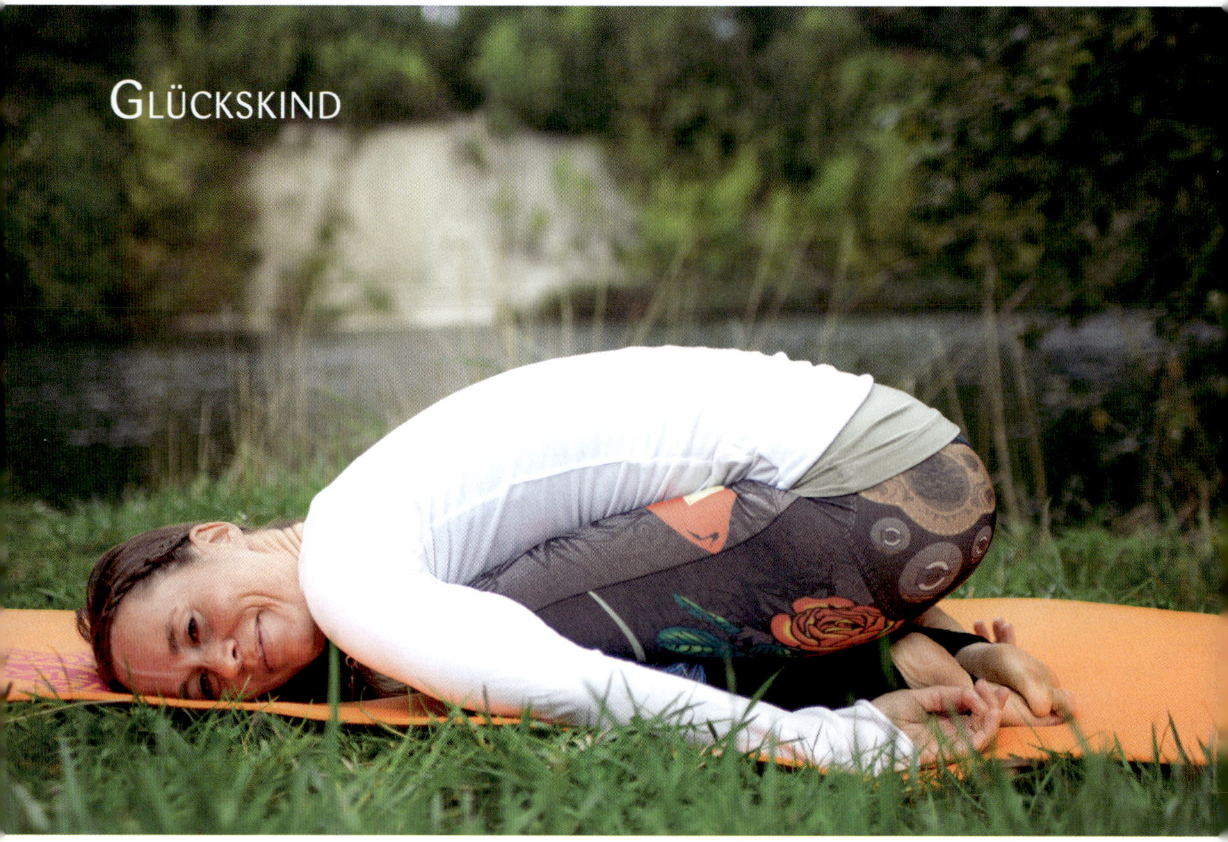

▲ Ausgangsposition:

Aus dem Kniestand den Po auf die Fersen legen. Die Arme sind neben dem Körper. Den Kopf zur Seite drehen oder auf der Stirn ablegen.

So geht es:

Aktiv den Körper entspannen und in den Boden hineinsinken. 3–5 Atemzüge in dieser Position bleiben.

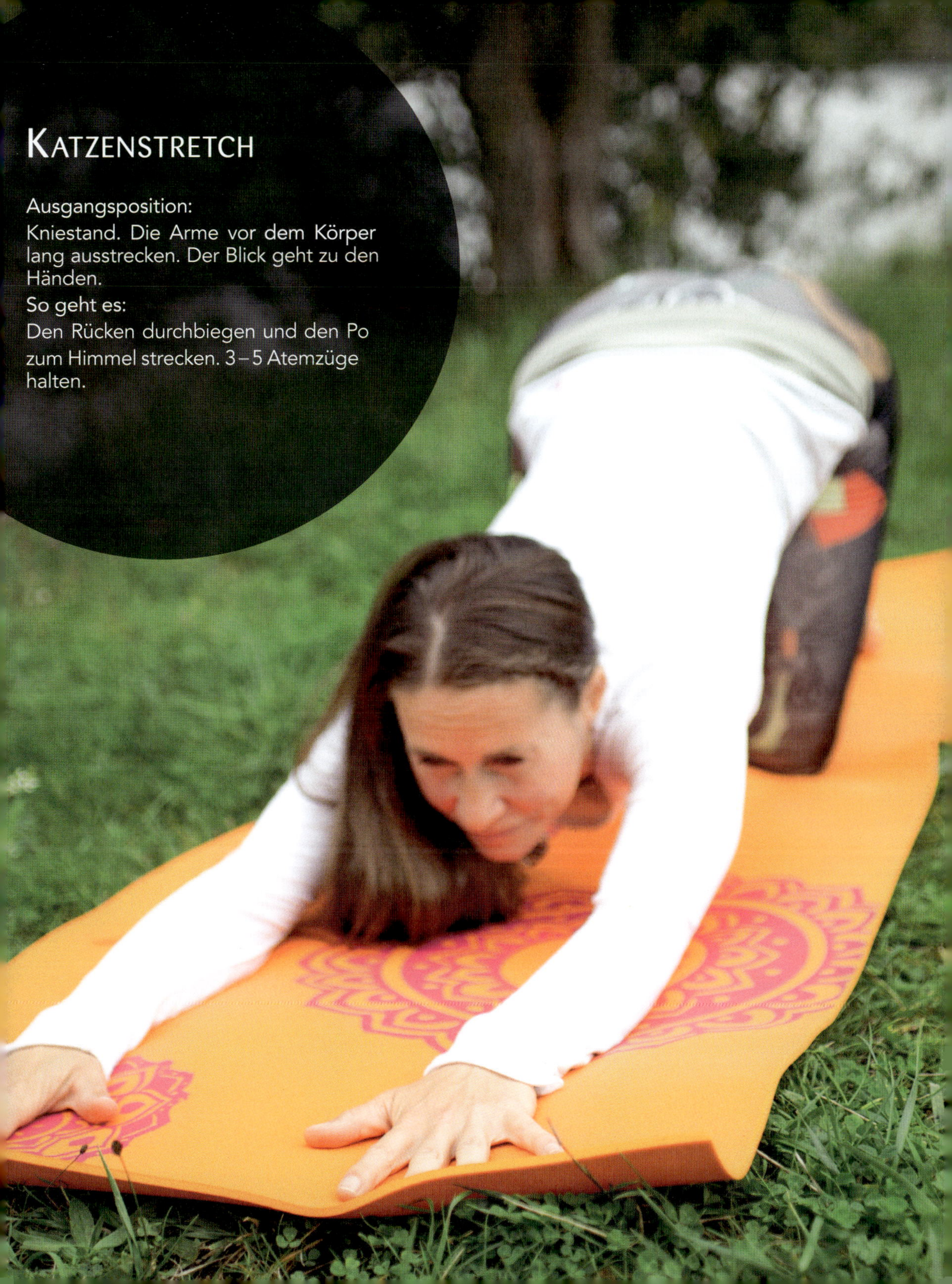

Katzenstretch

Ausgangsposition:
Kniestand. Die Arme vor dem Körper lang ausstrecken. Der Blick geht zu den Händen.

So geht es:
Den Rücken durchbiegen und den Po zum Himmel strecken. 3–5 Atemzüge halten.

Gespannte Sphinx

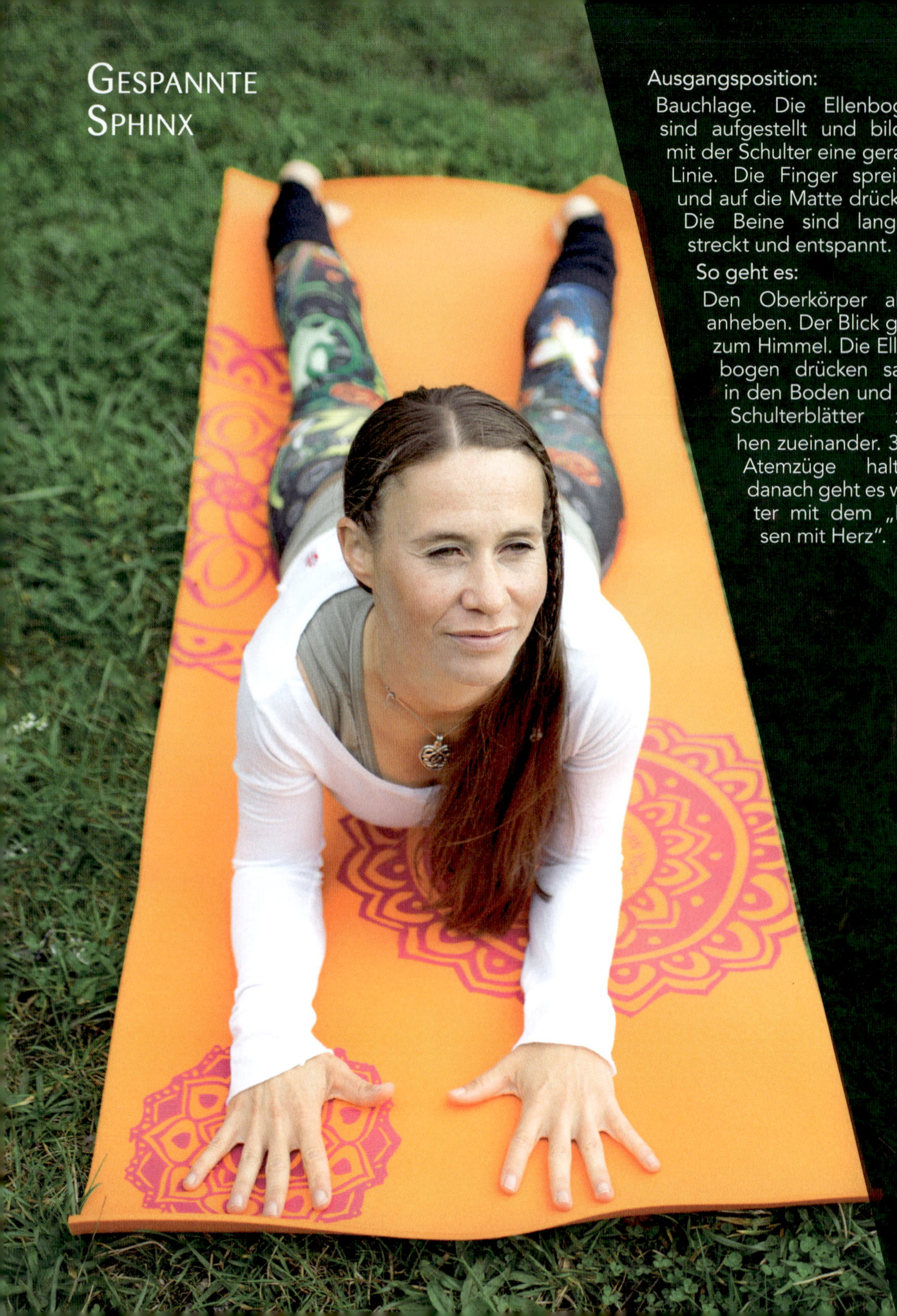

Ausgangsposition:
Bauchlage. Die Ellenbogen sind aufgestellt und bilden mit der Schulter eine gerade Linie. Die Finger spreizen und auf die Matte drücken. Die Beine sind langgestreckt und entspannt.

So geht es:
Den Oberkörper aktiv anheben. Der Blick geht zum Himmel. Die Ellenbogen drücken sanft in den Boden und die Schulterblätter ziehen zueinander. 3–5 Atemzüge halten, danach geht es weiter mit dem „Hasen mit Herz“.

Hase mit Herz

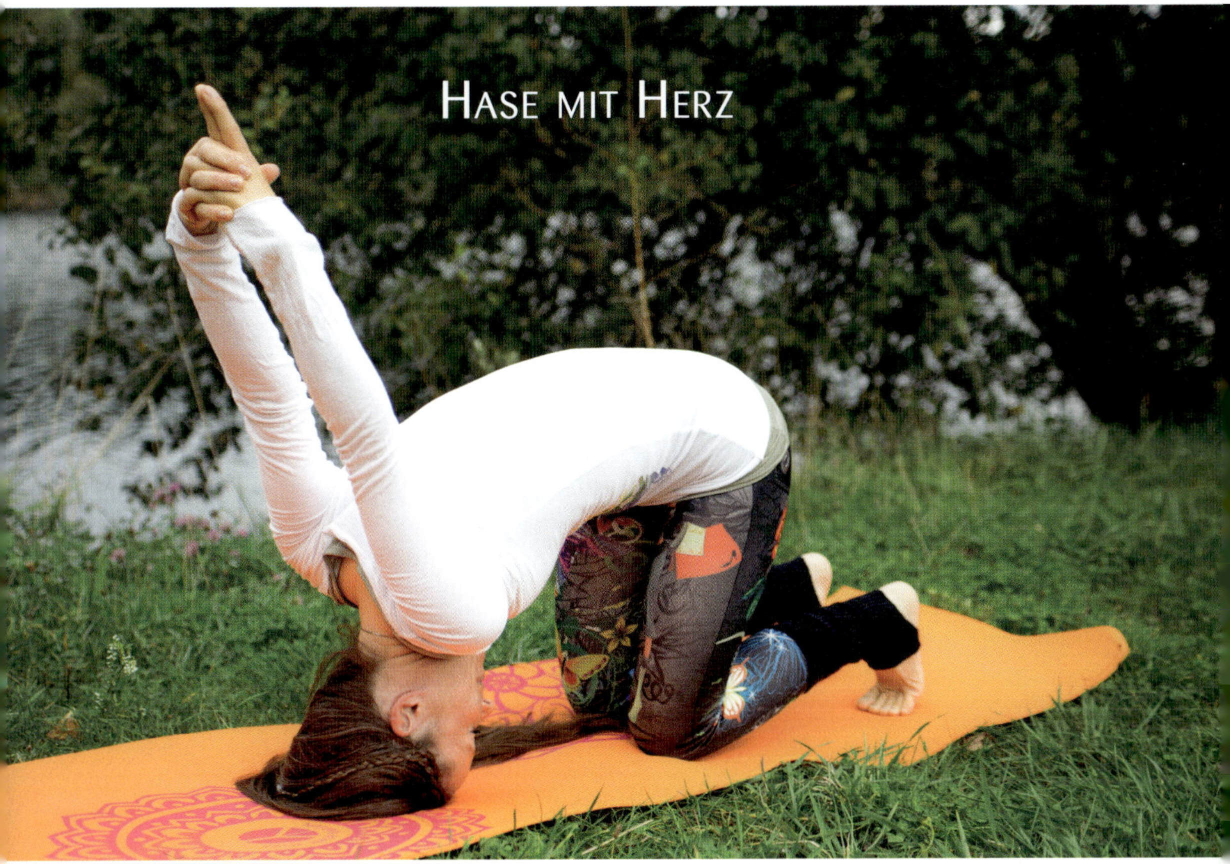

▲ Ausgangsposition:

Kniestand. Die Füße sind aufgestellt. Den Kopf auf dem Scheitel aufstellen und den Rücken runden. Der Nacken ist lang. Die Hände hinter dem Rücken verschränken und die Zeigefinger zum Himmel strecken.

So geht es:

Tief ausatmen und die Arme weit nach oben strecken, so dass die Zeigefinger zum Himmel zeigen. 3 – 5 Atemzüge halten. Danach beide Fäuste aufeinander stellen. Weitere 5 Atemzüge die Stirn auf den Fäusten lagern, damit das Blut aus dem Kopf langsam zurückfließt.

Brücke zur Liebe

Ausgangsposition:
m Sitz die Beine lang ausstrecken. Die Hände hinter dem Po aufstellen.

So geht es:
Das Becken anheben, so dass Oberkörper und Beine eine schiefe Ebene bilden. Den Beckenboden aktiv anspannen und weiteratmen.

Fortgeschrittene können den Kopf locker nach hinten fallen lassen – diese Übung bedingt allerdings ein großes Vertrauen. Wer das nicht kann oder möchte, hält den Kopf oben und schaut n den Himmel.

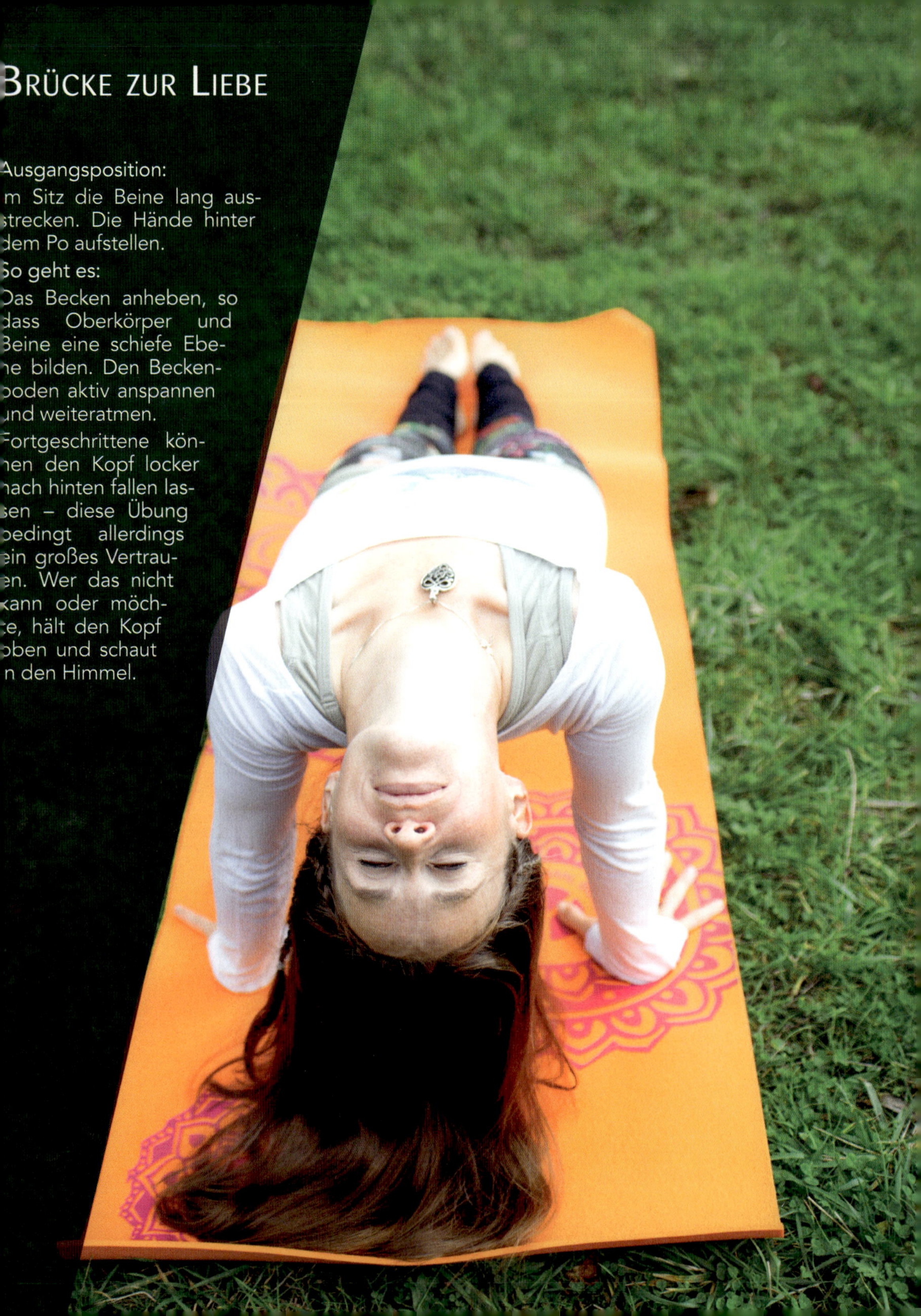

Rolle rückwärts

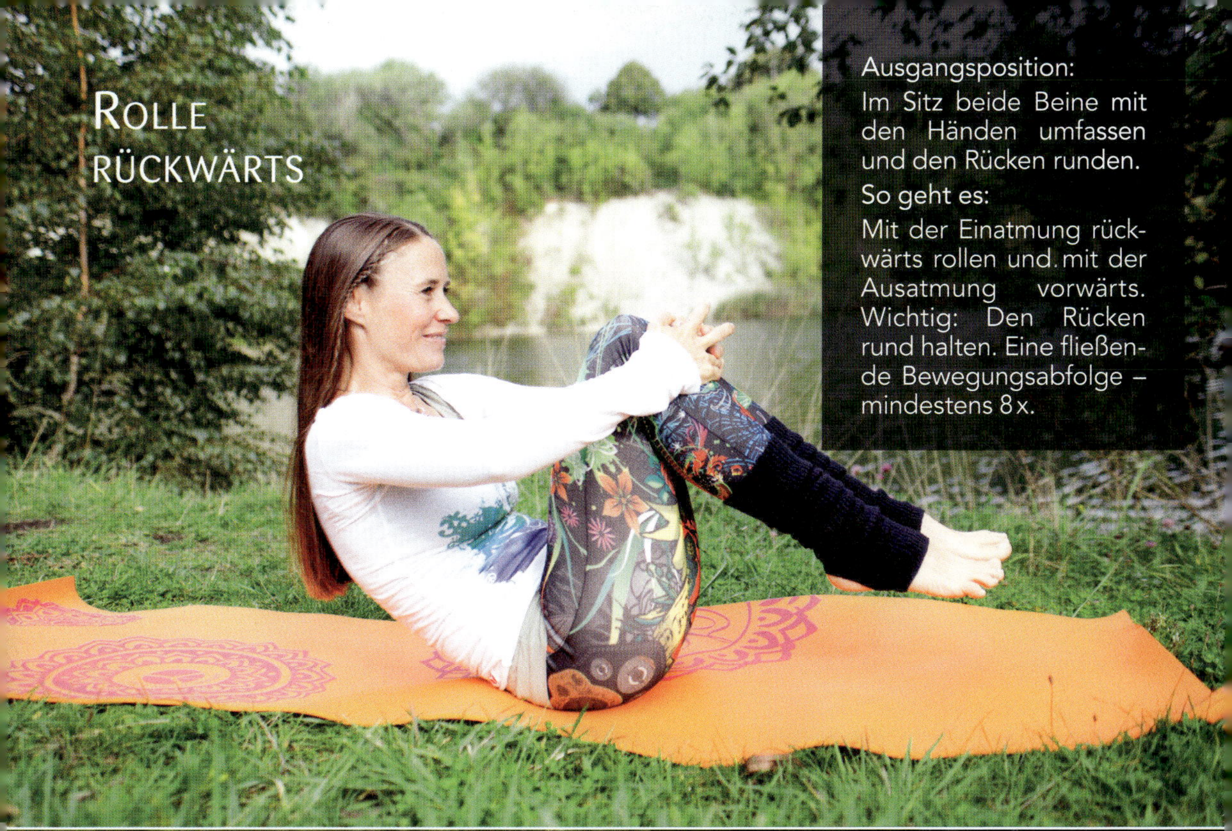

Ausgangsposition:
Im Sitz beide Beine mit den Händen umfassen und den Rücken runden.

So geht es:
Mit der Einatmung rückwärts rollen und mit der Ausatmung vorwärts. Wichtig: Den Rücken rund halten. Eine fließende Bewegungsabfolge – mindestens 8 x.

Fisch mit offenem Herz

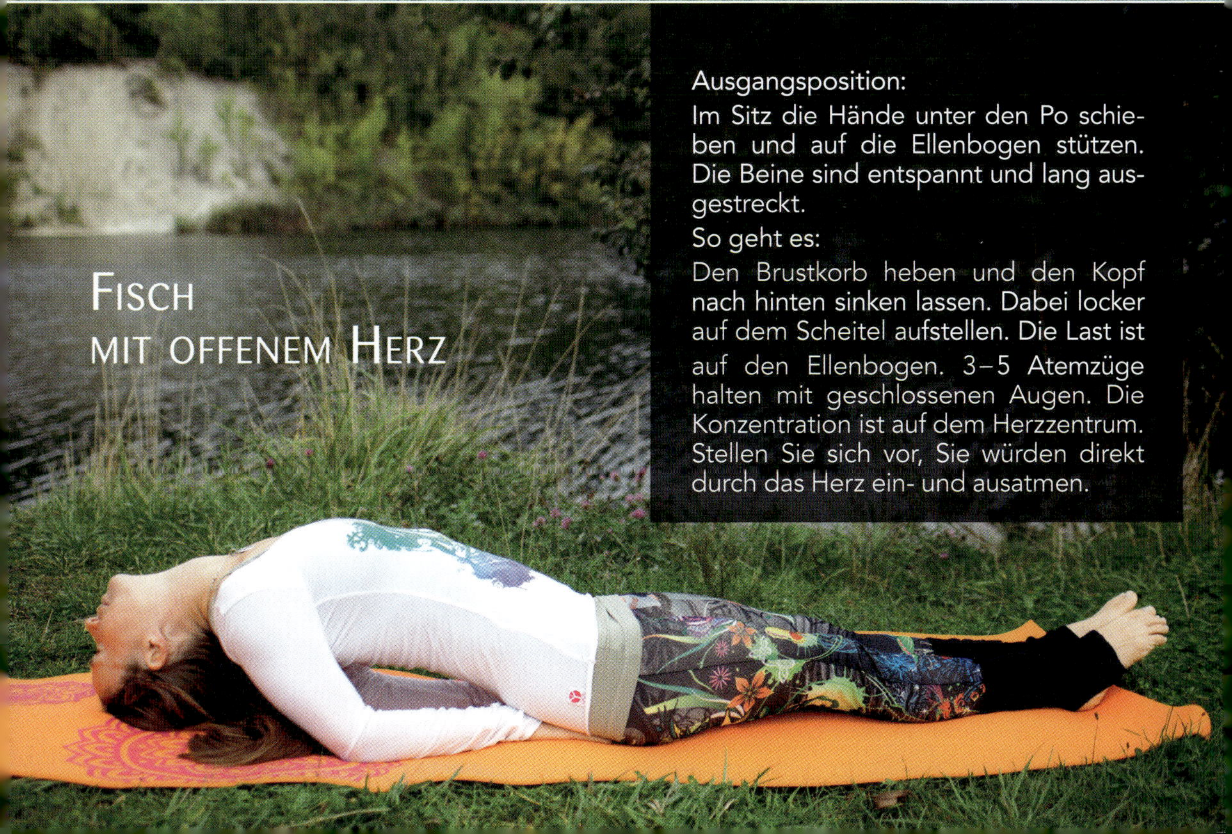

Ausgangsposition:
Im Sitz die Hände unter den Po schieben und auf die Ellenbogen stützen. Die Beine sind entspannt und lang ausgestreckt.

So geht es:
Den Brustkorb heben und den Kopf nach hinten sinken lassen. Dabei locker auf dem Scheitel aufstellen. Die Last ist auf den Ellenbogen. 3–5 Atemzüge halten mit geschlossenen Augen. Die Konzentration ist auf dem Herzzentrum. Stellen Sie sich vor, Sie würden direkt durch das Herz ein- und ausatmen.

SUFIKREISE

Ausgangsposition:

Lockerer Schneidersitz. Die Hände liegen auf den Knien. Der Rücken ist aufrecht.

So geht es:

Mit der Einatmung den Oberkörper im Uhrzeigersinn nach vorne kreisen, mit der Ausatmung wieder zurück. Das Kinn malt die Kreise parallel zum Boden. Wichtig ist eine fließende Bewegungsabfolge im Atemrhythmus. Nach einer Minute zurück in die Ausgangsposition – 3x tief durchatmen und erneut beginnen zur anderen Seite.

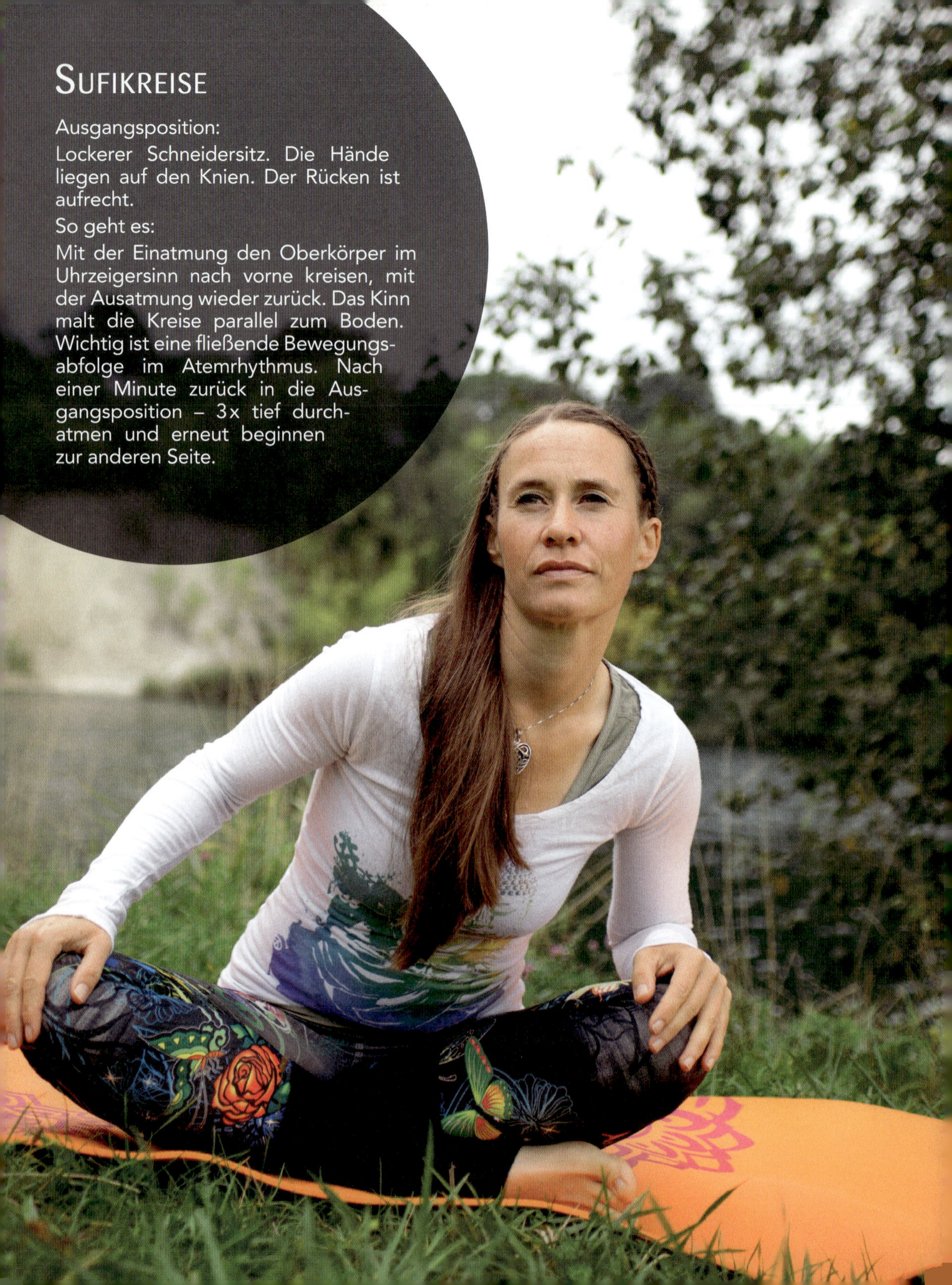

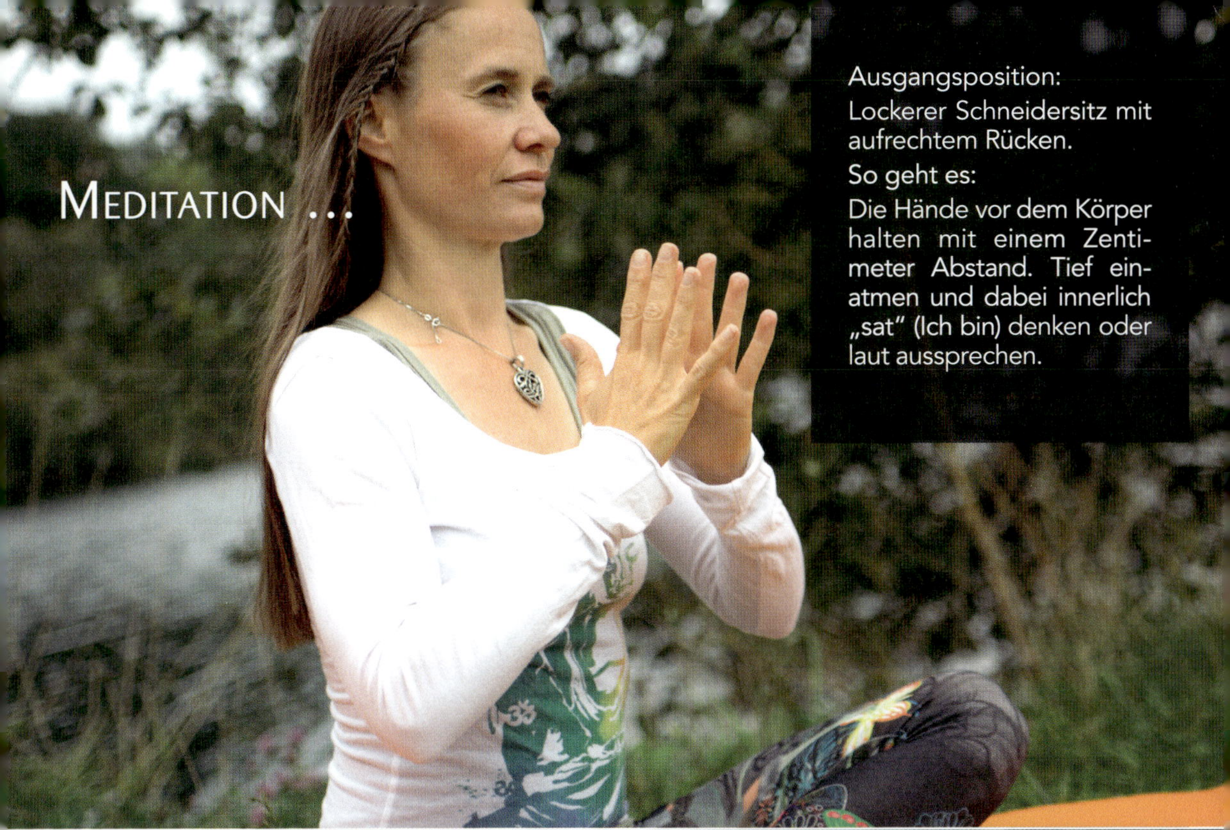

Meditation …

Ausgangsposition:

Lockerer Schneidersitz mit aufrechtem Rücken.

So geht es:

Die Hände vor dem Körper halten mit einem Zentimeter Abstand. Tief einatmen und dabei innerlich „sat" (Ich bin) denken oder laut aussprechen.

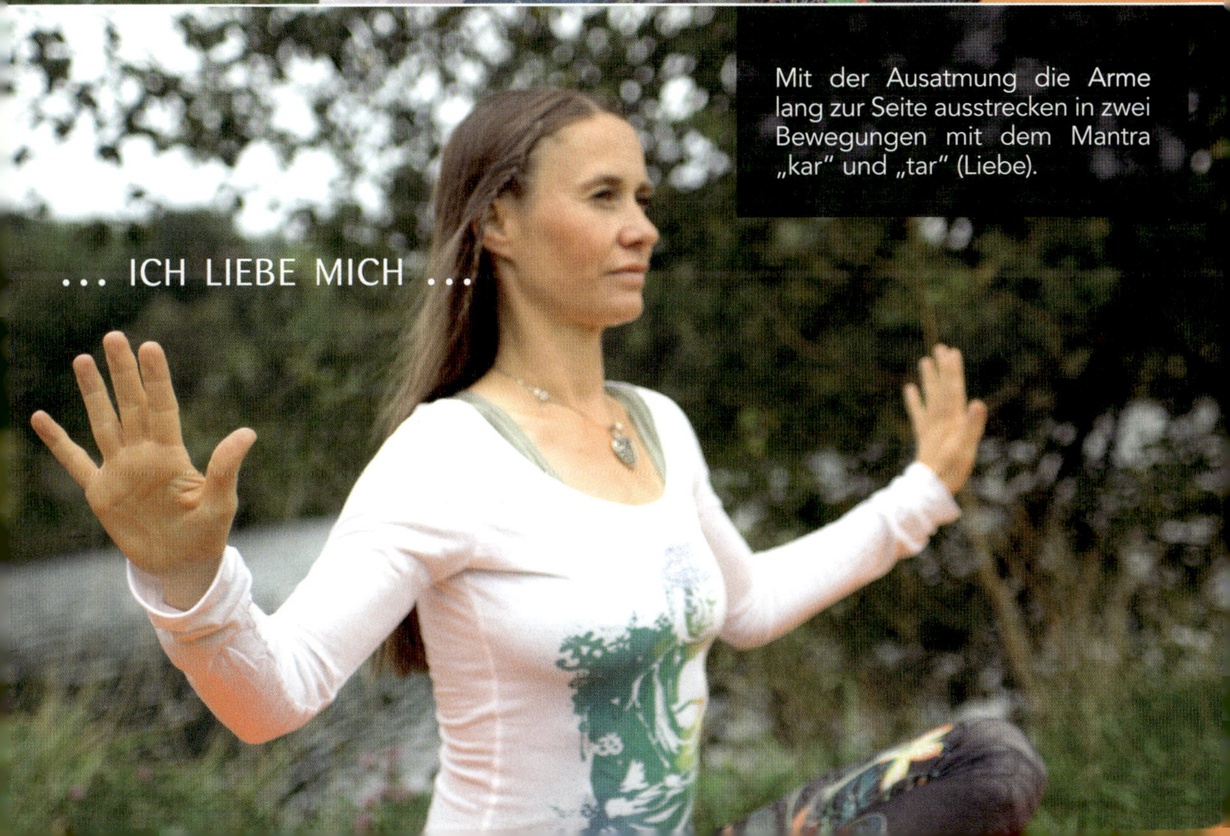

… Ich liebe mich …

Mit der Ausatmung die Arme lang zur Seite ausstrecken in zwei Bewegungen mit dem Mantra „kar" und „tar" (Liebe).

Von vorne wiederholen. Die Arme führen eine fließende und dynamische Bewegung aus. Mindestens eine Minute lang oder so lange, bis sich das Gefühl des inneren Friedens einstellt.

... SO WIE ICH BIN

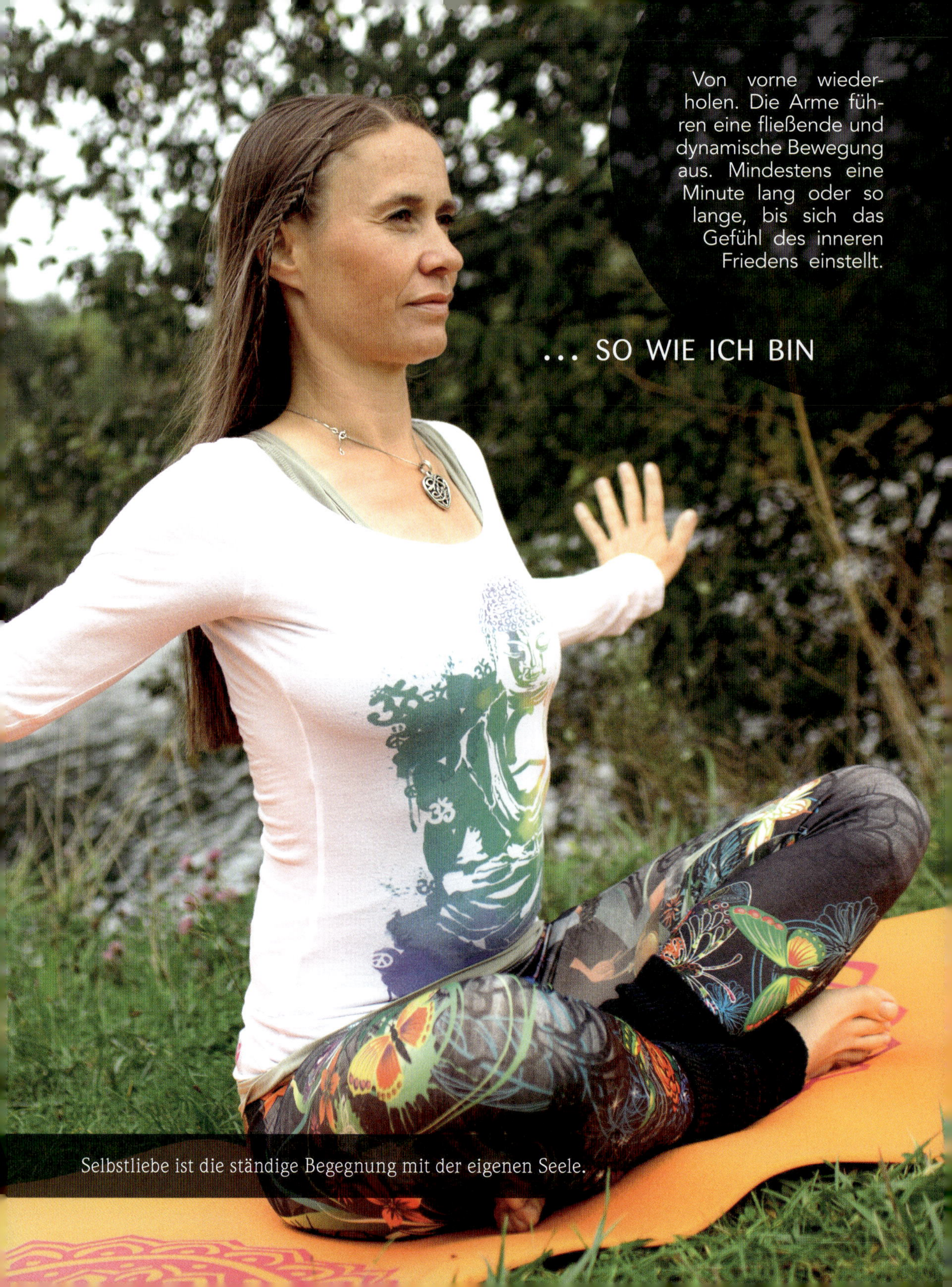

Selbstliebe ist die ständige Begegnung mit der eigenen Seele.

Danke für mehr Gelassenheit

In Asien ist es ein Brauch, die Handflächen zur Begrüßung vor dem Herzen zu berühren. Diese magische Haltung wird *Anjali-Mudra* genannt. Anjali bedeutet: Es kommt von Herzen. Anjali-Mudra ist also eine Geste des Dankes und der Ehrerbietung. Diese kraftvolle Handposition leitet Energie zu unserem Herzen – dem Zentrum der Emotionen. Sie ist die symbolische Verbindung von Logik und Intuition, Yin und Yang sowie von Stärke und Sanftheit.

▶ Ausgangsposition: Aufrechter Schneidersitz.

So geht es: Die Augen schließen und die Hände vor dem Körper falten. Die Handflächen berühren sich und die Daumen werden in der Mitte der Brust abgelegt – im Herzzentrum. Tief und ruhig atmen. Die Aufmerksamkeit richtet sich auf Dinge, Personen und Situationen, für die Dankbarkeit empfunden wird. Das können einfache Dinge sein, wie: gutes Essen, Menschen, die man liebt, eine Krankheit, die überwunden wurde oder ein Projekt bei der Arbeit, das Ihnen gelungen ist. Seien Sie dankbar für alles, was in Ihrem Leben geschieht und gehen dies noch einmal kurz in Ihrem Geiste durch. Wenn sich alles *leer* anfühlt, atmen Sie tief ein und aus. Blinzeln Sie mit den Augen und öffnen diese wieder. Willkommen zurück in der Realität des Alltags!

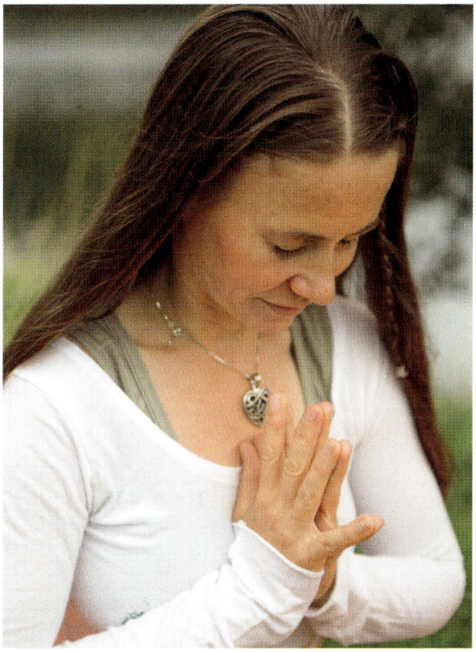

Meditation – der Sinn des Nichtstuns

Wie können Sie sich am besten entspannen: beim Einkaufen, Kochen, Handwerk oder beim Autofahren? Es ist heutzutage wahrlich eine Kunst, die Beine hochzulegen und in den Himmel zu schauen. Stattdessen lasten wir uns immer mehr Arbeit auf die Schultern und lassen die Ruhepausen ausfallen. Wir fühlen uns schuldig, selbstsüchtig und faul, wenn wir nur dasitzen und uns eine Auszeit gönnen. Das Ego definiert sich über das *Tun* und nicht über das *Sein*. Aber diese Einstellung nützt weder uns noch anderen. So erging es vor ein paar Jahren auch Paul (Blutgruppe A). Er ist verheiratet und Geschäftsführer einer großen Firma im Gesundheitsbereich. Paul hat das Gefühl, in einer trügerischen Scheinwelt zu leben. Freie Zeit hat er kaum zur Verfügung. Er fragt sich ständig, was für ihn Illusion und was Realität ist. Durch die zeitraubende Arbeit und den Wert auf Materiellem ist mehr *Schein als Sein* in seinem Leben vorherrschend. Vor vielen Jahren hat er deswegen einen körperlichen Zusammenbruch erlitten. Dann ist er mit halber Kraft wochenlang in den Urlaub gefahren, um still zu werden. In einer Art Kloster hat er zusammen mit seiner Frau *Vipassana* praktiziert. Vipassana gehört zu den ältesten Meditationstechniken Indiens. Es bedeutet: *Die Dinge zu sehen, wie sie wirklich sind.* Vor über 2500 Jahren wurde diese Technik von Buddha geprägt und als universelles Heilmittel entdeckt. Es geht dabei um die Kunst zu leben, die Bereinigung des Geistes und der damit verbundenen vollkommenen Freiheit. Durch Selbstbeobachtung verändert man sich selbst. Der Schwerpunkt liegt auf der Wechselbeziehung zwischen Körper und Geist. Forschungen zu diesem Thema haben eine Veränderung der Hirnströme während der Meditation ergeben. Allein die Beobachtung von körperlichen Vorgängen wie der Atmung kann die Gedanken beruhigen und damit zur Veränderung von Gefühlen beitragen. Im Speziellen bei psychosomatischen Beschwerden kann das *Stillwerden* oft Großes bewirken. Diese Zeit hat Paul sehr viel Einsicht gebracht. Sein Leben bestand nicht – wie gedacht – aus einer einzigen Lüge. An seinen Arbeitsbedingungen konnte er nicht viel verändern, jedoch an seiner Einstellung dazu. Heute genießt Paul einen ganz normalen Urlaub an der Ostsee mit seiner Frau. Er hat gelernt, seine Auszeiten durch Meditation in den Alltag einzuflechten: in den Pausen, während der Arbeit oder für ein paar Minuten am Feierabend. Es ist das *Seele baumeln lassen*, welches die schnelle Regeneration von Körper, Geist und Seele bewirkt. In der Meditation wird die männliche Yang-Energie, die das alltägliche Tun im Griff hat, ausgeschaltet. Der Schalter legt sich auf die weibliche Yin-Energie, die empfängt und durch den Ausgleich das Nervensystem wieder in Balance bringt. Solange der Geist während einer Aktivität nicht gestört wird, befinden wir uns in einem meditativen Zustand. Sorgen Sie daher während einer Meditation für eine störungsfreie Zeit. Dafür reichen schon 5 Minuten am Tag. Aus diesem Raum der Stille und Leere entspringt die Kraft für Inspiration – unserer Quelle für noch mehr Leistungsfähigkeit.

Die Waage – Blutgruppe B

Vor sieben Jahren traf ich die 37-jährige Sylvia in meinem Aqua-Kurs. Sylvia ist eine lebenslustige und selbstbewusste Frau. Sie arbeitet im Schichtdienst, hat zwei kleine Kinder und ist verheiratet. Ihre Liebsten stehen an erster Stelle. Aber auch der Sport ist ihr heilig. Bereits Tage vorher freut sie sich auf die kommende Sporteinheit, weil sie weiß, wie gut ihr die Bewegung tut. Trotz der hohen Alltagsbelastung ist Sylvia ausgeglichen, tanzt durchs Leben und strahlt Zufriedenheit aus. Im Training mag sie dynamische Übungen, danach freut sie sich auf die Entspannungsphase. Manchmal wandelt sie Übungen etwas ab und probiert gerne Neues aus. Partnerübungen mag sie gar nicht. Manchmal fällt es Sylvia schwer, eine Situation so anzunehmen, wie sie ist. Eines Tages kam Sylvia völlig außer sich in den Unterricht. Die innere Balance war zerstört. Sie erzählte mir von einem anstrengenden Arbeitstag und Streit mit Kollegen. Aggressiv und aufbrausend ist sie durch den Tag gehetzt. Dabei hat sie mit Worten um sich geschlagen, ihre Kinder angeschrien und ihren geliebten Mann beleidigt. Ihre Reaktion tat ihr im Nachhinein sehr leid, aber es war ihr nicht möglich, den emotionalen Stress abzuschütteln. Ich überlegte, welche Körperübungen sie in einen Entspannungszustand versetzen könnten. In dieser Stunde unterrichtete ich viele fließende Bewegungen, die ineinander übergingen, und Balanceübungen, die Sylvia wieder in ihre eigene Mitte bringen sollten. Atemübungen und eine extra lange Tiefenentspannung waren das Sahnehäubchen, das ihr noch fehlte. Bereits während der Stunde ging Sylvia in den Übungen auf und schien geistig im *Flow* zu sein. Nach der Stunde fühlte sie sich viel besser und erzählte mir eine Woche später, dass dieser Zustand noch mehrere Tage angehalten hatte. Sylvia hat Blutgruppe B.

Sportlich ist der B-Typ ausgeglichen, wenn sich Belastung und Entspannung die Waage halten. Das richtige Maß ist entscheidend: Täglich sind 30 Minuten Ausdauersport wie Laufen, Radfahren, Tanzen, Aquafitness und Schwimmen in Kombination mit einer anschließenden Entspannung wie Traumreisen, Tiefenentspannung und Meditation für den Typ *Waage* die optimale Belastung. Die Waage ist eine Mischung aus dem Krieger und dem Guru.

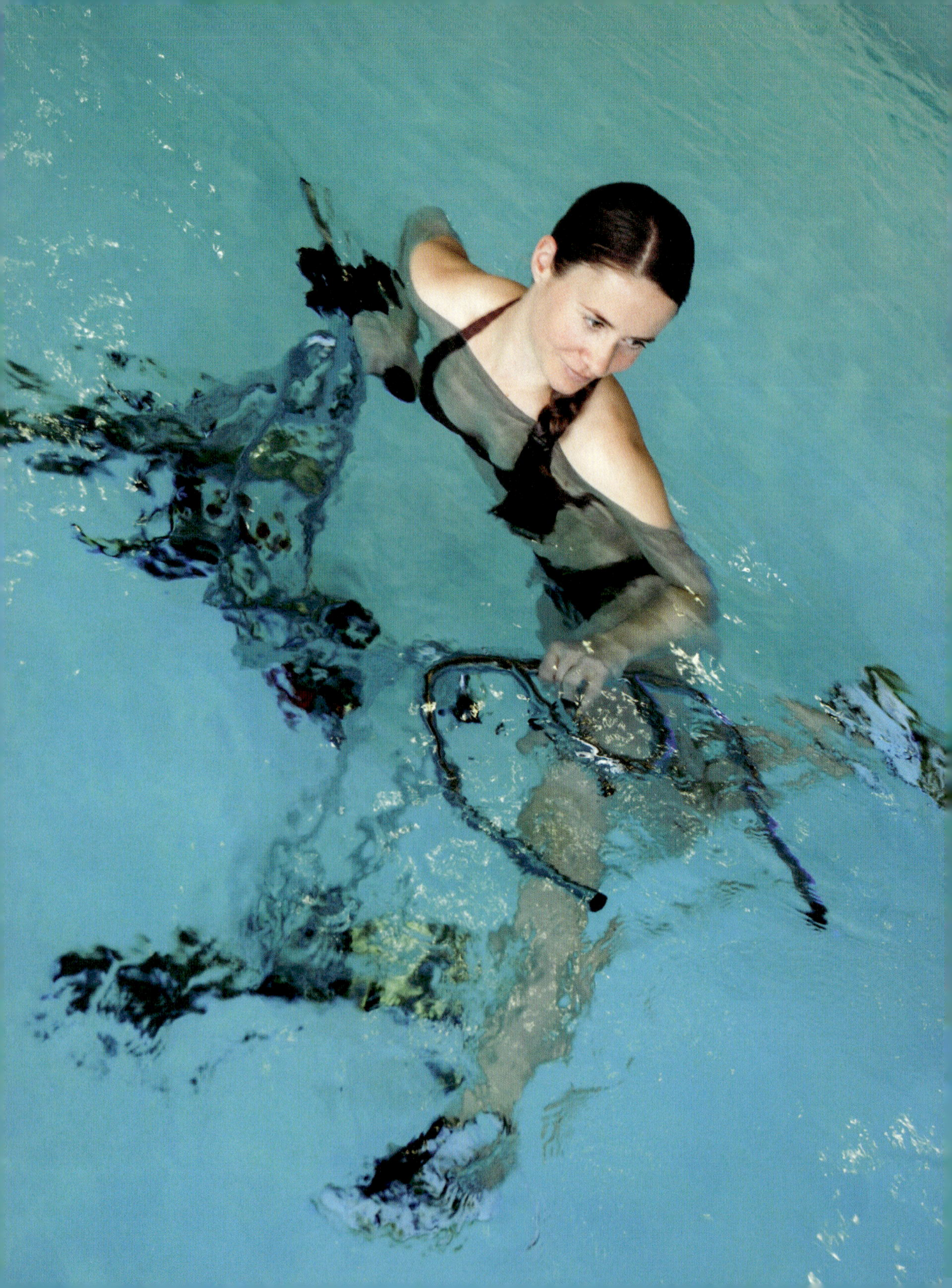

Schwerelos eintauchen

(Geeignet für alle Blutgruppen)

Nina ist eine junge sportliche Frau (Mitte Zwanzig/Blutgruppe B), die letztes Jahr zu mir kam, weil sie schreckliche Rückenschmerzen hatte. Die Schmerzen waren so schlimm, dass sie nachts nicht mehr schlafen konnte und morgens zum Teil nicht mehr aus dem Bett kam. Ihr Gesicht war schmerzverzerrt. Sie ist von Arzt zu Therapeut gelaufen. Niemand konnte ihr so richtig helfen. Spritzen in den Rücken linderten nur kurzfristig die Beschwerden. Auch das Mobilisieren vom Osteopathen war nicht von Dauer. Sie schaute mich traurig und müde an. Für mich stand fest, dass ich ihr Übungen zeigen musste, mit denen sie ihren Rücken selber in den Griff bekam. Bewegung ist nach meiner Erfahrung das heilsamste Mittel gegen unspezifische Rückenschmerzen, wenn ein Arzt keine schwerwiegenden Erkrankungen feststellen kann. Ich dachte im Fall von Nina sofort an Aqua-Fitness. Im Wasser würde sie ihren Rücken mobilisieren, kräftigen und massieren. Auf eine sanfte Art und Weise. Was nach der ersten Stunde geschah, war selbst für mich unglaublich: Nach nur 45-minütigem Training im warmen Solebad war Nina ein paar Tage so gut wie schmerzfrei. Die balneologische Anwendung im warmen Wasser hat die tiefen Muskelblockaden rund um die Wirbelsäule gelöst. Sie hat einfache Übungen im Wasser sowie an Land gelernt, um den Schmerzkreislauf zu durchbrechen. Seitdem ist sie wieder eine glückliche und lebensbejahende junge Frau. Aquafitness ist vielfältig, gelenkschonend, macht fit und bringt Spaß. Der gesamte Stütz- und Bewegungsapparat wird entlastet. Ständig muss der Körper das Gleichgewicht wieder herstellen. Wasserdruck, Wirbelströmung und Auftrieb sorgen von allen Seiten für einen Trainingseffekt. Während das Gleichgewicht bei den Übungen im Wasser gestört werden kann, ist das Wasser ein sanfter Auffangpartner. Je tiefer der Körper eintaucht, desto stärker ist der Effekt. Die Herzfrequenz sinkt und die Belastung wird kaum wahrgenommen. Außerdem massiert und lockert Wasser die gesamten Muskeln im Körper. Aquagymnastik bringt den B-Typ sofort in Balance: Die Aktivitäten von Sympathikus und Parasympathikus gleichen sich aus. Das Nervensystem beruhigt sich nach einem anstrengenden Arbeitstag. Während seine anderen Workout-Kumpels sich ein wenig überwinden müssen, ins Wasser zu steigen, wird die Vorfreude beim B-Typ über den Tag verteilt immer größer. Freudestrahlend betritt er das Wasser, taucht ab und vergisst alle Sorgen um sich herum. Nach 45 Minuten intensiven Strampelns, Spritzens und Ausbelastens freut er sich, den Körper in einen tiefen Entspannungszustand zu bringen. Danach schwitzt der B-Typ in der Sauna und lässt den Tag ausklingen.

Die Waage im Flow

Vor wenigen Jahren zog es der 52-jährigen Rita aus meinem Yogakurs den Boden unter den Füßen weg. Rita (Blutgruppe B) ist berufstätig, verheiratet und hat zwei Kinder im Erwachsenenalter. Ihr waren zwei Bandscheiben im unteren Bereich der Wirbelsäule ausgetreten. Nervenwurzeln wurden bedrängt. Dadurch hatte sie Schmerzen und Taubheitsgefühle in den Beinen. Im Akutstadium konnte nur ein Arzt und Therapeut Rita helfen. Mühsam und mit viel Geduld musste sie sich in die Normalität und zurück in ihr Arbeitsleben kämpfen. Nachdem es ihr etwas besser ging, fing sie wieder an, intensiver Sport zu treiben – jeden Tag eine Stunde. Zunächst begann Rita mit schnellem Gehen. Als ihr Rücken besser wurde, fing sie das Laufen an. Stetig ging es ihr etwas besser. Letztlich ist sie sogar froh, dass der Bandscheibenvorfall der Auslöser für ein aktiveres Leben war. Was ihr jedoch für den Kopf sehr fehlte, waren die Yogastunden. Nach einem guten Jahr sah ich sie endlich wieder. Sie strahlte über das ganze Gesicht und genoss jede einzelne Yogaübung. Fleißig macht sie auch heute noch ihre Übungssequenzen zu Hause: Vor der Arbeit oder nach dem Lauftraining.

Flowyoga bringt den B-Typ in einen fließenden Zustand, den er so sehr liebt. Es geht um das *einfach sein*: Atmen, die richtige Dosis von An- und Entspannung finden und beobachten, was im Körper passiert. Im uralten Yogasutra ist niedergeschrieben: „Wenn Gedanken und Eindrücke im gleichmäßigen Strom den Geist durchfließen, sammelt sich der Mensch – das ist Yoga." Die erste körperlich anstrengende Yogastunde ist jedoch für viele Menschen eine echte Herausforderung. Da wird auf den Nachbarn geschielt, verglichen und sich gequält. Freude und Flow sehen anders aus. Bevor es auf die Matte geht, ist die Einstellung wichtig: „Ich bin gut zu mir selbst und erkenne meine Grenzen." Das funktioniert anfangs nicht mit der DVD im Wohnzimmer, sondern nur mit einem guten Lehrer. Erst nach mehrmaligem Üben stellt sich das gewünschte Körpergefühl ein. Flowyoga ist eine Art Körpertanz und ein achtsamer Bewegungsfluss in Verbindung mit der Atmung. Jede Körperübung geht fließend in die andere über. Man gleitet in eine Übung hinein, bleibt dort einen kleinen Moment, um sie dann wieder aufzulösen und zur nächsten Übung überzugehen. Dafür ist ein Fokussieren und konzentriertes Üben notwendig. Ein Gefühl der Leichtigkeit stellt sich erst ein, wenn Bewegung und Atem verschmelzen: Eine Bewegung verwandelt sich in die nächste. Sie wird durch den Atem eingeleitet und in einen harmonischen Ablauf gebracht. In anderen Yogarichtungen werden die Körperübungen als Vorbereitung auf die Meditation geübt. Beim Flowyoga wird die fließende Bewegungsabfolge selbst zur Meditation. Die populärste Bewegungsabfolge im Yoga ist der Sonnengruß.

Ein lieber Gruß an die Sonne

(Geeignet für die Blutgruppen 0A, B, B0, BA, A0, AB) (nur abgewandelt geeignet für den reinen A-Typ)

Auf einem Sportkongress traf ich die 54-jährige Übungsleiterin Sonja (Blutgruppe B). Sie besuchte meinen Work-Life-Balance-Workshop. In diesem Praxisseminar ging es um die innere und äußere Balance, welche im Alltag schnell verloren geht. Ein weiterer Schwerpunkt war der *Flow*, ein Sonnengruß aus dem Yoga. Während dieser Bewegungssequenz glitt Sonja von einer Bewegung in die nächste und schien völlig darin aufzugehen. Als eine von wenigen konnte sie losgelöst von meiner Anleitung ihren eigenen Rhythmus finden. Ihre Bewegungen waren wie ein Tanz. Nach dem Workshop unterhielten wir uns über ihre Leidenschaft, täglich Yoga zu praktizieren und zu unterrichten. Diesen inneren Reichtum teilt sie täglich mit vielen Menschen durch ihre eigenen Kurse. Auch für sie selbst ist Flowyoga ein wichtiges Instrument, um alltäglichen Stress loszuwerden.

Wenn die Sonne morgens am Horizont tanzt, erwacht das Leben. Nach einer erholsamen Nacht strecken wir uns und im besten Fall bekommen wir gleich Lust auf Bewegung. Es ist ein schönes Ritual, die Sonne täglich zu grüßen. Sie gibt uns all das, was wir zum Leben brauchen: Auf der physischen Ebene ist es Wärme und Kraft. Auf der geistigen Ebene ist es das göttliche Licht. Seit es die Menschheit gibt, wird deswegen die Sonne philosophisch betrachtet und verehrt. Surya Namaskar – der yogische Sonnengruß ist die Verehrung des Sonnengottes *Surya*. Er ist einer von zwölf vedischen Gottheiten, die verschiedene Aspekte der Sonne darstellen. Der Sonnengruß besteht aus einer Serie von Haltungen, die den ganzen Körper aufwärmt, dehnt und kräftigt. Die harmonischen Bewegungsabläufe werden mit dem Atem abgestimmt und meist als Aufwärmsequenz beim Hatha-Yoga geübt. Eine Pause gibt es zwischen den Übungen in der Regel nicht. Mit den Jahren sind viele Varianten entstanden. Eine Variante ist das Sonnenyoga mit seinen zwölf göttlichen Namen. Bei dieser Form bekommt der Sonnengruß seinen meditativen Aspekt und soll dadurch noch intensiver auf Körper, Geist und Seele wirken. Die Sequenz drückt Ehrfurcht vor der Sonne und Schöpfung aus. Gleichzeitig geht es um tiefe Demut und Dankbarkeit. Wer mit dieser Einstellung übt, wird über die körperlichen Vorteile auch eine intensive spirituelle Erfahrung machen. Besonders effektiv sind die Übungen am Morgen der Sonne zugewandt. Körper, Geist und Seele werden belebt, alle sieben Chakren (Energiezentren) im Körper angesprochen. Die Gelenke werden mobilisiert, Muskeln und Bänder gedehnt und das Herzkreislaufsystem angeregt. Am Abend werden blockierte Energien wieder zum Fließen gebracht. Das Tempo kann je nach Tagesform mal schneller oder langsamer gewählt werden. Bevor Sie mit der Übungspraxis beginnen: Als Einsteiger sollten Sie zunächst die Stellungen einzeln üben und sehr langsam vorgehen. Nach ein paar Runden wird die Abfolge flüssiger und Sie können innerlich das Gebet mit den Übungen verbinden. Zehn bis zwanzig Sonnengrüße täglich sind ein schönes Morgen- bzw. Abendritual für den B-Typen. Nicht nur der B-Typ nutzt diese Vorteile – alle Blutgruppentypen profitieren davon, über körperliche Bewegung mit Hilfe des Atems das Nervensystem auszubalancieren und sich in einen natürlichen Rhythmus zu begeben.

Berg

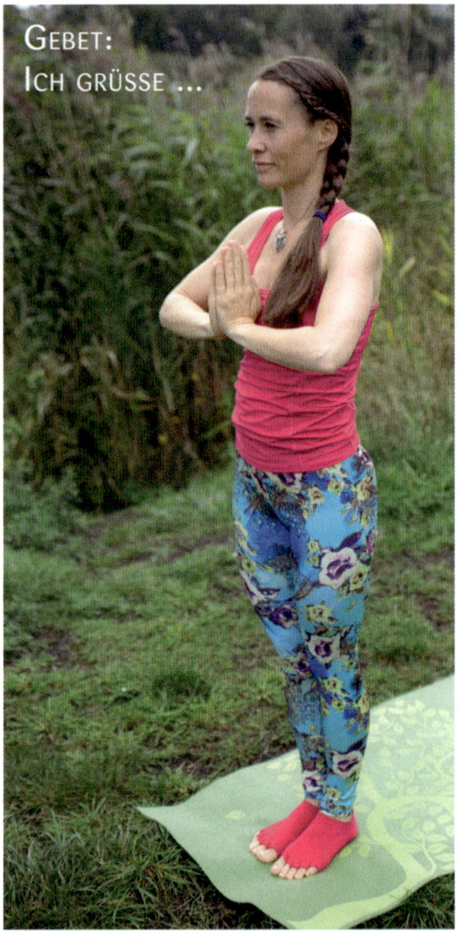

- **Ausgangsposition:**
  Die Beine sind geschlossen, der Rücken aufrecht. Hände vor dem Körper schließen. Die Schultern fallen entspannt nach unten.

  So geht es:
  Den Bauchnabel Richtung Wirbelsäule ziehen. Der Kopf balanciert auf der Halswirbelsäule. Mit der Einatmung Arme nach oben strecken.

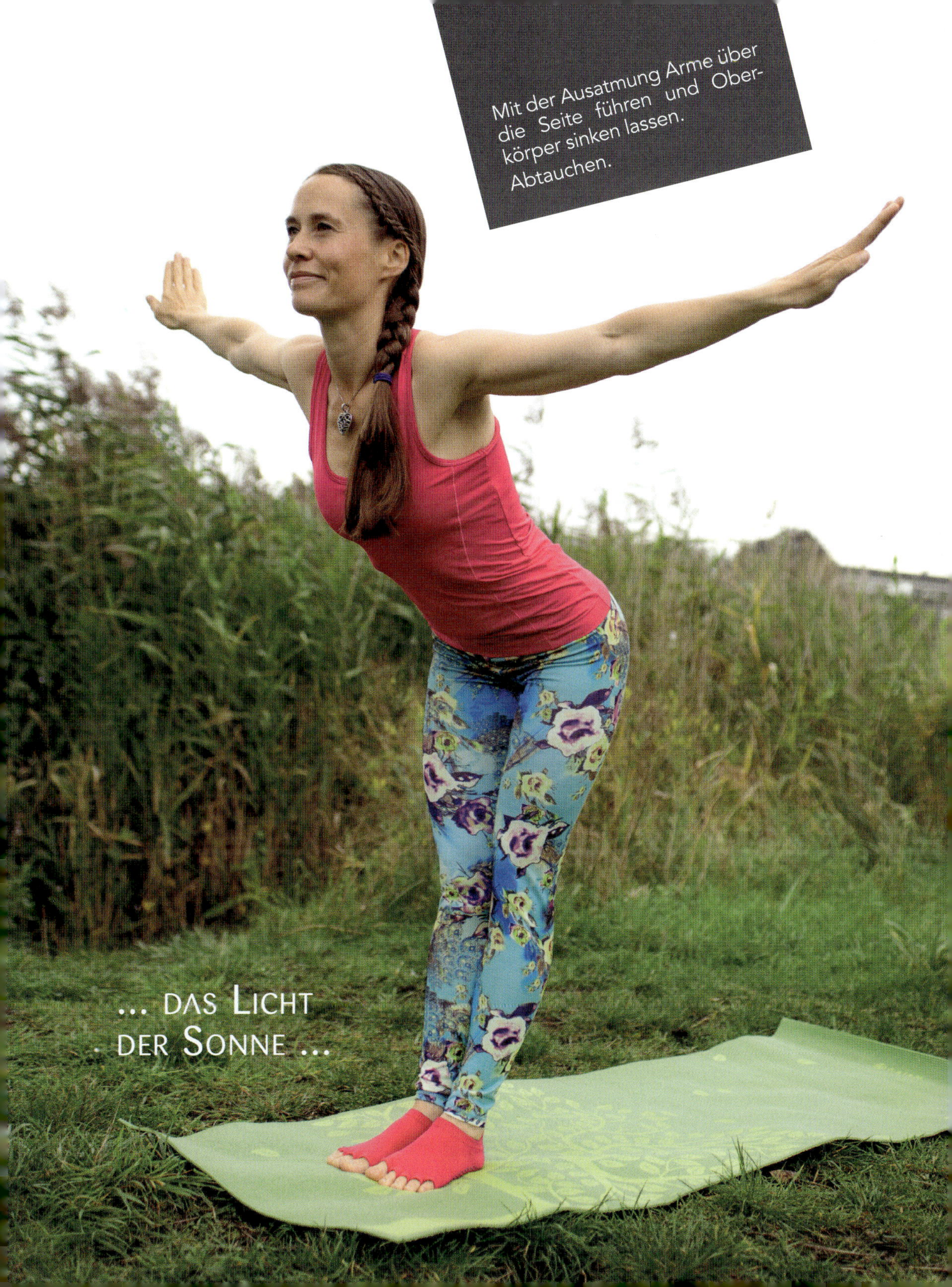

Mit der Ausatmung Arme über die Seite führen und Oberkörper sinken lassen. Abtauchen.

... DAS LICHT DER SONNE ...

Ausfallschritt

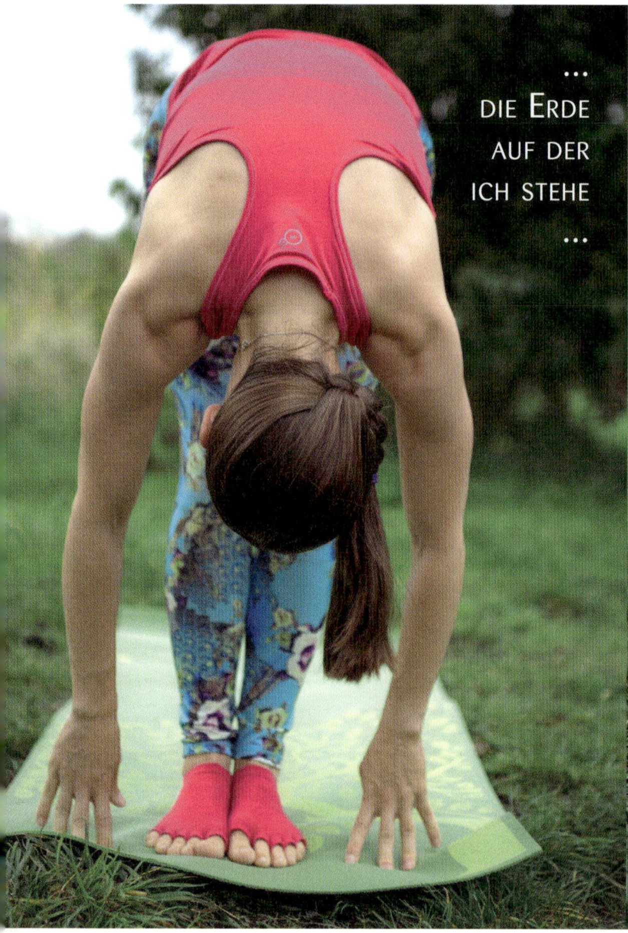
...
die Erde
auf der
ich stehe
...

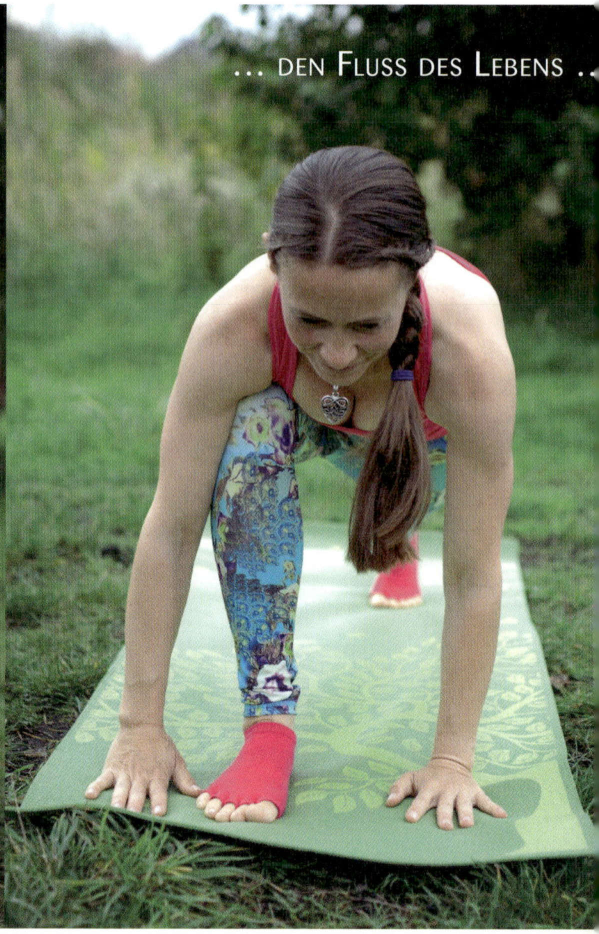
... den Fluss des Lebens ...

▲ Die Knie beugen, falls Druck im unteren Rücken zu spüren ist. Nacken entspannen und Kopf hängen lassen. Das Steißbein zieht Richtung Himmel.

Mit der nächsten Einatmung den Oberkörper heben und den Rücken gerade ausrichten. Blick auf den Boden, Kinn Richtung Hinterkopf, so dass die Vorderseite des Körpers verlängert wird.

▲ Ausatmen und den linken Fuß in einen weiten Ausfallschritt bringen. Das vordere Knie befindet sich über der Ferse.

Brett

Mit der nächsten Einatmung linken Fuß ebenfalls hinten aufstellen. Oberkörper verlängern und oberen Rücken stabil halten. Die Schultern befinden sich über den Handgelenken. Die Außenseiten der Arme nach innen drücken und die Schulterblätter nach außen drehen.

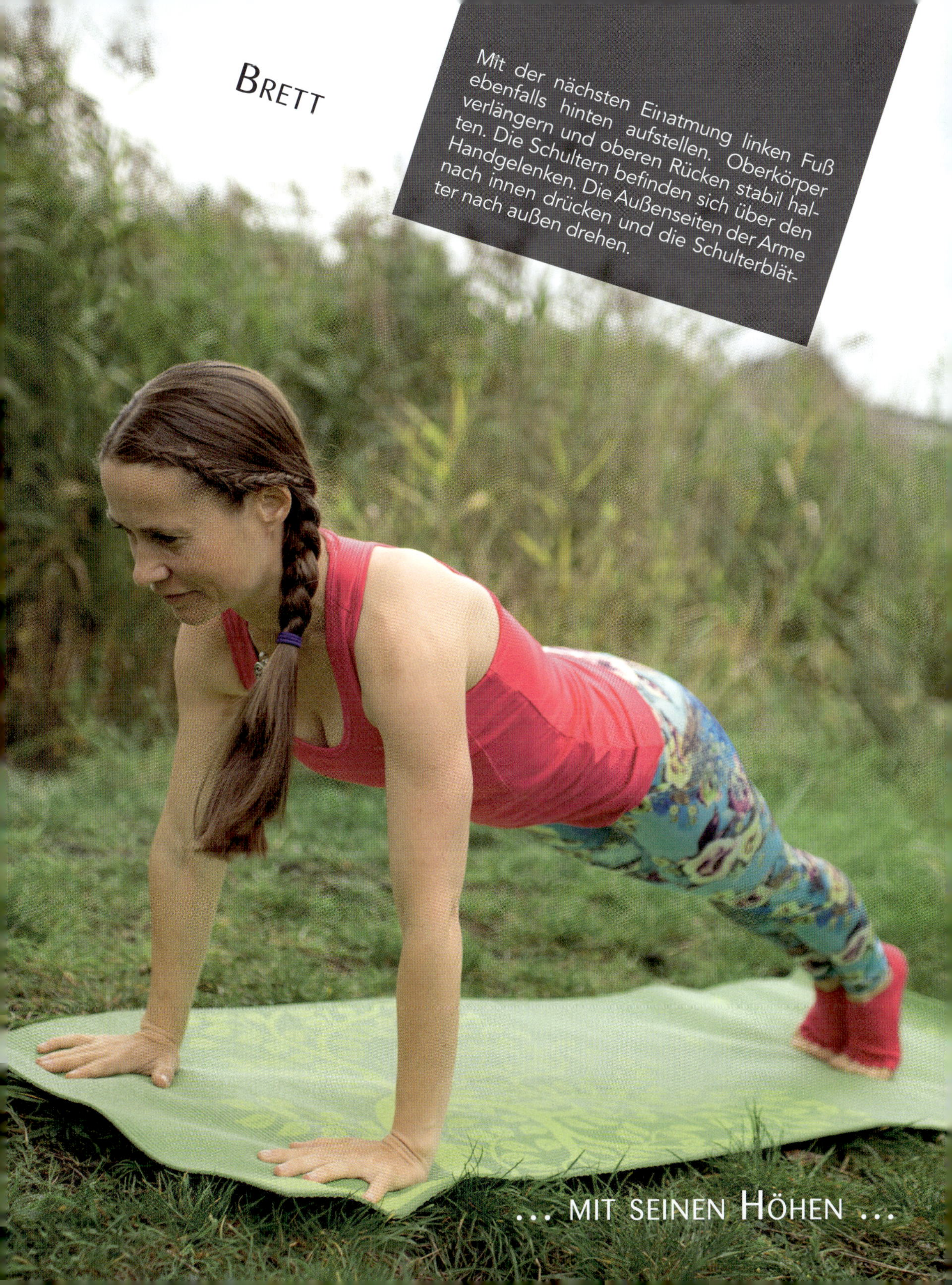

... mit seinen Höhen ...

Liegestütz

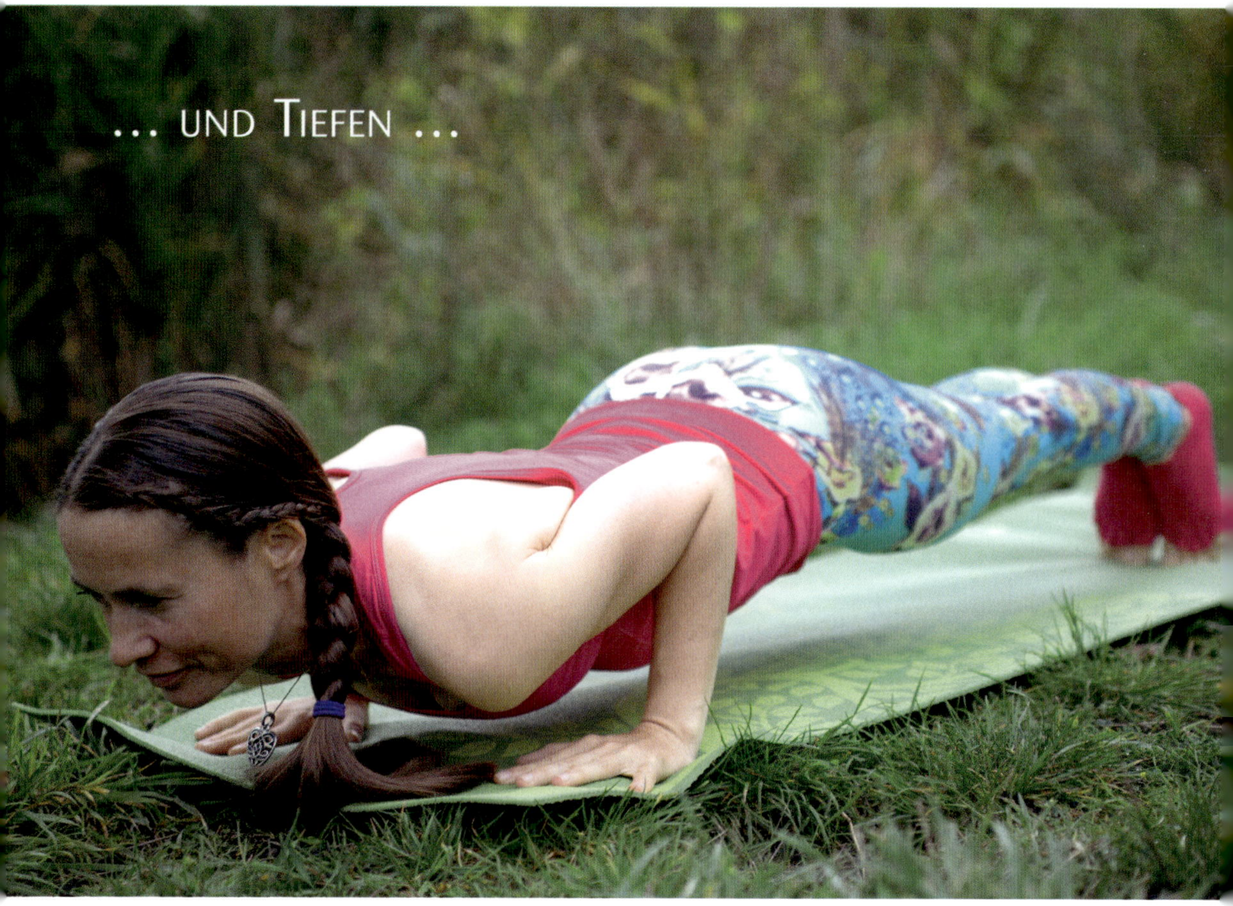

▲ Mit der Ausatmung die Ellenbogen beugen und den Oberkörper in den Liegestütz absenken. Die Oberarme bleiben dicht am Körper. Der Oberkörper und die Beine sind parallel zum Boden. Ist der Bauch nicht stark genug und der Rücken sinkt ein, können Sie vor dem Absinken die Knie auf dem Boden aufsetzen.

Heraufschauender Hund

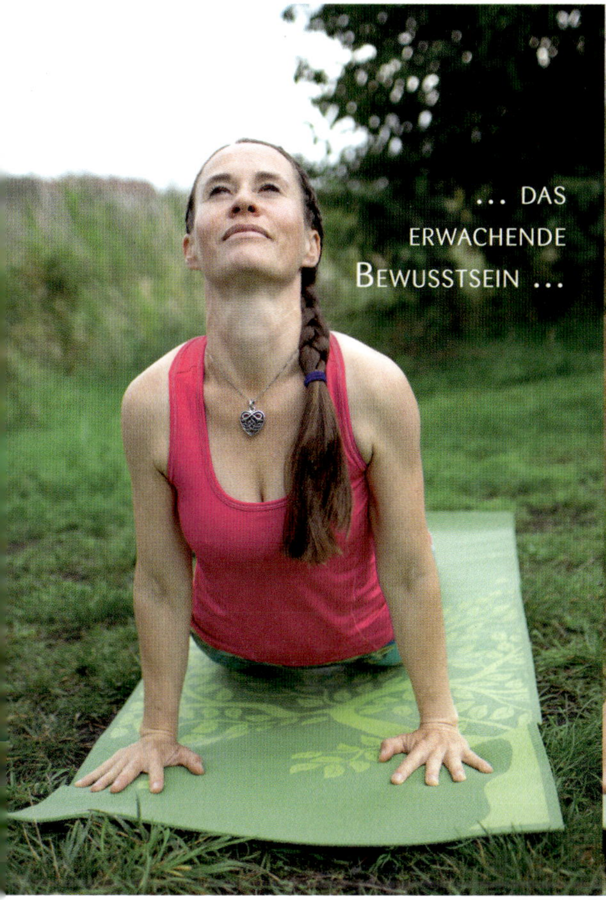

▲ Mit der Einatmung den Oberkörper heben. Den Brustkorb öffnen und auf den Fußrücken in den nach oben schauenden Hund stützen. Die Beine bleiben angespannt. Das Steißbein in Richtung Fersen bewegen. Die Schultern weg von den Ohren. Der Blick geht nach oben. Alternativ: Die Knie aufgestellt lassen und den Oberkörper tiefer halten.

Herabschauender Hund

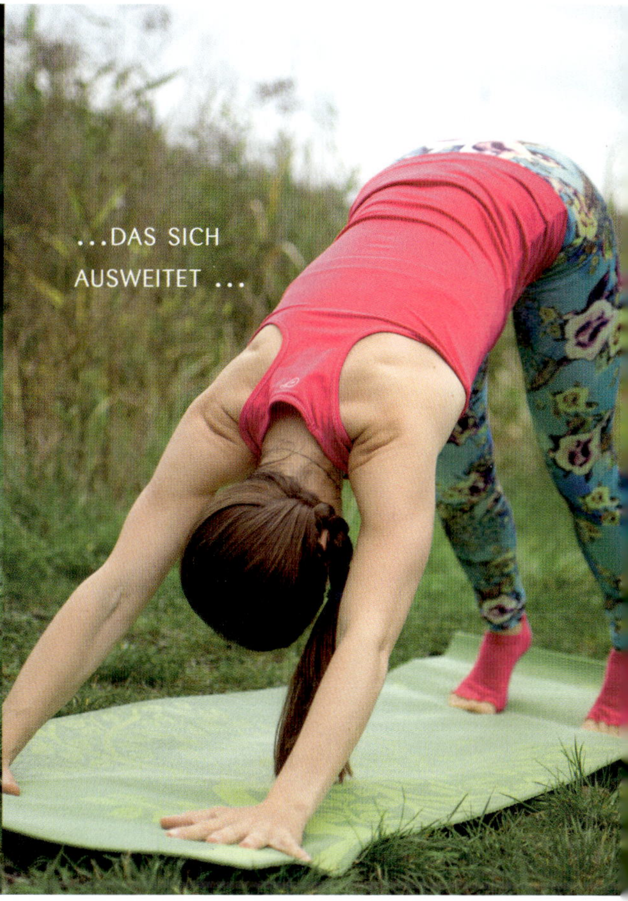

▲ Mit der Ausatmung das Gesäß nach oben schieben. Die Belastung über die komplette Fläche der Hände verteilen. Den Druck auf Daumen und Zeigefinger halten, während die Innenseiten der Hände kräftig Richtung Boden pressen. Die Vorderseite der Oberschenkel zurückdrücken. Das Steißbein Richtung Himmel ziehen. Rücken lang halten, die Schultern weg von den Ohren, den Bauchnabel einziehen.

Ausfallschritt

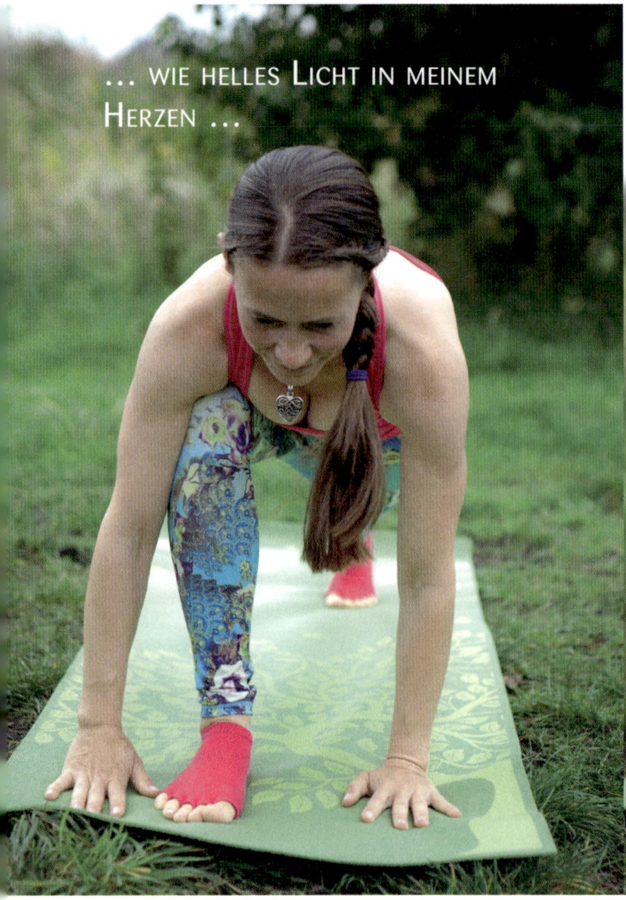

▲ Einatmen und den rechten Fuß in einen weiten Ausfallschritt bringen. Das linke Knie ist über der Ferse. Das Steißbein in Richtung Becken bewegen und den rechten Oberschenkel gegen diesen Widerstand nach oben drücken.

Vorwärtsbeuge

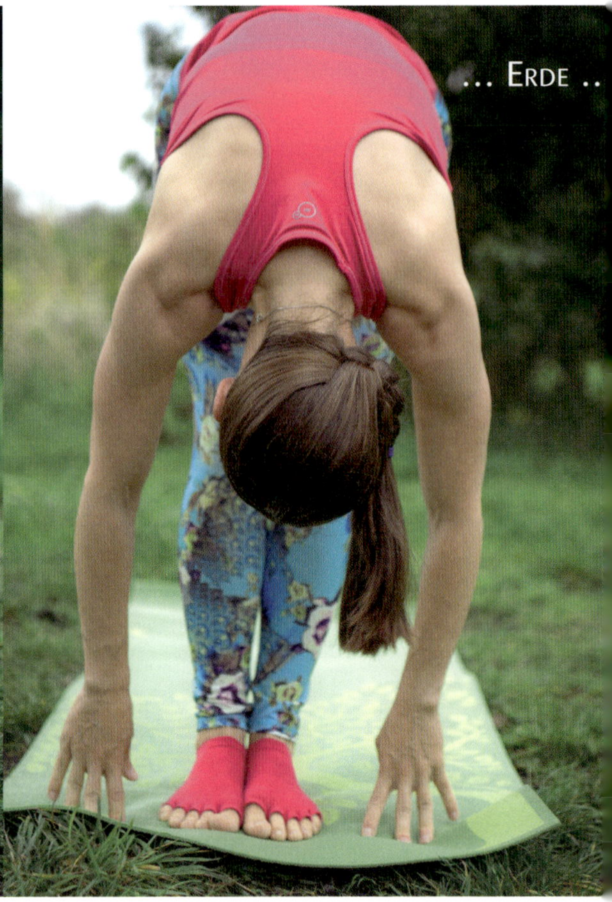

▲ Ausatmen in die stehende Vorwärtsbeuge.

Aufrichten

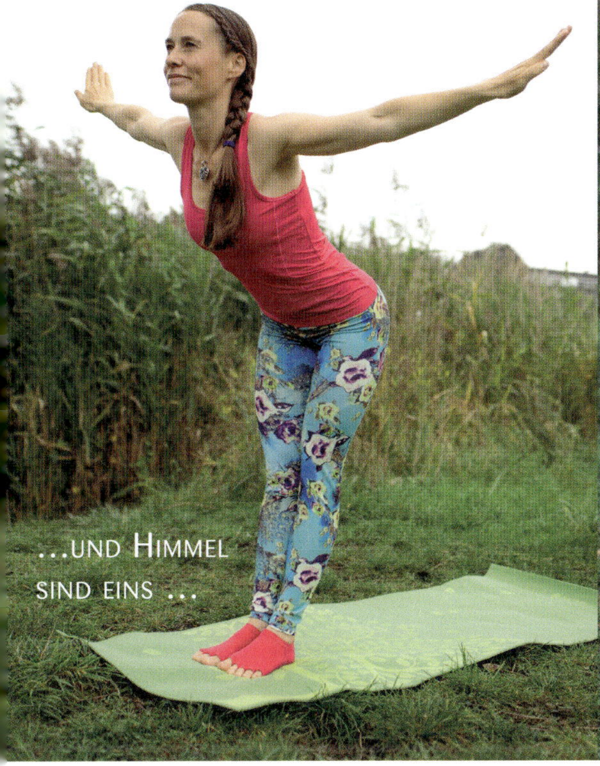

▲ Mit der Einatmung die Arme über die Seite wieder nach oben führen.

Berg

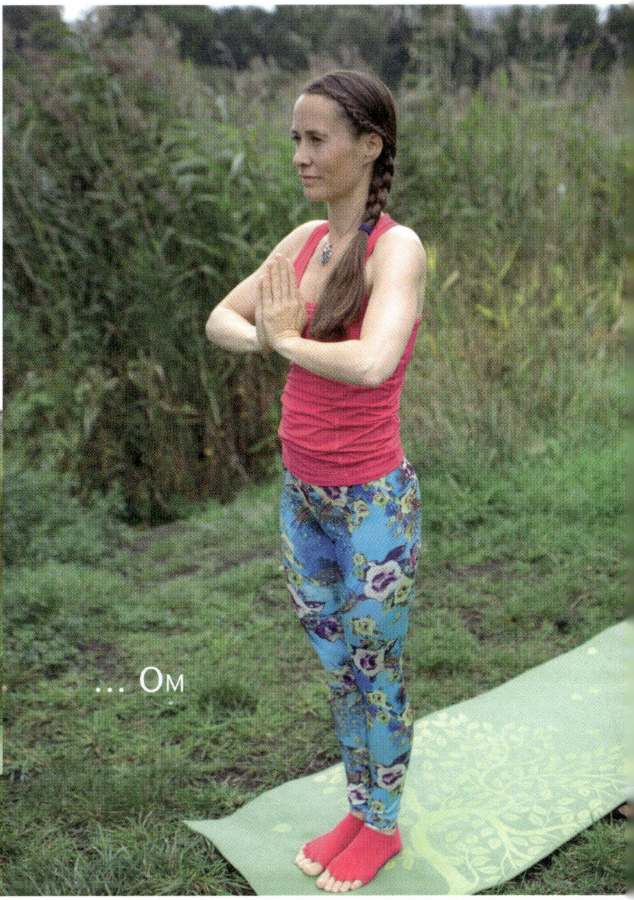

▲ Ausatmen in die Berghaltung. Nun alles wieder von vorne beginnen.

Flowyoga Übungsabfolge

Die Natur will sich ständig ausgleichen, um wieder in Balance zu kommen. Es gibt Ebbe und Flut, Tag und Nacht, Frühling, Sommer, Herbst und Winter. Alles geht nahtlos ineinander über und ist einem Wandel unterzogen. Genauso wie unser Körper und der Geist. Durch Flowyoga erfährt man die vollkommene Hingabe an den fließenden Strom des Lebens. Geübt wird im Atemfluss – starre Haltungen gibt es nicht. Vielmehr verwandelt sich eine Übung in die nächste. Es gibt keine festgelegte Abfolge. Dieser spielerische und kreative Umgang mit den Körperpositionen bringt Freude und Harmonie in die Übungspraxis. Jetzt liegt es an Ihnen, wie kreativ Sie werden möchten, denn Flowyoga ist wie eine Choreografie: Seien Sie der Choreograph und damit der Mitschöpfer Ihrer Sportpraxis. Achten Sie nur darauf, dass Sie harmonisch von einer Übung in die nächste übergehen. Dabei können Sie gar nichts falsch machen. Verweilen Sie anfangs in den Übungen ein paar Atemzüge, bevor es mit einem fließenden Übergang wieder in die nächste Position geht. Dadurch bewegen Sie sich in einem Zustand der vollständigen Konzentration und Zeitlosigkeit. Zusätzlich wird das Herzkreislaufsystem angeregt. Es könnte also sein, dass ein paar Schweißperlen über Ihr Gesicht fließen. Keine Panik – das soll so sein!

Bewegter ... ... Baum

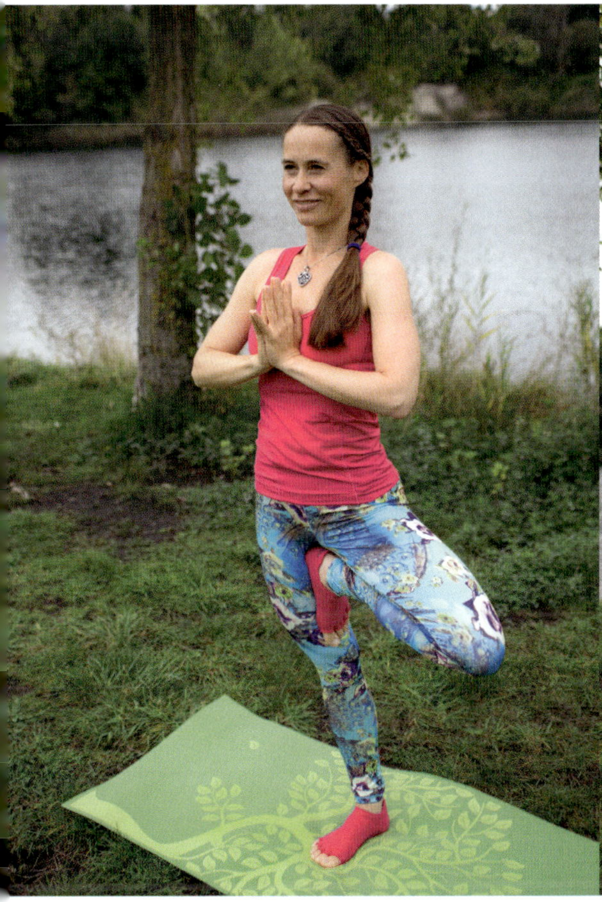

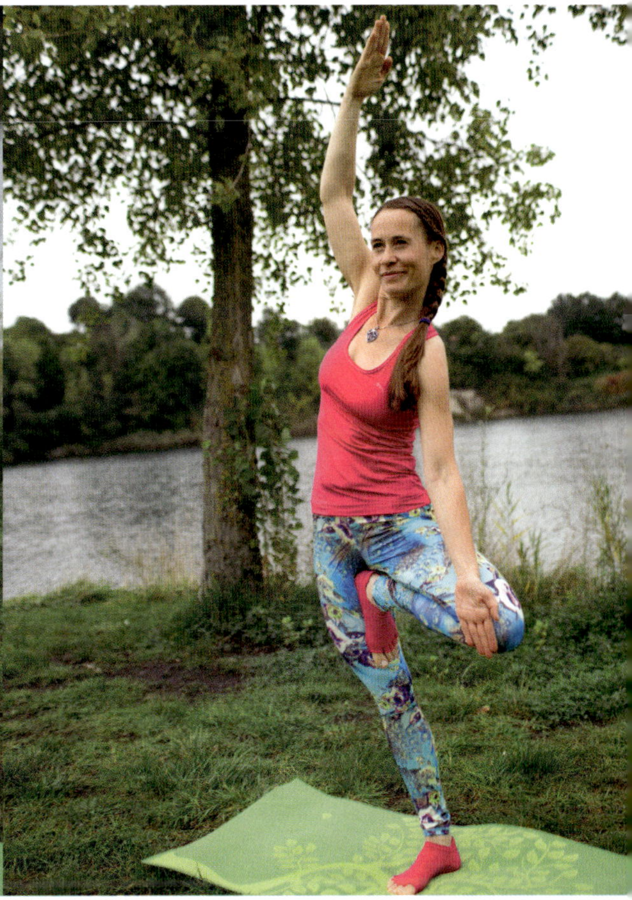

▲ Ausgangsposition:

Den linken Fuß an den inneren Oberschenkel des rechten Beines stellen. Die Ferse zeigt nach oben, die Fußspitze nach unten. Der Rücken ist aufrecht: Der Scheitel wächst zum Himmel und der rechte Fuß schlägt Wurzeln in den Boden. Die Hände vor dem Körper falten.

▲ So geht es:

Mit einer tiefen Einatmung den rechten Arm nach oben strecken und den linken Arm gegen den linken Oberschenkel drücken. Den Oberkörper zur linken Seite neigen und die Taille lang ziehen.

3–5 Atemzüge halten, dann fließend zum *Tänzer* übergehen.

Stiller Tänzer

Aus dem *bewegten Baum* den linken Fuß vom Oberschenkel lösen. Mit der linken Hand das Sprunggelenk greifen.

Den Fuß hinter dem Körper in Richtung Himmel heben und den Oberkörper spannen. Der rechte Arm zeigt zum Himmel – Zeigefinger und Daumen berühren sich.

Der Blick geht in die Handinnenfläche der rechten Hand. 3–5 Atemzüge halten, danach in die *Waage* übergehen.

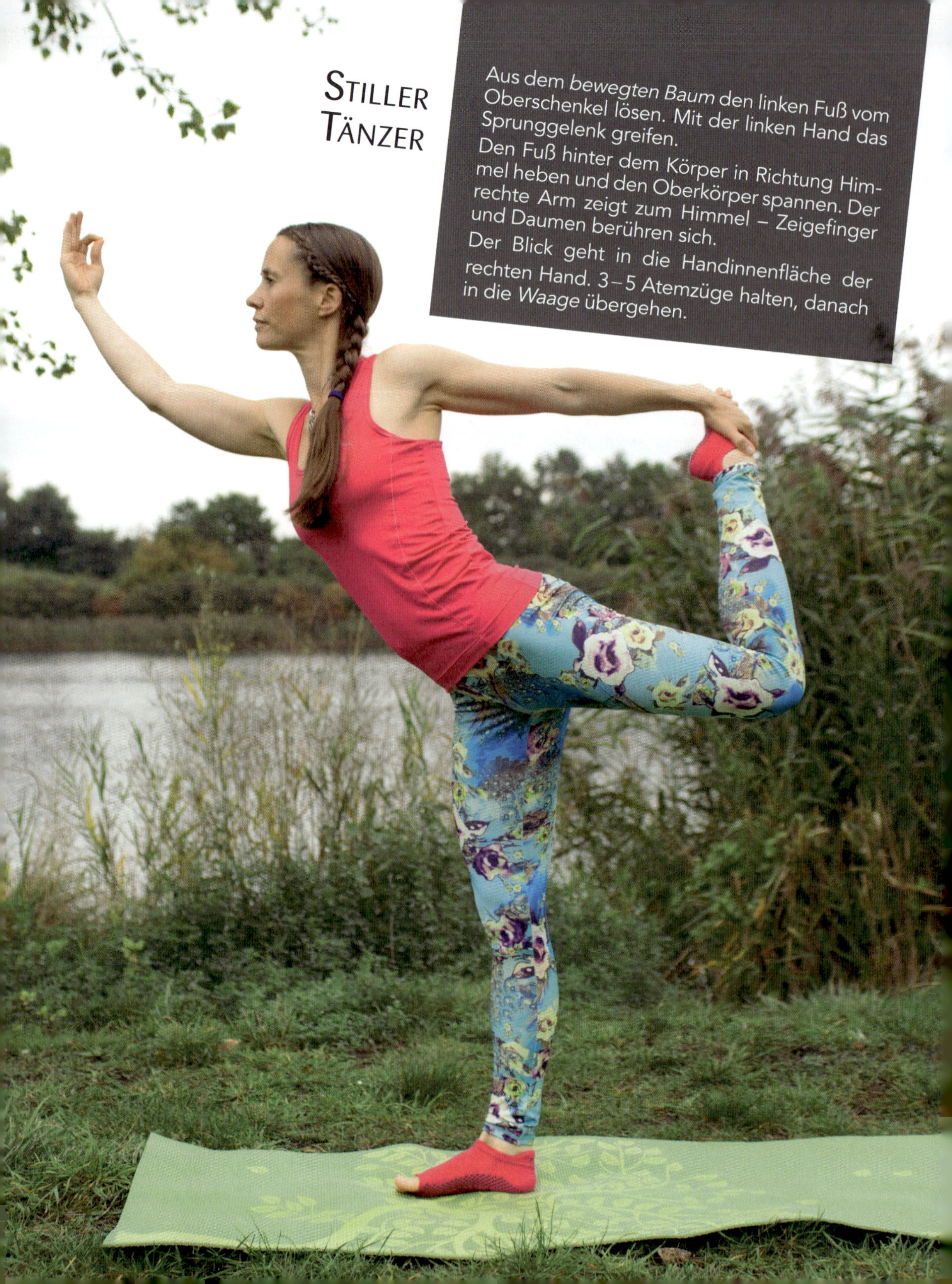

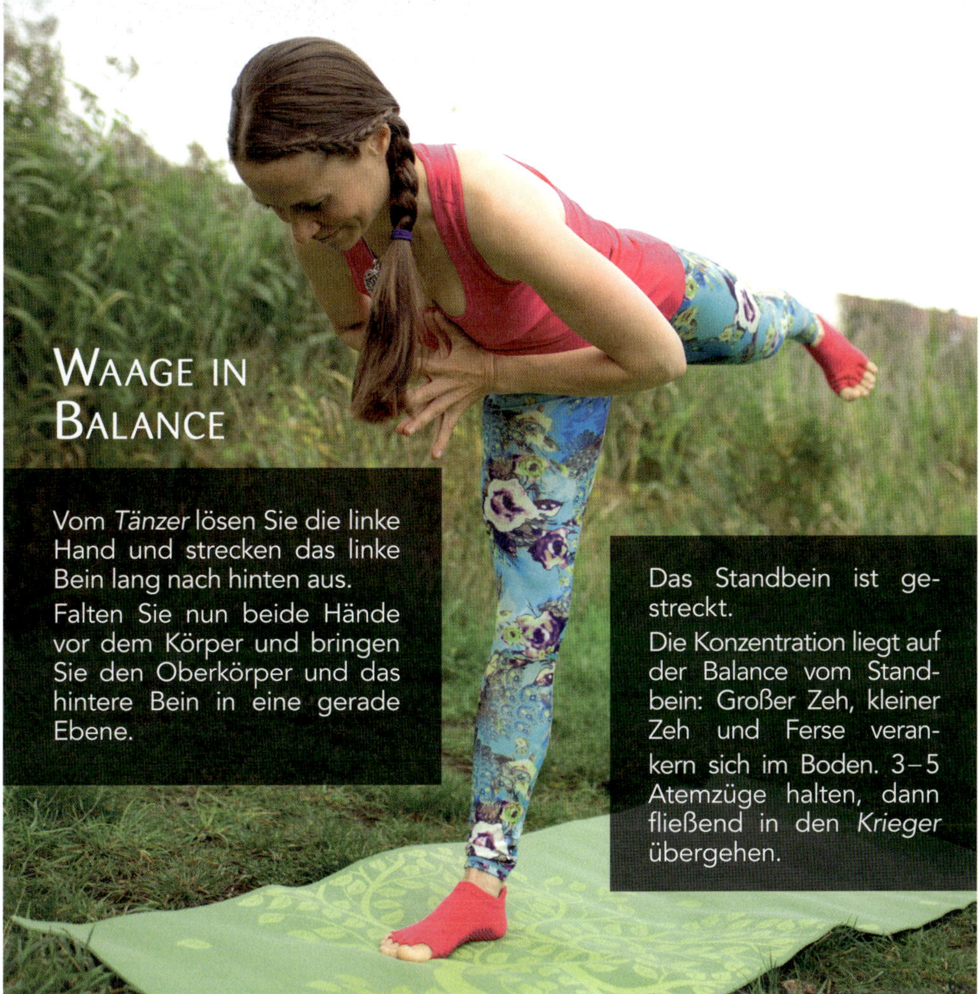

Waage in Balance

Vom *Tänzer* lösen Sie die linke Hand und strecken das linke Bein lang nach hinten aus.

Falten Sie nun beide Hände vor dem Körper und bringen Sie den Oberkörper und das hintere Bein in eine gerade Ebene.

Das Standbein ist gestreckt.

Die Konzentration liegt auf der Balance vom Standbein: Großer Zeh, kleiner Zeh und Ferse verankern sich im Boden. 3–5 Atemzüge halten, dann fließend in den *Krieger* übergehen.

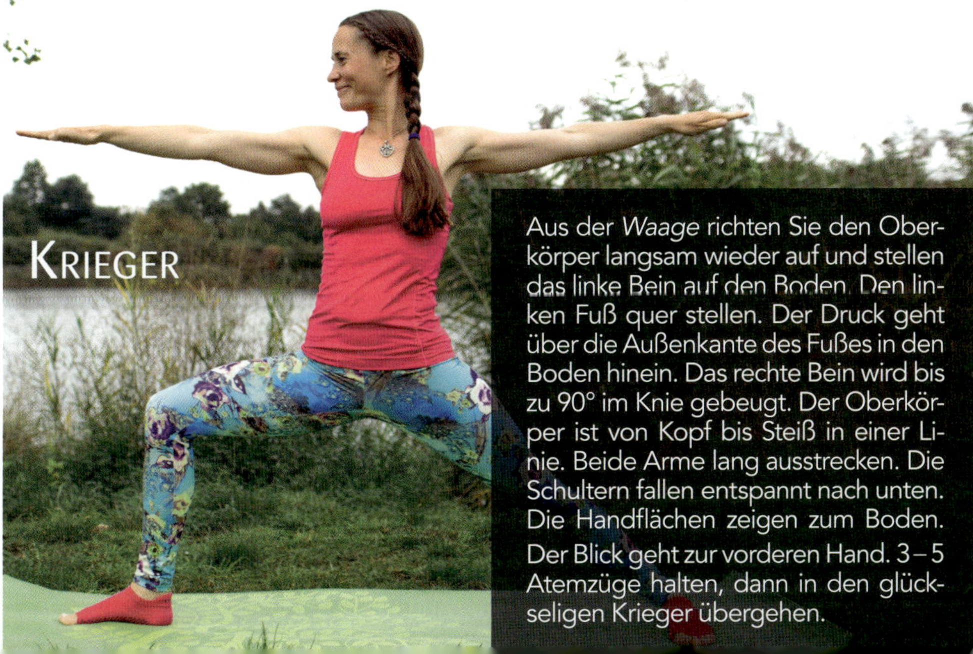

Krieger

Aus der *Waage* richten Sie den Oberkörper langsam wieder auf und stellen das linke Bein auf den Boden. Den linken Fuß quer stellen. Der Druck geht über die Außenkante des Fußes in den Boden hinein. Das rechte Bein wird bis zu 90° im Knie gebeugt. Der Oberkörper ist von Kopf bis Steiß in einer Linie. Beide Arme lang ausstrecken. Die Schultern fallen entspannt nach unten. Die Handflächen zeigen zum Boden.

Der Blick geht zur vorderen Hand. 3–5 Atemzüge halten, dann in den glückseligen Krieger übergehen.

Glückseliger Krieger

Aus dem *Krieger* bewegen Sie nur den Oberkörper nach hinten.

Dabei sinkt der linke Arm auf den linken Oberschenkel. Der rechte Arm zieht mit fortwährender Spannung nach oben.

Der Blick geht in die Handfläche hinein. Das vordere Bein bleibt tief gebeugt und das hintere lang. 3–5 Atemzüge halten.

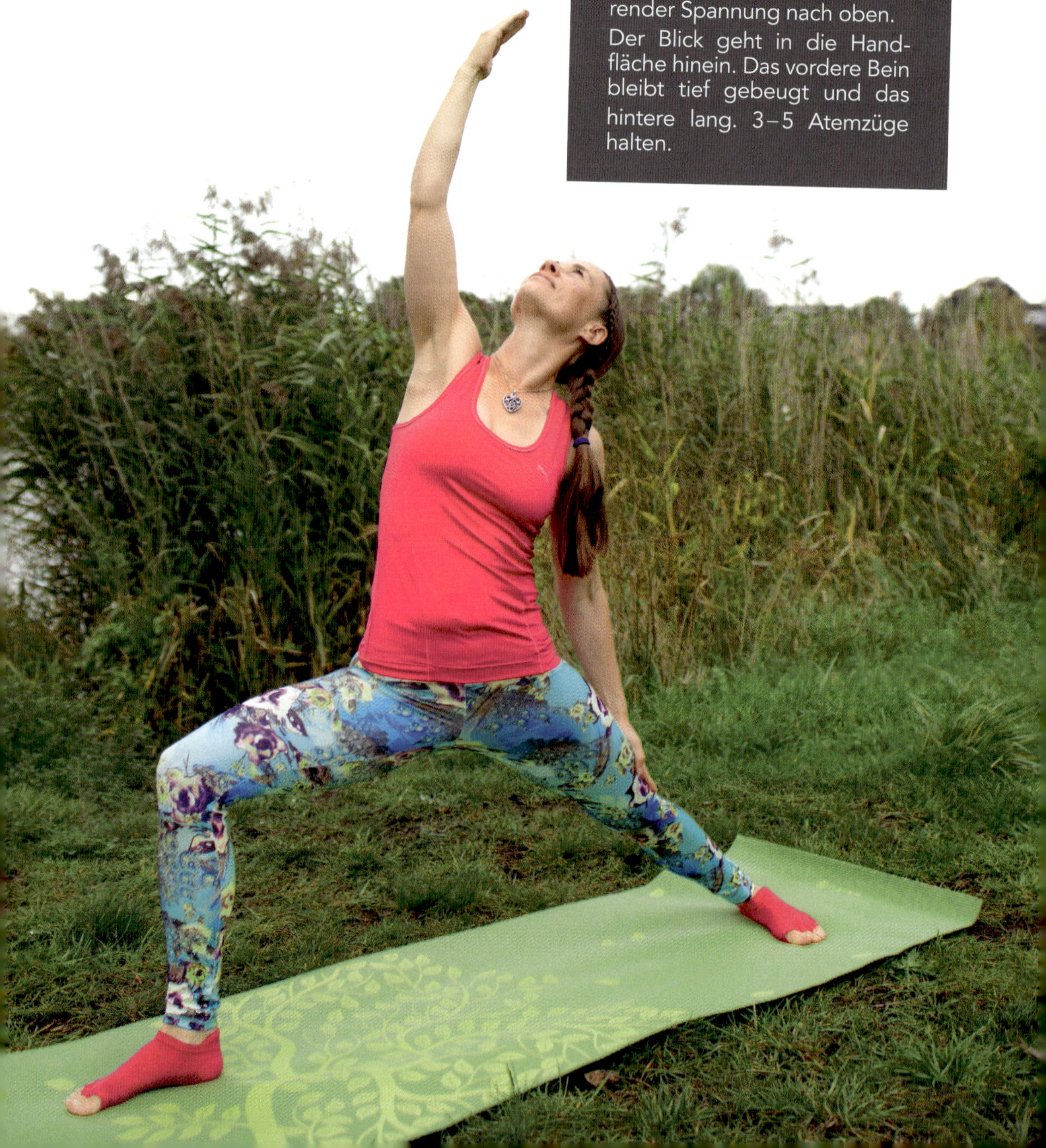

Geöffnetes Brett

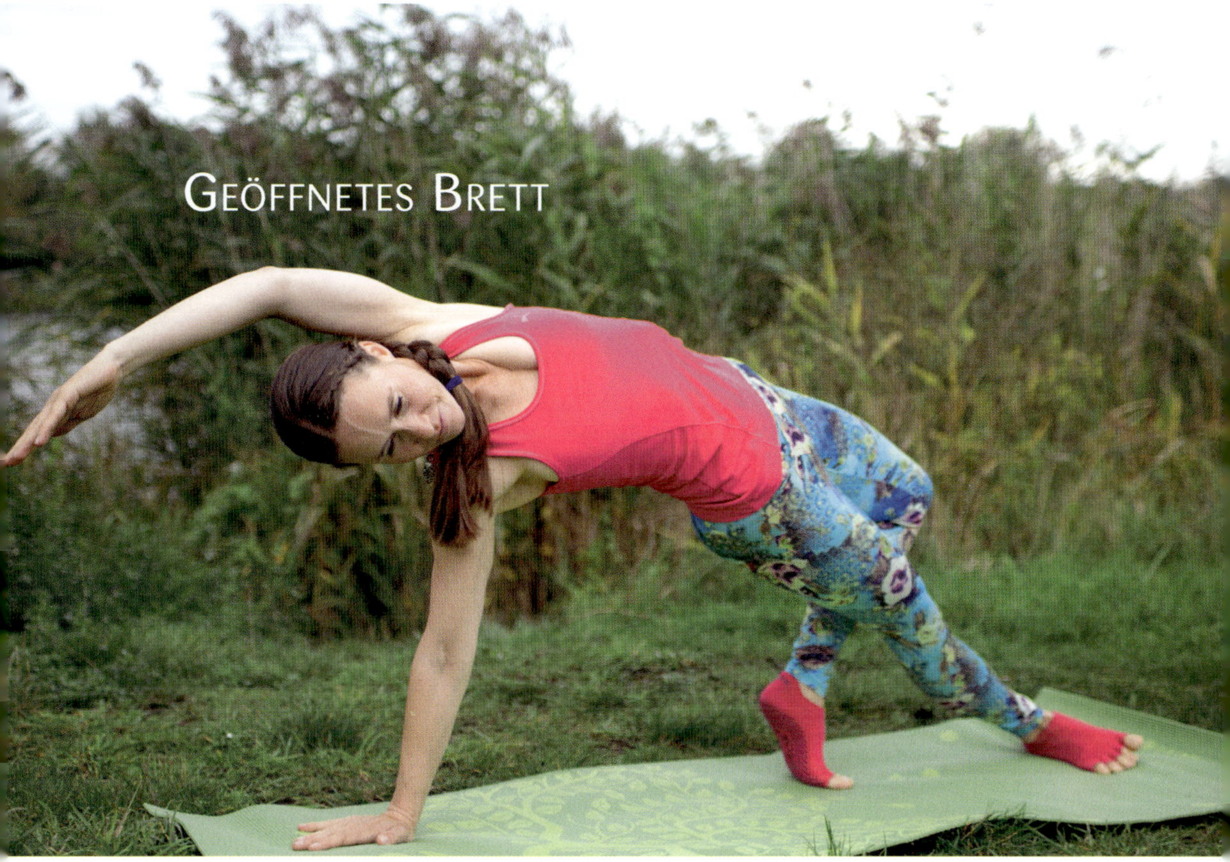

▲ Aus dem *glückseligen Krieger* stellen Sie beide Hände auf die Matte. Der rechte Fuß befindet sich zwischen beiden Händen. Stellen Sie den rechten Fuß nach hinten und drehen den linken Fuß wieder nach vorne. Sie befinden sich nun in der Brettposition (siehe linkes Bild). Aus dieser Position kippen Sie zur rechten Seite und stellen den linken Fuß auf Höhe des Knies vom rechten Bein hinter dem Körper auf die Fußspitze. Den linken Arm ziehen Sie lang über den Kopf und heben das Becken an, so dass der Körper in eine Rückbeuge kommt. 3 Atemzüge halten, zurück ins *Brett* und in die nächste Übung übergehen.

Aus der Brettposition stellen Sie den linken Fuß zwischen die Hände. Kommen Sie auf die Matte mit dem rechten Knie. Stellen Sie die rechte Hand neben den linken Fuß und spreizen die Finger. Winkeln Sie das rechte Bein an und halten es am Spann mit der rechten Hand. Nun noch das linke Bein nach außen kippen lassen, der linke Fuß kommt auf die Außenkante. Der Oberkörper dreht nach hinten. 3–5 Atemzüge halten, dann langsam wieder lösen. Entspannen Sie kurz im schlafenden Kind.

Intensivstretch

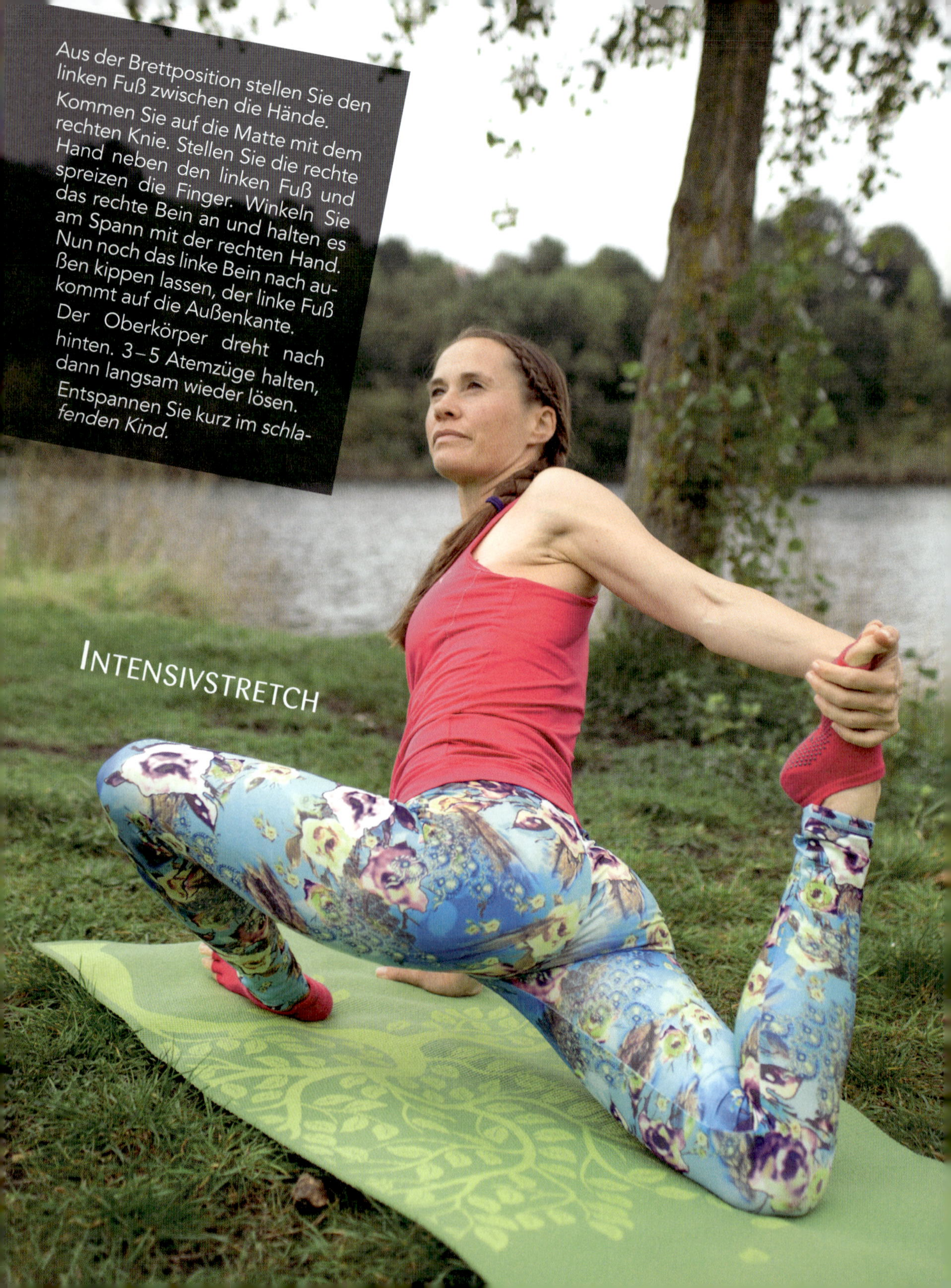

Schlafendes Kind

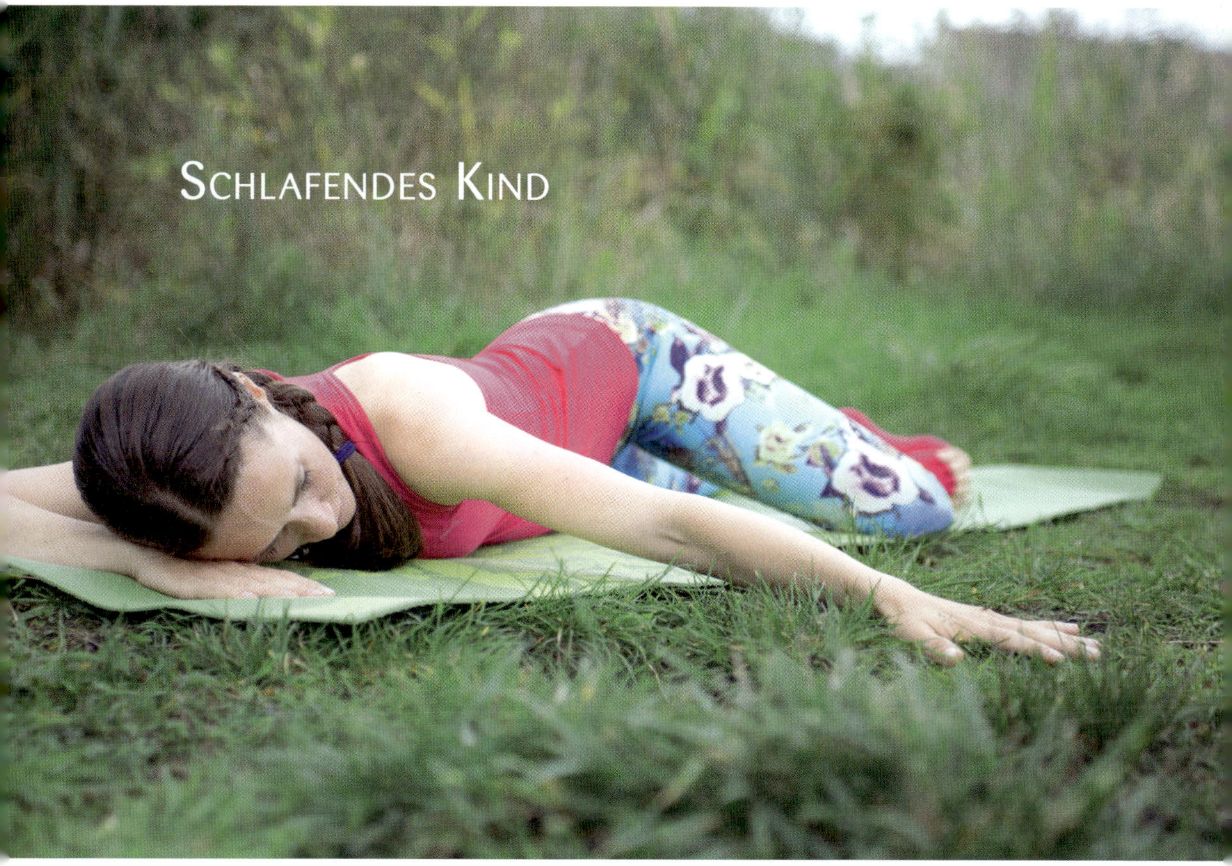

▲ Kommen Sie in die Bauchlage. Das linke Bein wird angewinkelt und seitlich abgelegt, das rechte Bein ist ausgestreckt und entspannt.

Der linke Arm wird lang zur Seite ausgebreitet. Der rechte Arm ist angewinkelt und dient als Stütze für den Kopf. Der Kopf dreht zur linken Hand.

5 lange Atemzüge verweilen und dann wieder aufrichten in den Stand. Alles von vorne (ab dem *bewegten Baum*) mit dem rechten Bein beginnen.

Mondatmung

Manchmal ist der Typ *Waage* richtig erhitzt. Durch Stress, negative Gedanken oder auch durch intensives Training. Dann muss er abkühlen, um wieder in Balance zu kommen. Schnell und einfach kann das der B-Typ durch Atemübungen wie der *Mondatmung*. Im Yoga wird die rechte Körperhälfte der erhitzenden Sonnenenergie zugeordnet und die linke der kühlenden Mondenergie. Somit wird das linke Nasenloch dem Mond zugeordnet und das rechte der Sonne. Der Atem soll von der Mondseite zur Sonnenseite fließen. Die Mondatmung gleicht nicht nur überschüssige Hitze aus und kühlt angenehm, sie schenkt auch inneren Frieden und stärkt die Verbindung zu unserer Intuition. Üben Sie die Mondatmung auch bei Nervosität, Gereiztheit, Schlaflosigkeit und Herzproblemen.

▶ Und so geht es:

Setzen Sie sich aufrecht und bequem hin. Schließen Sie die Augen. Mit dem rechten Daumen verschließen Sie den rechten Nasenflügel. Atmen Sie tief durch das linke Nasenloch ein. Verschließen Sie mit dem rechten Ringfinger das linke Nasenloch und atmen durch das rechte Nasenloch wieder aus. Dann verschließen Sie wieder rechts und atmen erneut links ein. Links verschließen und rechts ausatmen. Immer so weiter, bis Sie in einen fließenden und ruhigen Atemrhythmus kommen. Verweilen Sie in dieser Atemtechnik ein bis zwei Minuten. Danach entspannen Sie den rechten Arm und atmen tief durch beide Nasenlöcher.

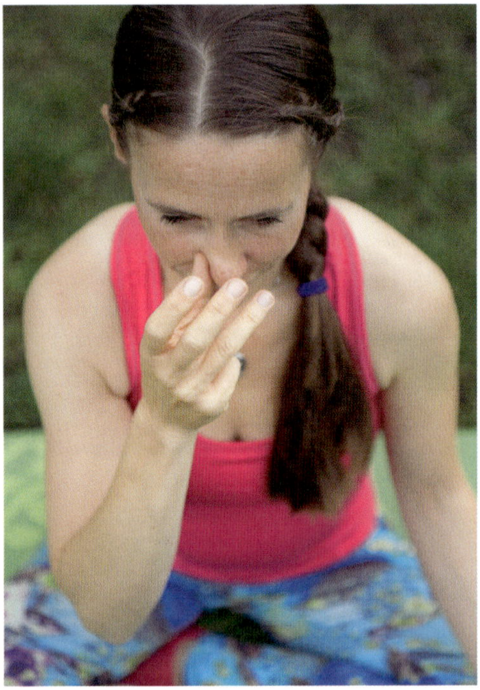

Sonnenatmung

Der Gegensatz zur Mondatmung ist die Sonnenatmung. Diese wird geübt, wenn Sie einen schnellen Energiekick benötigen: Bei Müdigkeit, Erschöpfung, Ängstlichkeit, Schwindel, Verdauungsschwäche, Lustlosigkeit, depressiven Verstimmungen und Kreislaufschwäche. Die Sonnenatmung wirkt stark aktivierend und ausgleichend.

▶ So geht es:

Nehmen Sie die gleiche Position wie bei der Mondatmung ein. Mit geschlossenen Augen führen Sie die rechte Hand an die Nase und verschließen das linke Nasenloch mit dem Ringfinger und dem kleinen Finger der rechten Hand. Atmen Sie nun ausschließlich durch das rechte Nasenloch. Mindestens fünf Minuten lang.

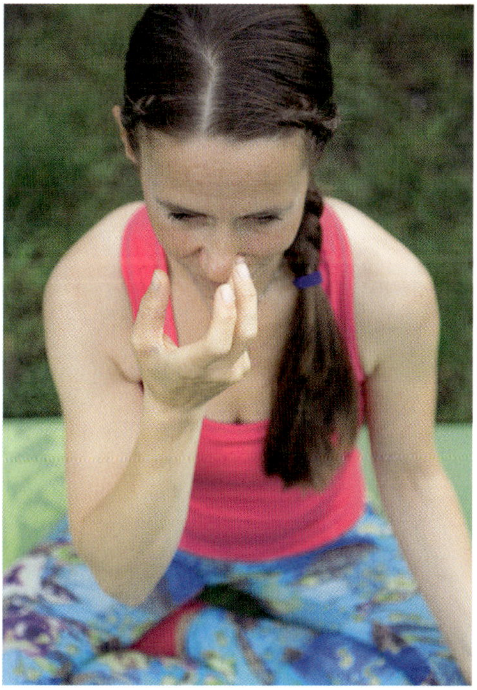

Die singende Waage

(Geeignet für die Blutgruppe B, BA, A, AB und eingeschränkt für 0A, 0B, B0) (Nicht geeignet für 0)

Nach meiner ersten Schwangerschaft habe ich Kundalini-Yoga als Rückbildungskurs gemacht. Zwischen vielen Muttis und frisch ausgebrüteten Babys sollten wir Mantren singen. Diese Situation war eigenartig. Meine Tochter hörte nicht auf zu weinen und die Yogalehrerin nahm sie mir ab. Sofort wurde Lara ruhig. Mir ging durch den Kopf: „Bin ich eine schlechte Mutter?" In diesem Moment hätte auch ich losweinen können. Dennoch versuchte ich krampfhaft, mich auf die Übungen und den Singsang einzulassen. Aber irgendetwas sträubte sich in mir. Ich wunderte mich, wie sich die anderen dabei entspannten. Anne (Blutgruppe B) saß auf ihrer selbstgestrickten Wolldecke neben mir mit ihrem dritten Kind und lächelte selig. Sie hatte bereits ein paar Kurse hinter sich. Auf das Singen freute sie sich ganz besonders. Sie trällerte das *Sat Nam* aus voller Kehle. Dabei sah sie so glücklich und vital aus, dass ich direkt neidisch wurde. Mir kam ein leises Flüstern über die Lippen und mein ganzes Gesicht verspannte dabei. Ich bildete mir ein, dass alle anderen mein Verhalten belächelten, weil ich in diesem Kurs wie eine Außerirdische gewirkt haben muss. Restlos alle Babys dieser Mütter waren still und leise, schliefen, glucksten oder drehten sich auf der Decke. Nur meine fing wieder an zu verspannen und lauthals zu schreien. Am liebsten wäre ich mit Lara aus dem Raum geflüchtet. Stattdessen musste ich die Angelegenheit aussitzen und so annehmen, wie sie war. Das hat mich nachhaltig geprägt, so dass ich die Rückbildung nach meiner zweiten Schwangerschaft selber in die Hand genommen habe. Mein Sohn Felix hat es genossen, wenn ich meinen Schwungstab in der Hand hatte oder schweißtreibende Übungen mit ihm als *Babyhantel* machte. Am Ende jeder sportlichen Einheit begann ich Mantren zu singen, zu meditieren und zu entspannen. Ohne Zuschauer. Mein Baby lag währenddessen auf meinem Bauch, hat gelächelt und ist glücklich eingeschlafen.

Mantren sind mindestens so alt wie die älteste aller Blutgruppen. Mantra bedeutet Geistprojektion – der Geist bekommt eine neue Ausrichtung. Es existieren sehr viele dieser Mantren. Jedes hat eine spezielle Bedeutung. Es gibt Mantren für mehr Freude im Leben, Mantren zur Heilung, Mantren zur Verehrung von Göttern, Mantren gegen Gewalt und so weiter. Jedes hat seinen eigenen Rhythmus und eine festgelegte Tonlage. Der Klangstrom, Rhythmus und die Resonanz verändern das Bewusstsein, welches wiederum Auswirkungen auf den Gedankenfluss hat. In Verbindung mit Übungen wirken die Klänge auch positiv auf das Nervensystem. Mantren beinhalten eine Information und sind so etwas wie ein energetischer Stempel aus uralten Zeiten. Über die Sinne kann der Mensch diese Energie spüren, aber nicht rational greifen. Dabei ist es egal, ob wir selber das Mantra sprechen, innerlich wiederholen oder hören. Manchmal taucht der B-Typ in ein tiefes Chaos der Gedanken. Damit ist er alles andere als in der Waage. Ein friedlicher, innerer Zustand ist dann nur schwer zu erreichen. Der B-Typ muss sich daran erinnern, dass er ein Mensch ist und eben keine Maschine. Auf dem Weg zum inneren Frieden gibt es für ihn viele Wege. Einer davon ist das Mantra: Sat Nam. Es sind die Worte, die Kundalini-Guru Nanak in einer bestimmten Tonfrequenz übermittelt hat. Er wurde im fünfzehnten Jahrhundert in Pakistan geboren. Guru Nanak stammte aus einer Hindufamilie, in der religiöse Rituale auf der Tagesordnung standen. Nanak testete die Rituale und beobachtete, was wirklich passierte. Er wollte die Wahrheit – *Sat* – erfahren. Am Ende seines Lebens gründete er die Sikhreligion und wurde damit einer der großen Heiligen Indiens. Guru Nanak lehrte die Menschen, durch ihre Taten der Wahrheit des Lebens näher zu kommen. Er predigte auch, dass es immer einen Weg gibt, auf dem man sich selbst wieder findet und sich mit der universellen Kraft verbindet. Wenn der B-Typ nicht in Balance ist, kann er dieses Mantra singen oder innerlich rezitieren. Mit der Einatmung denkt er *Sat*, mit der Ausatmung *Nam*. Es ist egal, ob der B-Typ gerade den Haushalt macht, telefoniert oder Auto fährt. Dieses Mantra funktioniert immer und überall.

Auszeit: Bin kurz weg!

(Gut geeignet für die Blutgruppe B, AB und A)

Vor einiger Zeit rief mich Julia (Blutgruppe B) an. Ihr Mann wollte ihr ein Personaltraining schenken, weil sie starkem Stress ausgesetzt war durch Beruf und drei Kinder. Besonders zu schaffen machte ihr das *Hausfrauenburnout*, mit dem wohl fast alle Mütter um die 40 zu kämpfen haben. Auf Julia kann sich das Umfeld stets verlassen. Der Spagat zwischen Haushalt, Kindern, Beruf und der Selbstfindung ist für sie jedoch unmöglich und erdrückend geworden. Sie hat einen Punkt erreicht, an dem sie innerlich am Platzen ist. Julia klang bereits am Telefon wie ein aufgedrehter Duracell-Hase mit einem enormen Kraftpotenzial. Ich kam kaum zu Wort. Alle Probleme sprudelten aus ihr heraus. Julia hatte ganz genaue Vorstellungen von einem Training. Als wir uns zum Training trafen, ging ich gerne auf ihre Wünsche ein. Den *Joker* hob ich mir bis zum Schluss auf: Eine Entspannungsreise mit vielen Assoziationen aus der Natur. Nun wurde Julia tatsächlich ruhig. Sie ließ zum ersten Mal los und ließ die Dinge einfach geschehen. Das Gesicht entspannte sich. Nach der Entspannungsreise blieb sie noch minutenlang still. Redselig war sie nun nicht mehr. Vielmehr genoss sie die innere Ruhe, die sie so schmerzlich vermisste.

Der B-Typ braucht Auszeiten mit Bildern, Symbolen und gedanklichen Gefühlen, die zu einer Geschichte verknüpft werden. Das wirkt wie ein Kurzurlaub vom Alltag. Auch positive Erinnerungen aus vergangenen Urlauben oder anderen schönen Erlebnissen bringt die

Waage in Balance. Noch nicht abgeschlossene Themen können bearbeitet werden – sogar solche, die scheinbar in eine Sackgasse führen. Die Phantasiereise bringt die Gedanken in den Flow. Dadurch eröffnen sich ganz neue Perspektiven und Lösungswege. Das Wichtigste bei der Phantasiereise ist jedoch der Zustand der Entspannung. Nervensystem und Muskeln schwingen niedriger. Ähnlich wie beim Yoga Nidra – dem Yogischlaf – wird der Körper in einen träumenden Wachzustand versetzt, in dem Sie einen Ausflug in die wunderbare Welt des eigenen *Ichs* unternehmen. Phantasiereisen beruhen auf Erkenntnissen der Psychologie und Neurowissenschaften. Sie können auf das Nervensystem einwirken und das Immunsystem stärken. Phantasiereisen eignen sich für jede Altersgruppe vom Kind bis zum Erwachsenen. Die inneren Bilder regen die Phantasie und die Kreativität an. Sollte sich der B-Typ also ärgern, braucht er nur die Augen zu schließen und sich an einen schönen Ort zurückzuversetzen: Eine Blumenwiese, ein Strand, ein Wald – was auch immer er gerne mag. Geräusche, Eindrücke und sogar Gerüche können bei intensivem Üben wahrgenommen werden. Das Bewusstsein verbindet sich mit dem Unterbewusstsein. Endlich kann das Gehirn abschalten, alten Ballast abwerfen, sich neu programmieren und Platz für Neues schaffen. Noch etwas sehr Wichtiges lernt der B-Typ beim Praktizieren von Phantasiereisen: eigenständiges Steuern von Gefühlen und Gedanken. Angstgefühle sind für viele Menschen nicht beeinflussbar. Doch eigentlich könnten sie dieses Geschehen selber steuern, indem sie sich auf die Angst konzentrieren und diese hinterfragen. Manchmal spielt uns das Gehirn nämlich einen Streich. Es versucht uns vorzumachen, dass unsere Gedanken und Emotionen der Realität entsprechen. Dabei können wir unsere eigene Realität schaffen – ohne Angst und ohne negative Emotionen. Letztere rühren meist aus der Vergangenheit und sind unter anderem mitverantwortlich für viele Krankheiten, die im Körper entstehen können. Ziel ist es also, negative Emotionen aus dem Körper zu lösen und in positive umzuwandeln. Nach mehrmaligem Üben von Phantasiereisen hat der B-Typ die Chance, eine echte Waage zu sein, und damit die besten Voraussetzungen, um selbstbestimmt zu handeln. Er muss sich nur seiner Wünsche und Motive bewusst werden und darf sich keinesfalls von seinem Weg abbringen lassen. Wer keine Zeit für Phantasiereisen im Alltag hat, der verlegt sie einfach ins Bett. So kann man sich in die schönsten Träume versetzen und die tiefe Entspannung wirkt direkt auf einen erholsamen Schlaf. Auch die Mittagspause oder der Feierabend eignen sich für Phantasiereisen. Das Wohlgefühl einer Phantasiereise klingt noch lange nach.

So funktioniert das Kopfkino:

Viele verschiedene Arten von Phantasiereisen sind möglich: Eine Geschichte kann von einer Person vorgelesen werden oder von einer CD abgespielt werden. Ruhige Musik im Hintergrund fördert die Entspannung. Wer im Bett liegt und danach einschlafen möchte, kann die Geschichte gedanklich im Kopf abspielen lassen. Die Augen sind geschlossen. Die Alltagsgedanken werden losgelassen. Atmen Sie tief ein und tief aus. Lassen Sie sich vollkommen auf die Reise ein. Suchen Sie sich einen Ort aus, an dem Sie sein möchten. Malen Sie diesen Ort so lebhaft in der Phantasie aus, wie es geht. Nehmen Sie auch Gefühle wahr. An diesem Ort sollen die Probleme aus dem Alltag gelöst werden. Wie könnte eine Lösung bildlich aussehen? Wie fühlt sie sich an? Lassen Sie die Gedanken fließen und vorbeirauschen wie einen reißenden Fluss und werden Sie selbst zum Beobachter. Am Ende einer Phantasiereise sollen die Bilder langsam ausklingen und behutsam in den rauen Alltag zurückführen. Richten Sie dafür Ihre Konzentration auf die Atmung: kurz ein- und lange ausatmen. Machen Sie diese Übung mindestens dreimal, dann räkeln und strecken Sie den Körper, bevor Sie die Augen wieder öffnen.

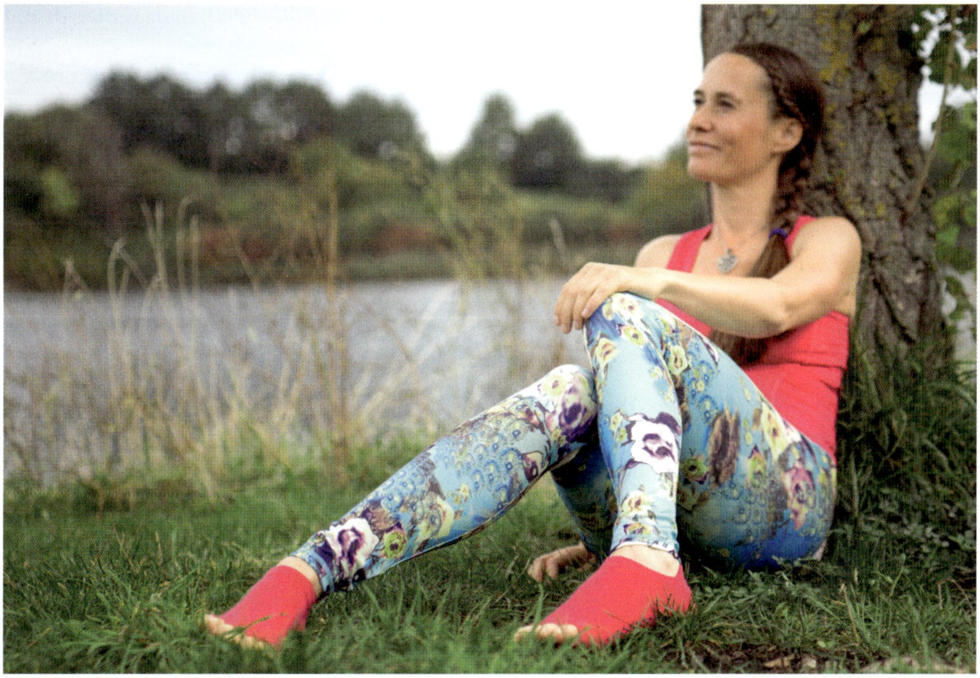

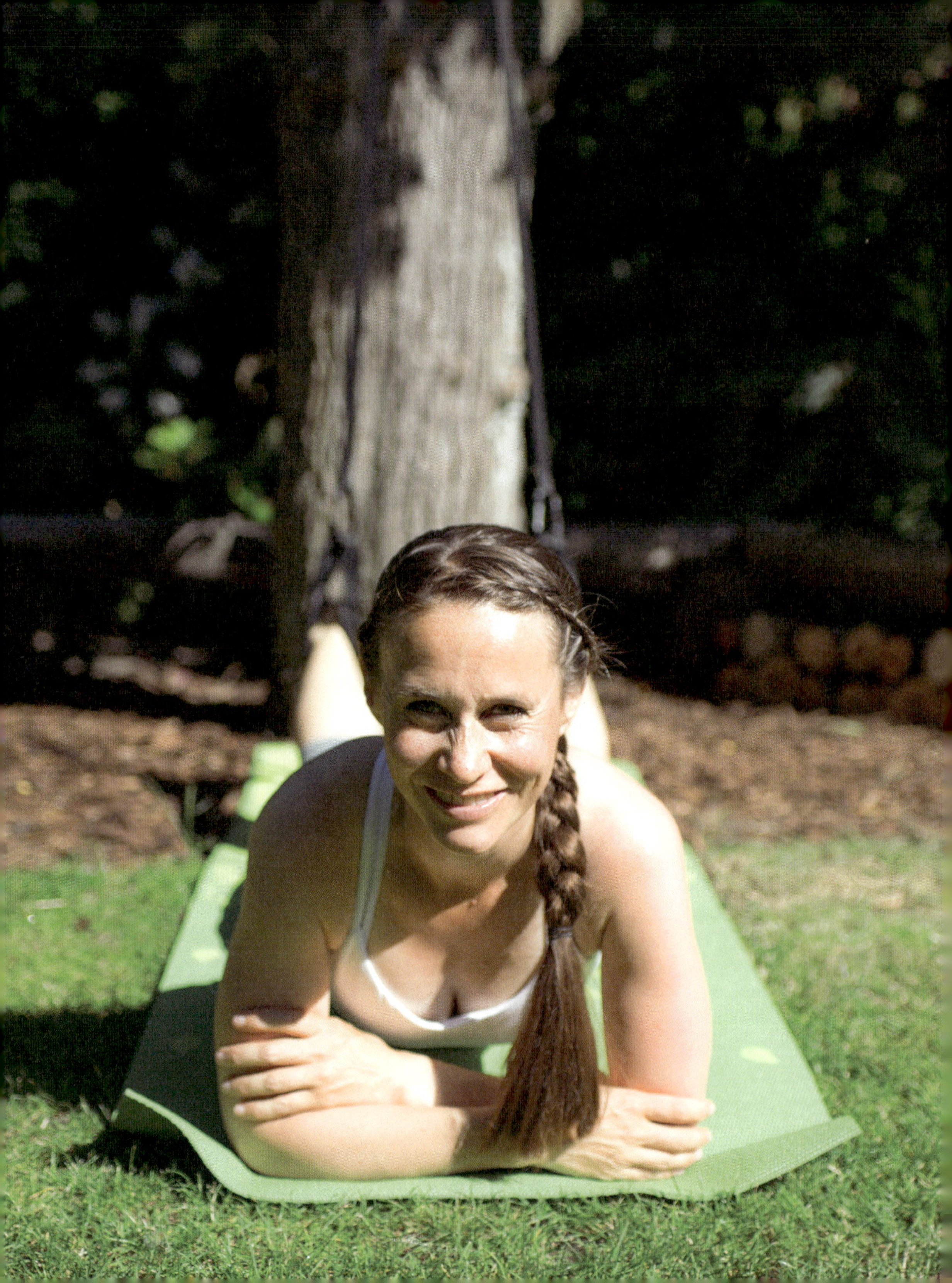

Der Netzwerker – Blutgruppe AB

Der 54-jährige Michael kam vor acht Jahren in meine Langhantelstunde. Michael ist ledig, hat eine erwachsene Tochter und ist von Beruf Außenhandelsvertreter eines großen Konzerns. Er suchte sich einen Platz in der hintersten Ecke des Kursraumes. Danach lud er sich für die Aufwärmphase viele Gewichte auf seine Langhantel. Michael hatte sich damit definitiv überschätzt. Ich wollte ihn freundlich *ausbremsen* und auf den richtigen Weg bringen. Daraufhin sagte er zu mir: „Das muss so schwer sein. Ich will am nächsten Tag auch was spüren." Muskelkater wollten damals viele Studiomitglieder nach den Stunden haben. Doch diese Mikroverletzungen der Muskulatur sollten sich im Rahmen halten. Michael tat so, als wäre er taub auf einem Ohr. Er riss an der schweren Langhantel und wollte lieber seiner hübschen Nachbarin auf der Matte neben ihm imponieren. Ich ließ ihn gewähren. 24 Stunden später schwang er schon wieder die Hantel bei einer Kollegin. Als ich Michael an einem darauffolgenden Tag zufällig in der Stadt sah, wirkte er erschöpft. Dann klagte er mir sein Leid: „Ich fühle mich wie vom Trecker überfahren. Alles an meinem Körper schmerzt, sogar Muskeln, die ich gar nicht bewegt habe." Für mich stand fest: Sein Training war nicht ausgewogen. Michael hatte über viele Jahre keinen Sport getrieben. Sein Körper reagierte wie bei einem Sporteinsteiger – alle Strukturen neigten zu einer schnellen Überlastung. Er musste lernen, seine Grenzen zu erkennen und die Kraft nicht so explosiv anzuwenden. Ich empfahl ihm, den Fokus auf langsame Bewegungen zu setzen. Yoga sollte ihm mehr Körperbewusstsein verleihen. Sein Gesicht verzog sich, als hätte er in eine saure Zitrone gebissen: „Yoga? Das ist doch nur etwas für Frauen." Doch bereits ein paar Tage später schien er zur Einsicht zu kommen. Heimlich schaute er beim nächsten Yoga-Kurs durch die Fenster in den Raum. Was er sah: fünf durchtrainierte Männer, die sich zwischen weiteren 15 Frauen durch die Stunde kämpften und dabei literweise Schweiß verloren. Er konnte nicht anders – das musste er auch ausprobieren. Zwei Wochen später lag er selber auf einer Yogamatte. Diesmal bekam ich ein völlig anderes Bild von ihm. Michael kam sehr schnell an seine Grenzen. Nach 20 Minuten lag er reglos auf seiner Matte. Dann fokussierte er sich und rappelte sich wieder auf. Nach dieser Stunde hatte er eine wichtige Erkenntnis erlangt: Man braucht nicht viele Gewichte, um den Körper an die sportliche Grenze zu bringen. Die nächsten Langhantelstunden waren davon geprägt, dass er weniger Gewichte nahm und die Bewegungen dafür langsamer und kontrollierter ausführte. Der Trecker überrollte ihn nun nicht mehr. Michael probierte noch viele andere Bewegungsprogramme aus, ohne sich an ein einzelnes zu binden – Michael hat Blutgruppe AB.

Der Netzwerker hat sehr viel vom A-Typ abbekommen – besonders, was das Kopflastige betrifft. Deswegen muss er körperliche Aktivitäten wählen, die Ruhe und Konzentration bringen, um Stress abzubauen. Besonders geeignet ist Tai Chi Chuan – die zeitlupenartige Form des chinesischen Boxens. Dabei werden ganze Bewegungsabläufe nachgeahmt, die Angriffs-

und Abwehrtechniken von Händen und Füßen darstellen. In China wird Tai Chi täglich an öffentlichen Plätzen praktiziert und simultan die Bewegungen gemeinsam in Gruppen geübt. Tai Chi kann äußerst entspannend wirken – auch wenn dafür ein hohes Maß an Konzentration, Beherrschung und Geduld erforderlich ist. Neben Tai Chi Chuan ist Yoga eine geeignete Methode, mit der der AB-Typ inneren Frieden und Flexibilität beweist. Der Fokus sollte hierbei auf Dehnung und Meditation gesetzt werden. Zieht es den AB-Typen in die Natur, dann kann er beim Radfahren, Wandern und Schwimmen *entspannen*. Ein bisschen Schwitzen ist auch ihm erlaubt. Allerdings muss der AB-Typ genauso wie der A-Typ seine individuelle Grenze erkennen und er darf beim Sport nicht über diese hinausgehen. Wettkampfsport ist für diesen Bluttyp gänzlich ungeeignet. Diese erschöpfen die Energiereserven und schwächen das Immunsystem. Yoga am Morgen und Radfahren am Abend – das ist die perfekte Sportmischung für den Bluttyp AB. In der Zwischenzeit ist es wichtig, dass auch der Job nicht zu bewegungsarm ist. Der Mensch ist nämlich nicht dafür gemacht, den ganzen Tag auf seinem Hintern zu sitzen. Dadurch wird er träge und energielos. Kopfschmerzen, Verspannungen, Rückenschmerzen und Gelenkprobleme – das muss alles nicht sein. Bereits kurze Pausen, in denen körperliche Arbeit verrichtet wird, können den ganz großen Energieschub bringen. Der AB-Typ sollte deswegen bei sitzender Tätigkeit darauf achten, dass Frühstücks- und Mittagspausen *bewegt* sind. Kleine Minipausen zwischendurch sind optimal. Das können zum Beispiel ein Botengang zur Post oder die Treppe anstelle des Fahrstuhls sein. Die Leistungsfähigkeit verbessert sich dadurch auch im beruflichen Bereich. Direkt am Arbeitsplatz sind Minipausen ein Wechsel von Stehen und Sitzen. Dieser Wechsel ist hilfreich, um die Konzentration zu fördern und den Körper zu lockern. Bei körperlich anstrengenden Arbeiten ist es ratsam, gezielte Ausgleichsübungen wie Stretching zu machen, die Beschwerden durch einseitige Arbeitsabläufe beseitigen können. Ein spezielles Dehnprogramm und auch Muskelaufbau für weniger eingesetzte Muskeln wirken positiv auf die Leistungsfähigkeit und halten den AB-Typ vital und gesund. In seiner Freizeit sind soziale Aktivitäten für den AB-Typen sehr wichtig. Deswegen verbindet er seine sportlichen Aktivitäten gerne damit, andere Menschen zu treffen und in Austausch mit ihnen zu treten. Sein Motto: Nach dem Sport ist vor dem Sport. Netzwerken ist eines seiner Lieblingsaufgaben und niemand kann ihn davon abhalten. Allerdings besteht in der Gruppe für den AB-Typ die Gefahr, dass er sich überfordert und von der Gruppenenergie mitreißen lässt. Er schaut gerne auf den Nachbarn im Fitnessstudio und legt sich die gleichen Gewichte auf die Langhantel wie der wettkampforientierte Krieger in der ersten Reihe. Gesund ist jedoch etwas anderes. Der Netzwerker muss lernen, sich von den anderen abzugrenzen, indem er beim Sport sein eigenes Ding macht – ohne zu vergleichen. Das Training in der Gruppe hilft ihm, seinen inneren Schweinehund zu überwinden und sich regelmäßig zu bewegen. Ist der AB-Typ mit anderen verabredet, findet er keine Ausrede mehr, nicht zum Sport zu gehen. Während des Trainings kann er so richtig in Schwung kommen. Dann geht er an seine Leistungsgrenze und fängt an, andere in ein Gespräch zu verwickeln.

Der Netzwerker in der Schlinge

(Geeignet für alle Blutgruppen)

Diese Blutgruppe kommt wie bereits erwähnt nur sehr selten vor. Der AB-Typ ist durch seine genetische Mischung sehr komplex. Jeder AB-Typ trägt dazu noch andere Anteile von A oder B in sich. Doch eines haben diese Menschen gemeinsam: Sie haben Probleme damit, die Balance zu halten. Das moderne Leben ist ein Balance-Akt für alle Menschen. Diesen Balance-Akt können wir im Training nachahmen und einen positiven Nutzen daraus ziehen. Denn die äußere Balance wirkt positiv auf unsere innere Balance. Besonders das innere Gleichgewicht ist gestört, wenn zu viel Stress den Kopf belastet. Dann kommt der AB-Typ schnell in eine Burnout-Spirale, die ihm das Leben schwer macht. Umso wichtiger sind die *spielerischen* und konzentrierten Sportarten in der Natur, die den Netzwerker im Austausch mit Gleichgesinnten zurück zu sich selbst bringen. Zwei Seile, zwei Schlingen und ein Karabinerhaken – der Schlingentrainer ist der perfekte Trainingspartner für den AB-Typen. Er kann an jedem Baum befestigt werden, an Klettergerüsten von Spielplätzen oder mit einem Deckenanker im Wohnzimmer. Jedes moderne Fitness-Studio hat mittlerweile einen Schlingentrainer für seine Mitglieder im Trainingsbereich oder bietet Gruppenkurse mit Anleitung an. Der Körper wird mit dem Schlingentrainer dreidimensional trainiert. Das heißt: Arme oder Beine sind während der Belastung flexibel. Dadurch wird die gesamte Muskulatur gefordert und der Gleichgewichtssinn angesprochen. Die Seile sorgen in kürzester Zeit für mehr Kraft im Rumpf, verbessern die Ausdauer und die Muskelkoordination. Durch die sehr hohe Variationsbreite der Übungen können gezielt Körperpartien aufgebaut, Verletzungen geheilt oder das Herzkreislaufsystem gefordert werden. So kann das Training täglich individuell mit einem anderen Schwerpunkt variiert werden. Feine Unterschiede mit großen Effekten erreichen Sie mit dem Schlingentrainer über die Pendelkraft und den Hebel. Verlängert sich der Fixpunkt, muss der Rumpf mehr Kraft aufbauen. Die Schlingen können zudem pendeln wie eine Schaukel. Aufgrund der Schwerkraft fallen die Schlaufen immer zum Schwerpunkt nach vorne und kommen dadurch in Bewegung. Auch hier ist der Rumpf gefordert und steigert seine Kraft. Die Grundspannung durch Pendeln, Kippen und Drehen aktiviert nicht nur einen einzigen Muskel, sondern gleich mehrere. Alle unterstützen sich gegenseitig und versuchen den Körper zurück ins Gleichgewicht zu bringen. Die Muskeln ordnen sich dazu in Ketten an. Sie verbinden die Spannung untereinander, so dass in einer pendelnden Stützposition die gesamte Vorderseite vom Kopf bis zu den Füßen arbeitet. Nur ein Muskel alleine könnte das nicht schaffen. Durch diesen hohen Muskeleinsatz steigt auch der Kalorienverbrauch pro Trainingseinheit. Ausdauerübungen an der Schlinge sind die perfekte Vorbereitung auf anstrengende Kraftübungen. Mindestens fünf Minuten lang sollten Sie sich aufwärmen, damit der Körper seine Betriebstemperatur erreicht.

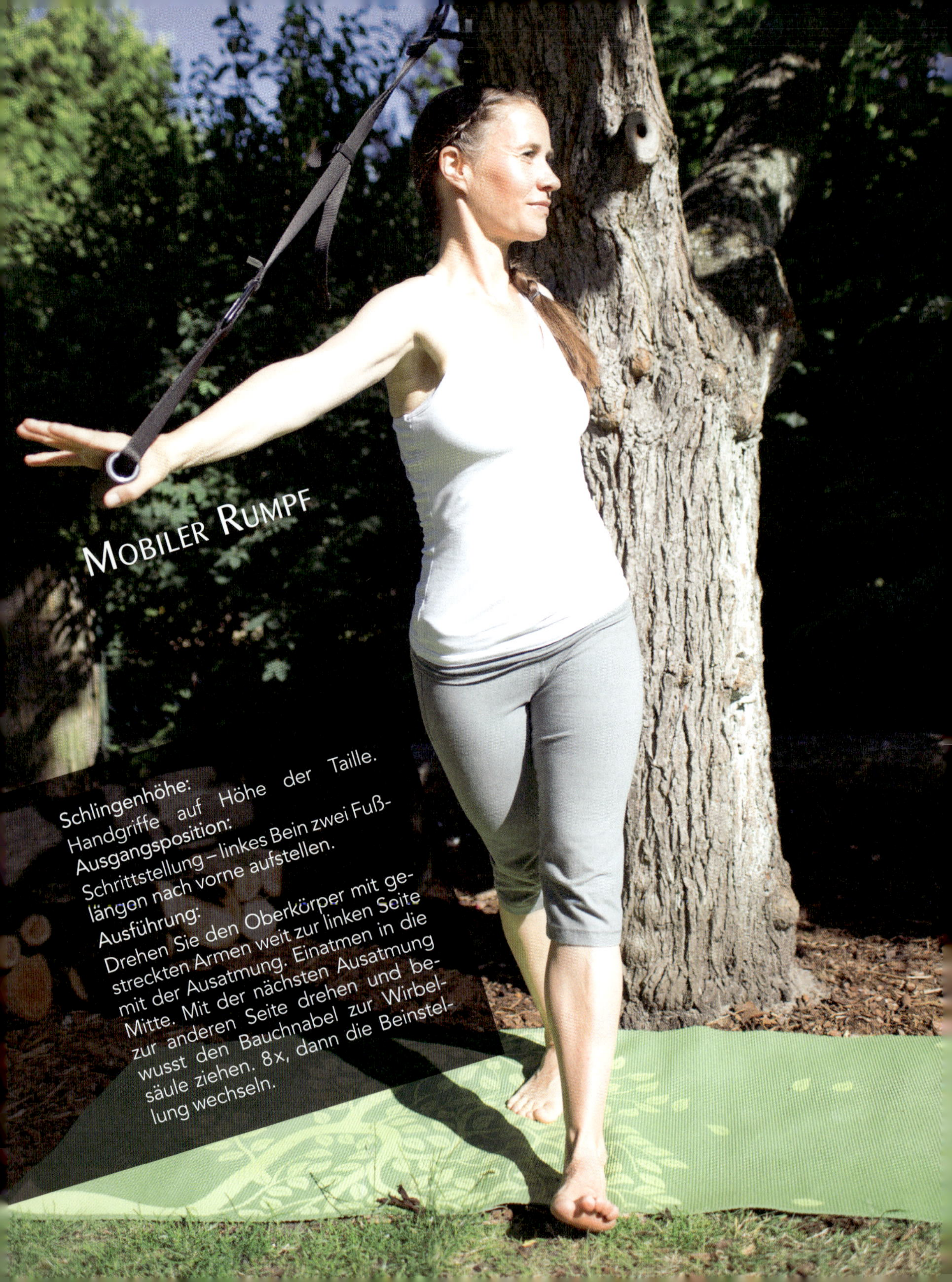

Mobiler Rumpf

Schlingenhöhe:
Handgriffe auf Höhe der Taille.

Ausgangsposition:
Schrittstellung – linkes Bein zwei Fußlängen nach vorne aufstellen.

Ausführung:
Drehen Sie den Oberkörper mit gestreckten Armen weit zur linken Seite mit der Ausatmung. Einatmen in die Mitte. Mit der nächsten Ausatmung zur anderen Seite drehen und bewusst den Bauchnabel zur Wirbelsäule ziehen. 8x, dann die Beinstellung wechseln.

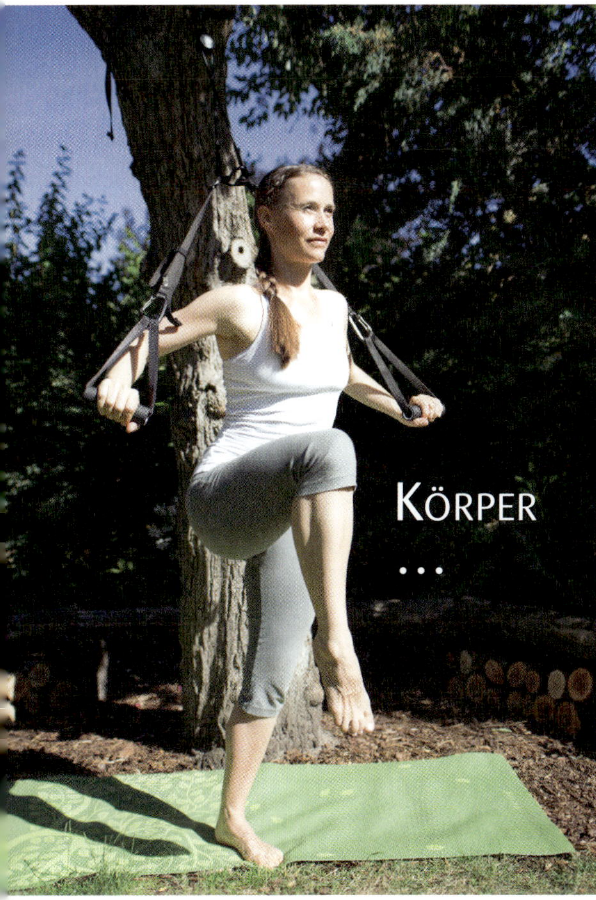

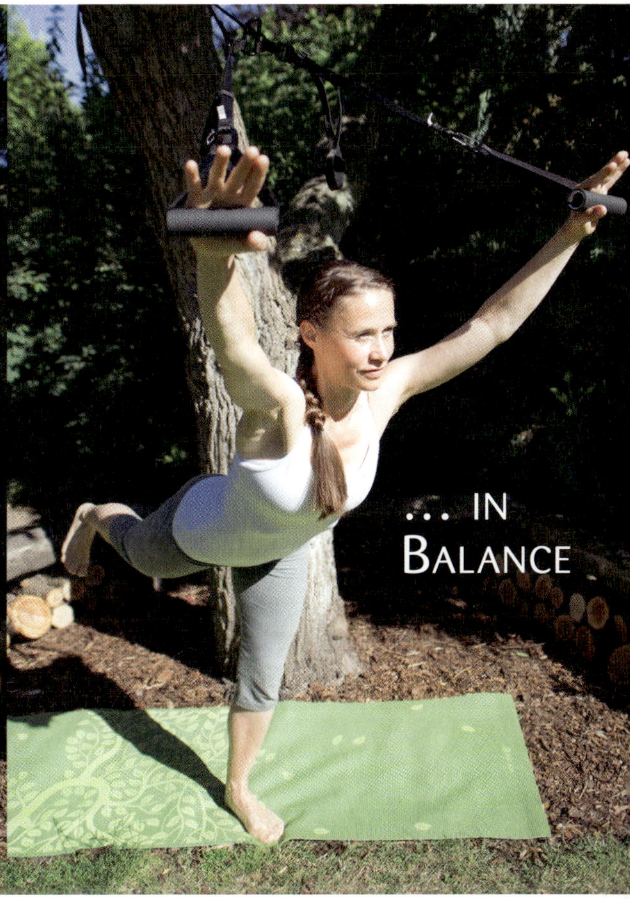

▲ Schlingenhöhe:

Handgriffe auf Höhe der Taille.

Ausgangsposition:

Fester Stand.

Ausführung:

Heben Sie das linke Bein dynamisch angewinkelt vor den Körper. Der Oberkörper ist aufrecht. Die Arme stützen sich auf den Schlingentrainer. Atmen Sie in dieser Position tief ein.

▲ Mit der Ausatmung strecken Sie das linke Bein nach hinten aus und kippen den Oberkörper nach vorne. Die Arme lang ausstrecken. Die Bewegungsausführung ist bewusst langsam.

8 x, dann das Bein wechseln

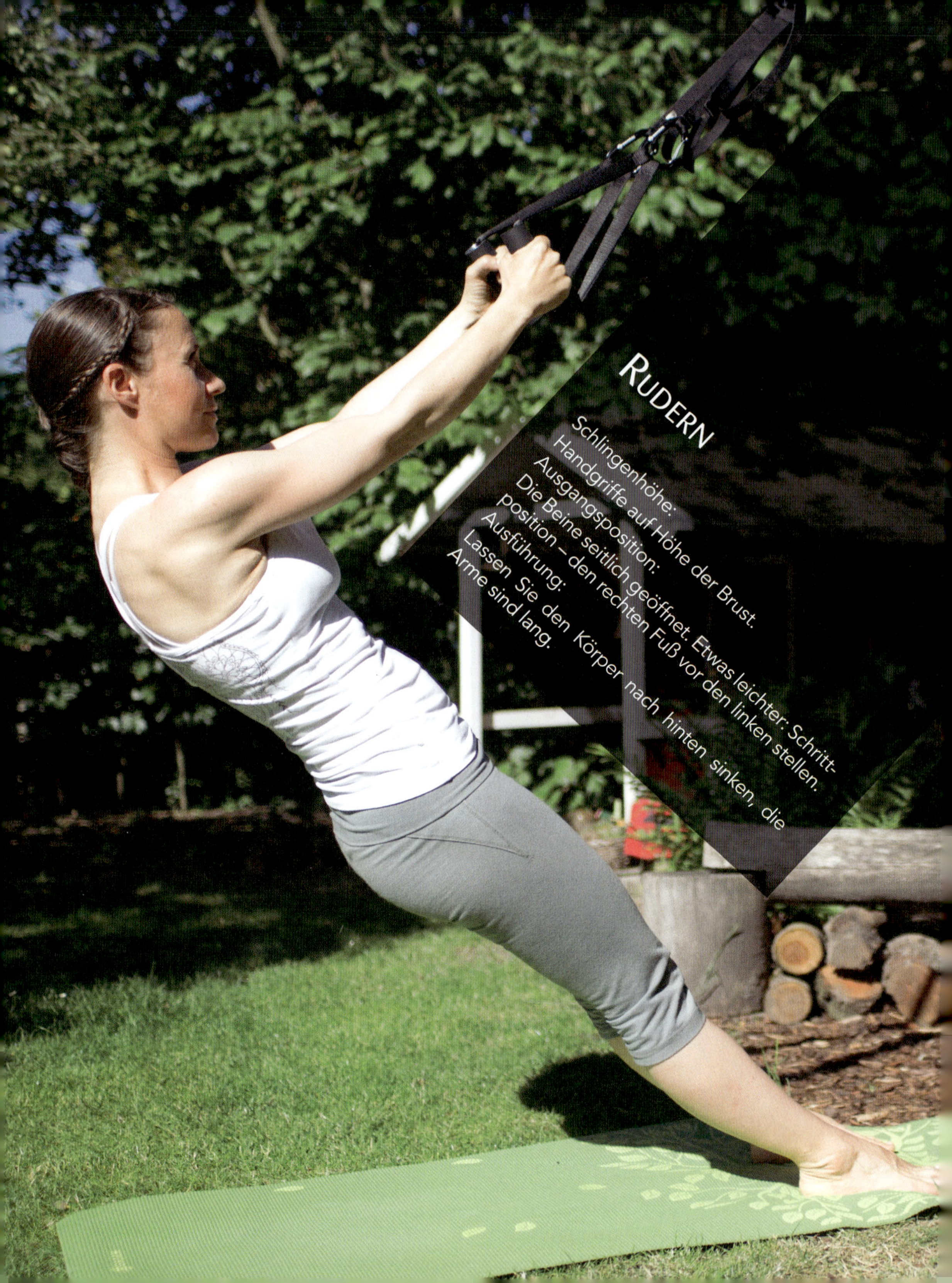

Rudern

Schlingenhöhe:
Handgriffe auf Höhe der Brust.

Ausgangsposition:
Die Beine seitlich geöffnet. Etwas leichter: Schrittposition – den rechten Fuß vor den linken stellen.

Ausführung:
Lassen Sie den Körper nach hinten sinken, die Arme sind lang.

... MIT ...

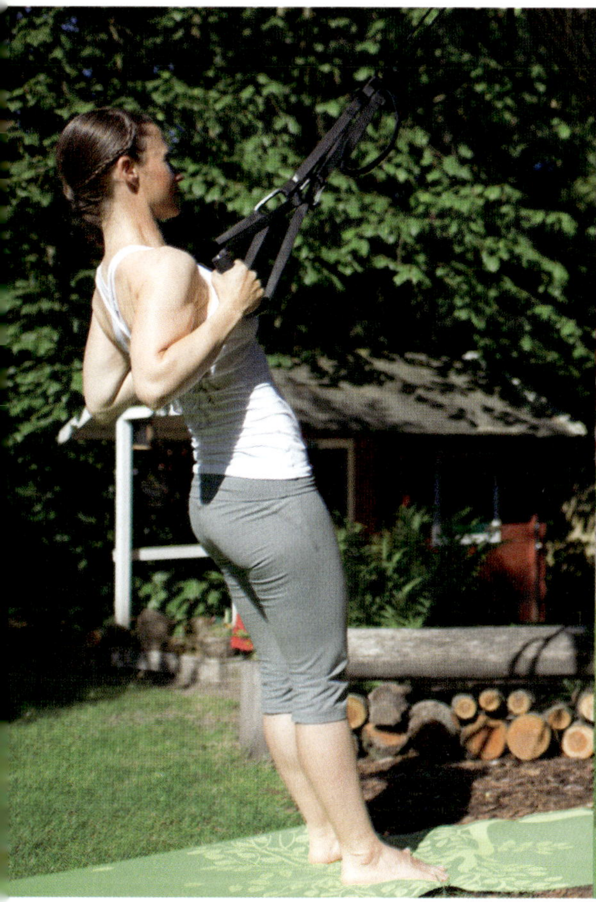

▲ Beugen Sie die Arme und ziehen den Körper an die Schlingen heran. Die Arme bleiben dicht am Körper. Der Rücken ist lang. Spannen Sie die Bauchmuskeln an, damit Sie in den aufrechten Stand kommen.

... KREUZZUG

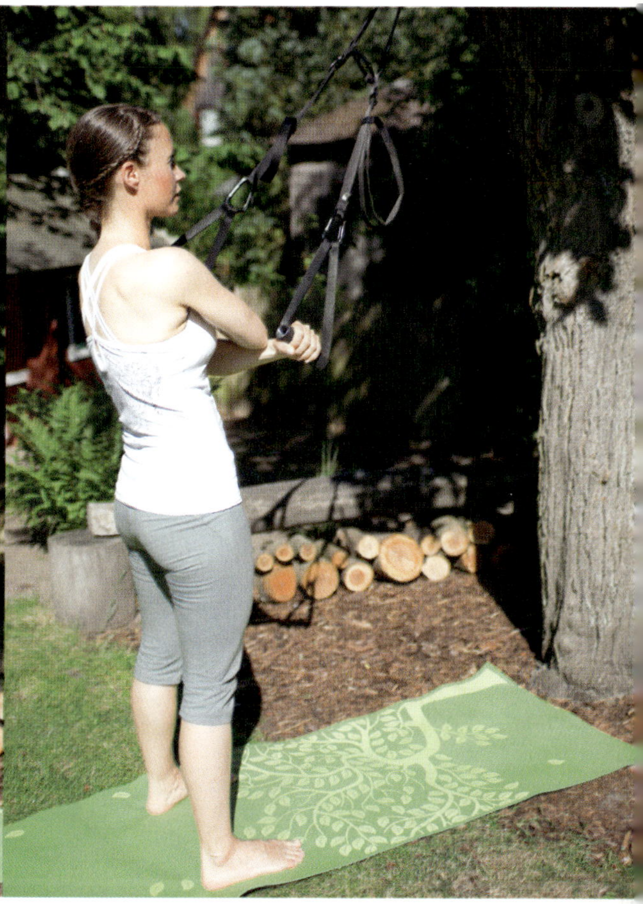

▲ Überkreuzen Sie zum Abschluss die Arme vor dem Körper. Langsam wieder zurücksinken lassen und erneut beginnen. 5 – 8 x.

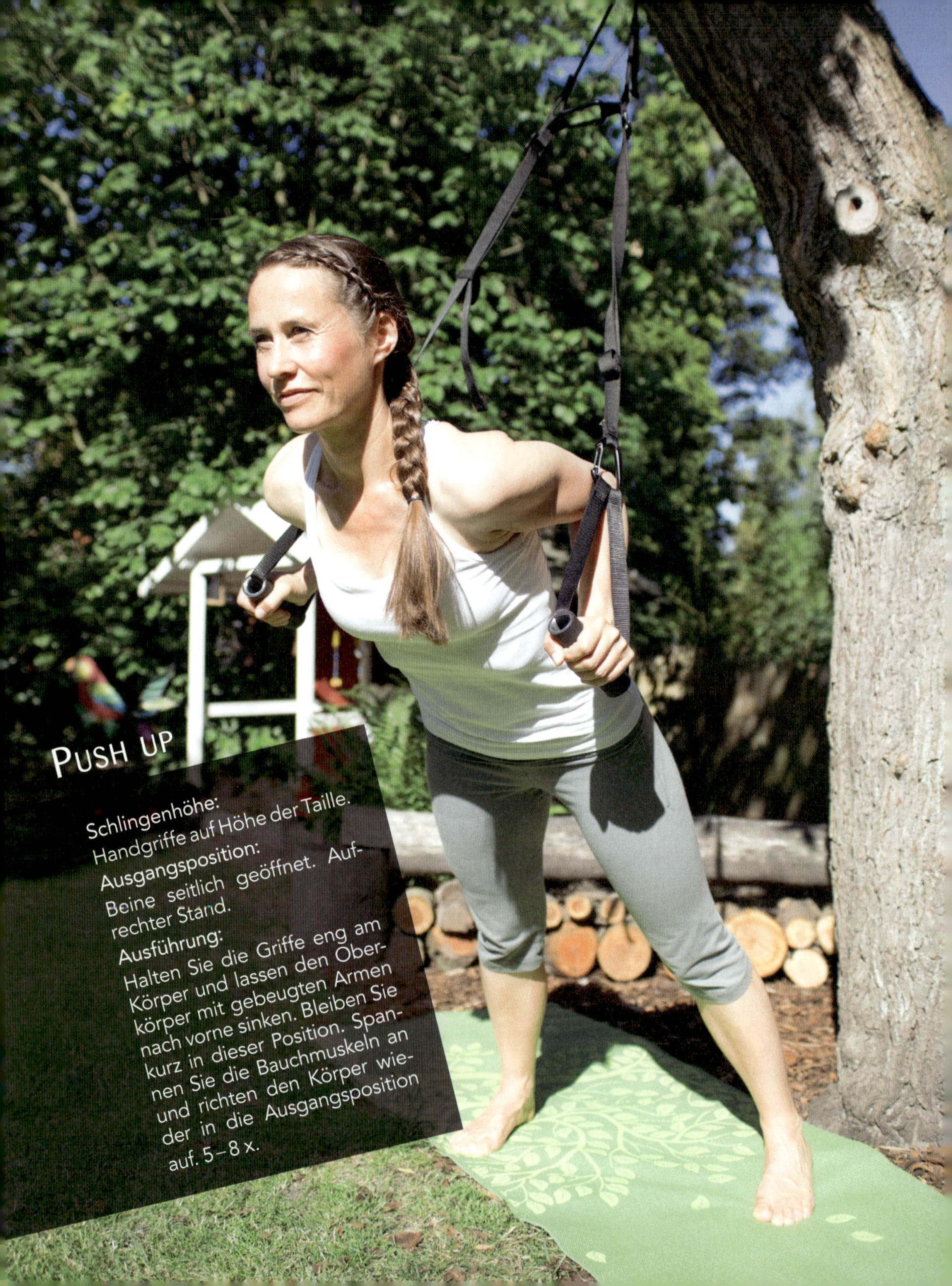

Push up

Schlingenhöhe:
Handgriffe auf Höhe der Taille.

Ausgangsposition:
Beine seitlich geöffnet. Aufrechter Stand.

Ausführung:
Halten Sie die Griffe eng am Körper und lassen den Oberkörper mit gebeugten Armen nach vorne sinken. Bleiben Sie kurz in dieser Position. Spannen Sie die Bauchmuskeln an und richten den Körper wieder in die Ausgangsposition auf. 5–8 x.

Taillenformer

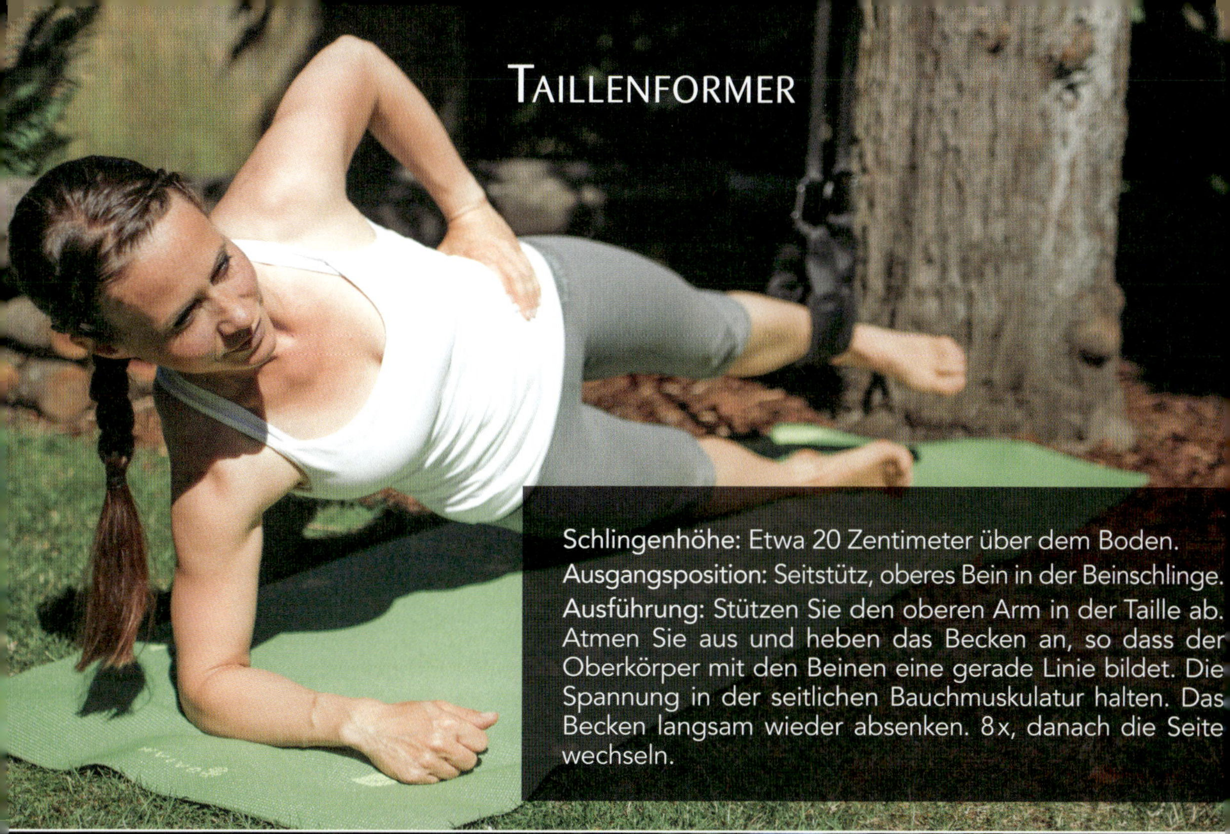

Schlingenhöhe: Etwa 20 Zentimeter über dem Boden.

Ausgangsposition: Seitstütz, oberes Bein in der Beinschlinge.

Ausführung: Stützen Sie den oberen Arm in der Taille ab. Atmen Sie aus und heben das Becken an, so dass der Oberkörper mit den Beinen eine gerade Linie bildet. Die Spannung in der seitlichen Bauchmuskulatur halten. Das Becken langsam wieder absenken. 8x, danach die Seite wechseln.

Stabile Schulter

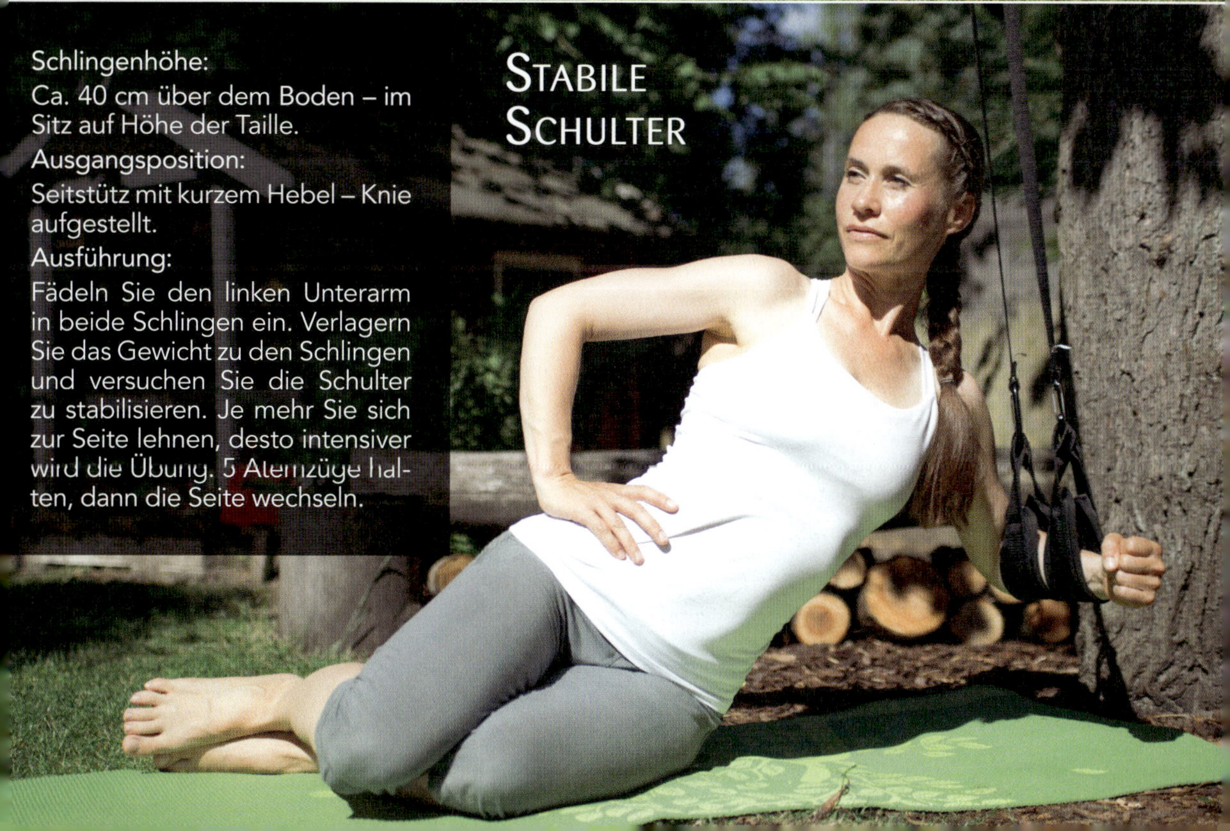

Schlingenhöhe:

Ca. 40 cm über dem Boden – im Sitz auf Höhe der Taille.

Ausgangsposition:

Seitstütz mit kurzem Hebel – Knie aufgestellt.

Ausführung:

Fädeln Sie den linken Unterarm in beide Schlingen ein. Verlagern Sie das Gewicht zu den Schlingen und versuchen Sie die Schulter zu stabilisieren. Je mehr Sie sich zur Seite lehnen, desto intensiver wird die Übung. 5 Atemzüge halten, dann die Seite wechseln.

Starke Körpermitte

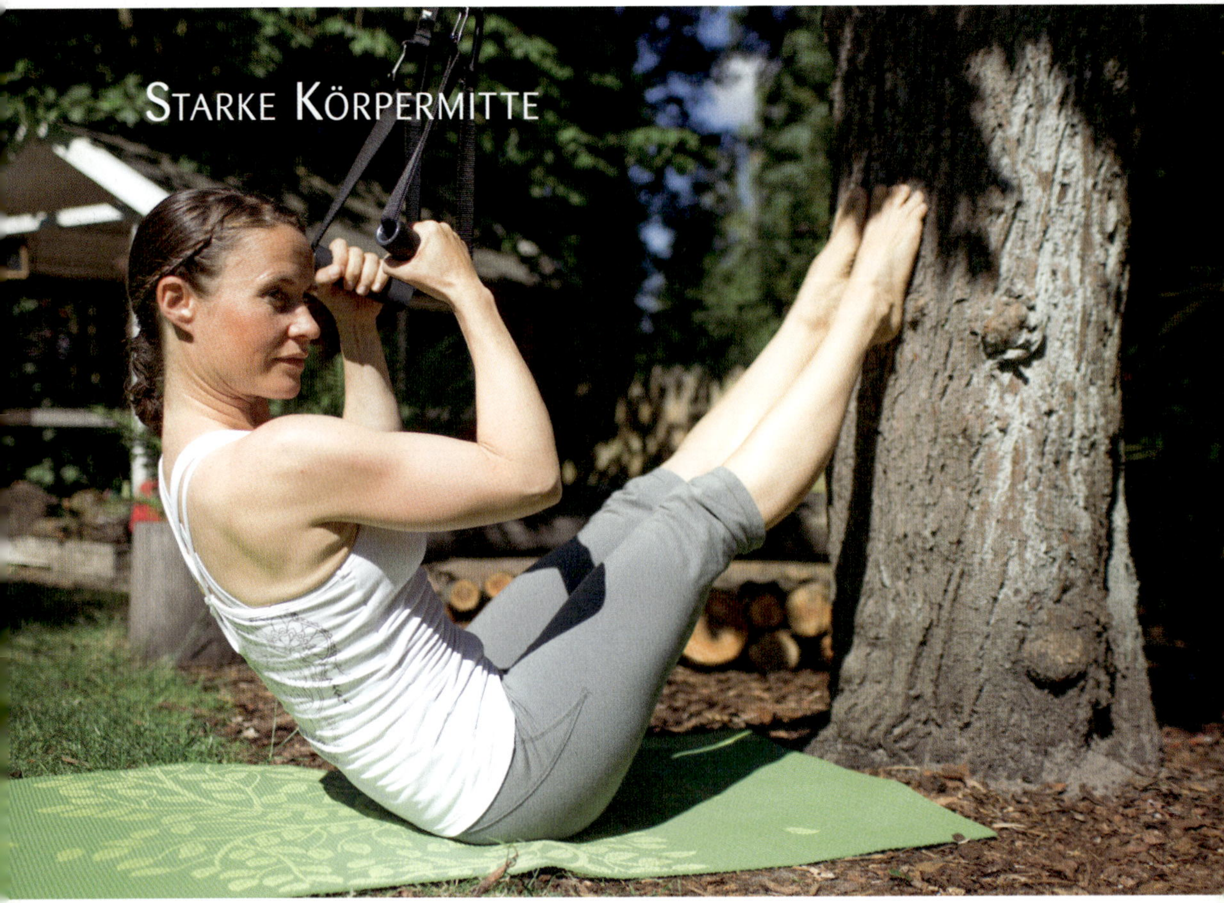

▲ Schlingenhöhe:

Etwa einen Meter über dem Boden – im Sitz auf Stirnhöhe.

Ausgangsposition:

Beide Füße gegen einen Baum stellen. Die Beine sind geschlossen.

Ausführung:

Strecken Sie die Arme und neigen den Oberkörper Richtung Boden. Atmen Sie tief aus, beugen die Arme und ziehen den Oberkörper zum Schlingentrainer, bis der Rücken lang ist und ein aufrechter Sitz als Endposition erreicht wird. 8x wiederholen.

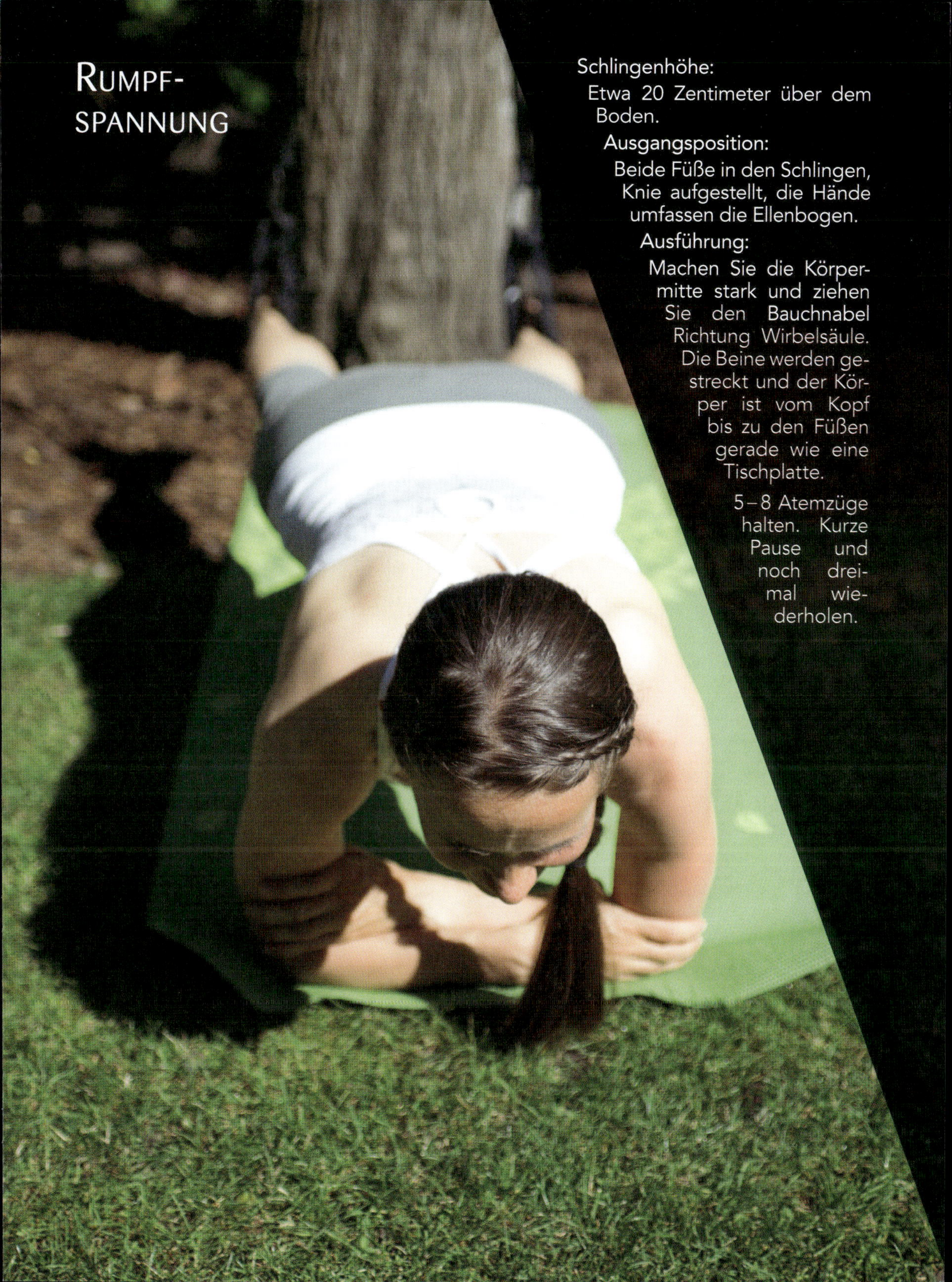

Rumpf-spannung

Schlingenhöhe:
Etwa 20 Zentimeter über dem Boden.

Ausgangsposition:
Beide Füße in den Schlingen, Knie aufgestellt, die Hände umfassen die Ellenbogen.

Ausführung:
Machen Sie die Körpermitte stark und ziehen Sie den Bauchnabel Richtung Wirbelsäule. Die Beine werden gestreckt und der Körper ist vom Kopf bis zu den Füßen gerade wie eine Tischplatte.

5–8 Atemzüge halten. Kurze Pause und noch dreimal wiederholen.

Starker Beckenboden

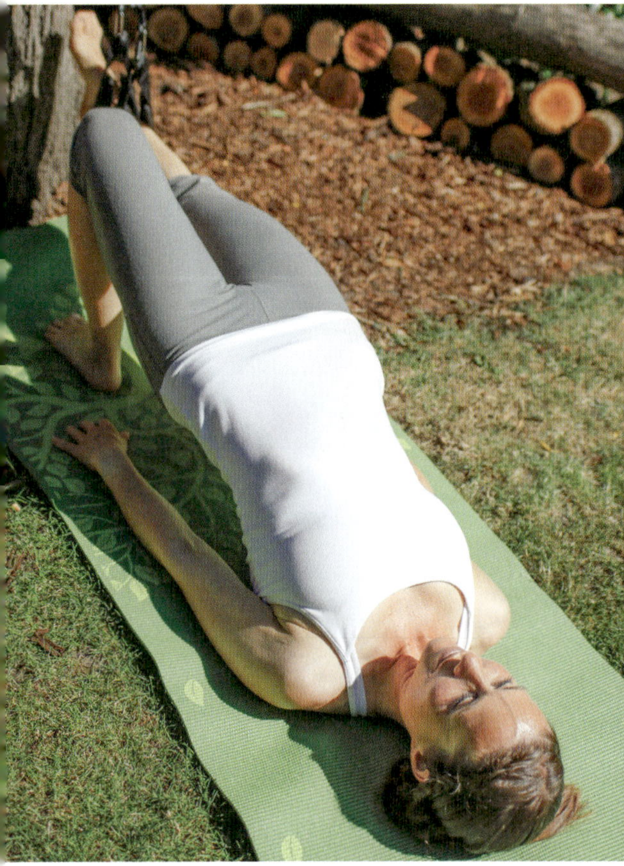

▲ Schlingenhöhe: Etwa 40 Zentimeter über dem Boden.

Ausgangsposition: Ein Bein ist in beiden Schlingen fixiert, das andere aufgestellt – der Rest des Körpers befindet sich in der Rückenlage.

Ausführung: Mit der Ausatmung das Becken heben und die Wirbelsäule langsam aufrichten bis nur noch die Schultern auf der Matte aufliegen. Mit der Einatmung langsam das Becken wieder absenken. Variation: Am obersten Punkt des Beckens das Standbein zum Himmel strecken und kurz halten. 8x, dann die Seite wechseln.

Beine lockern

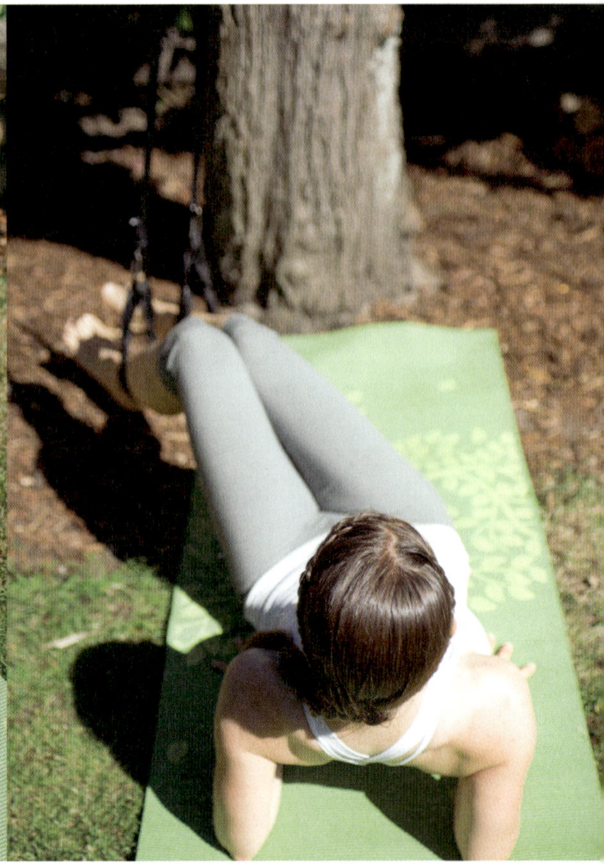

▲ Schlingenhöhe:

Etwa 20 Zentimeter über dem Boden

Ausgangsposition:

Beide Füße in den Schlingen, die Ellenbogen aufstellen und soweit an die Schlingen rutschen, bis die Beine gebeugt sind.

Ausführung:

Aus dem Unterschenkel dynamische Kreise „malen“. 8x rechts herum und 8x links herum.

Gedehnter Bauch

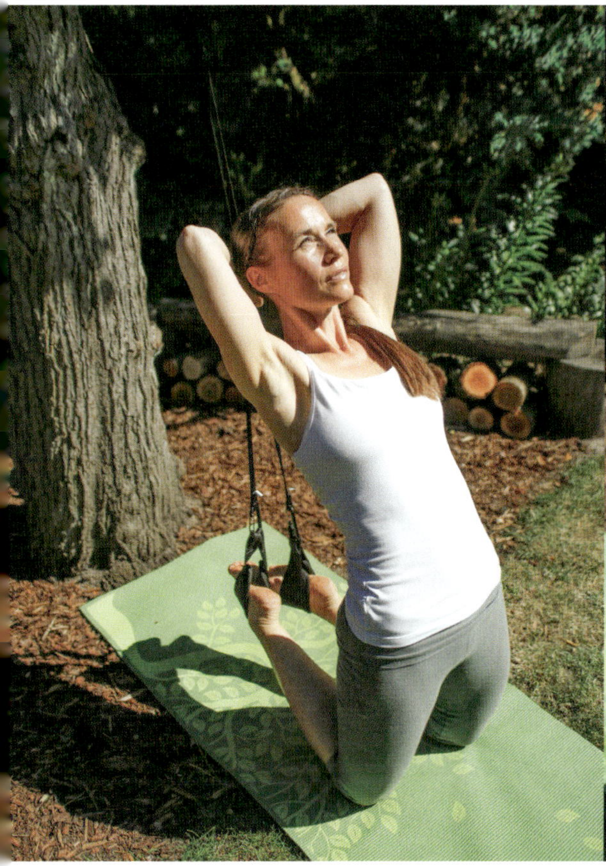

▲ Schlingenhöhe: Etwa 20 Zentimeter über dem Boden. Ausgangsposition:

Beide Füße in den Schlingen, die Knie aufgestellt.

Ausführung:

Schieben Sie das Becken nach vorne und neigen den Oberkörper nach hinten, bis Sie mit den Händen die Seile vom Schlingentrainer greifen können. Das Brustbein heben Sie bewusst nach oben. Die Oberarme bleiben dicht am Körper. 3–5 Atemzüge halten. Spannen Sie bewusst den Bauch an, um den Körper wieder aufzurichten.

Straffer Po

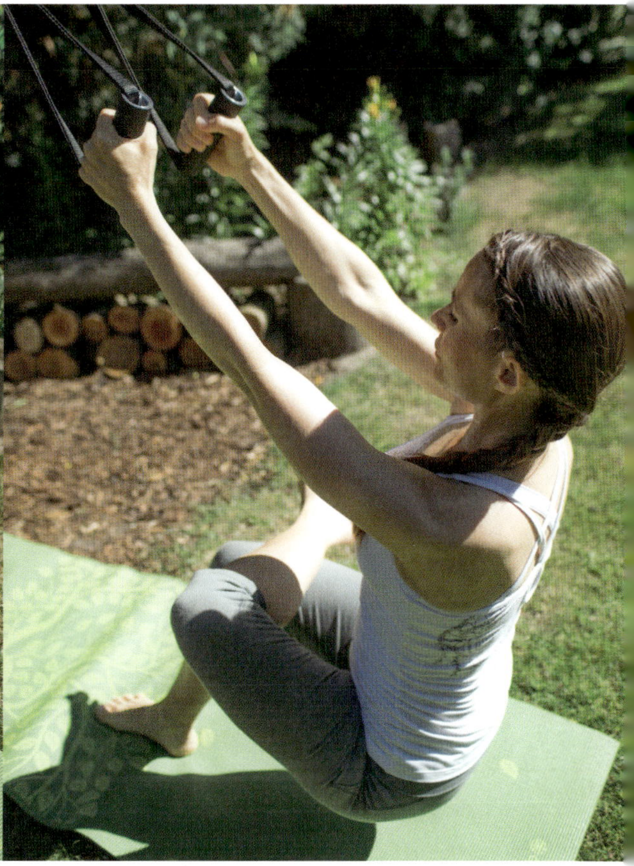

▲ Schlingenhöhe:

Im Stand auf Höhe der Taille.

Ausgangsposition:

Im Stand das linke Bein über den rechten Oberschenkel kreuzen.

Ausführung:

Sinken Sie langsam mit langen Armen Richtung Boden. So tief, wie es angenehm ist. Der rechte Fuß bleibt der Länge nach auf der Matte. 5 Atemzüge halten, danach die Beine wechseln.

Entspannte Schulter

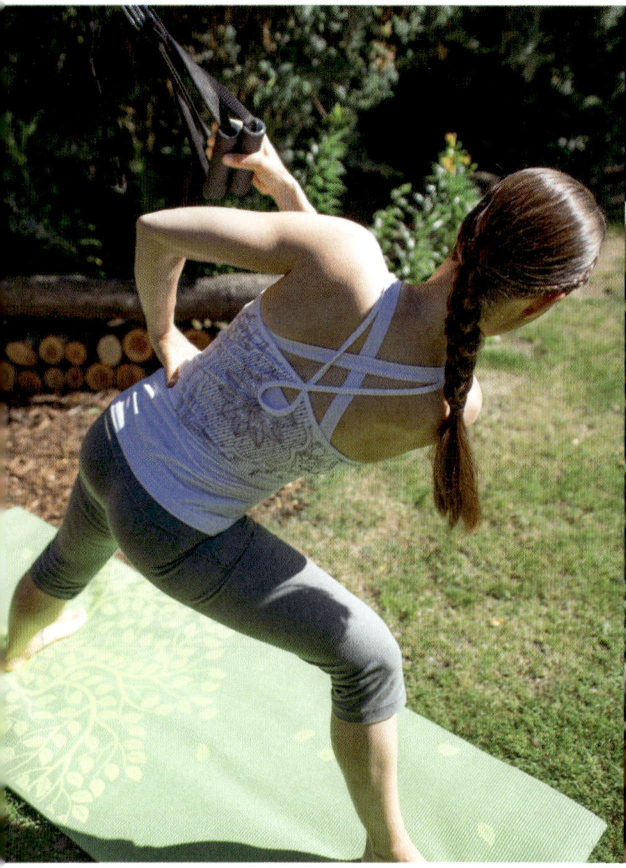

▲ Schlingenhöhe: Im Stand auf Höhe der Taille.

Ausgangsposition: Einen weiten Ausfallschritt mit dem rechten Fuß nach vorne machen. Den linken Fuß quer drehen. Mit der rechten Hand beide Schlingen greifen.

Ausführung: Neigen Sie den Oberkörper seitlich zum Boden, bis Zug auf den Schlingen ist und beugen das rechte Knie. Der rechte Arm bleibt dicht am Körper, die Halswirbelsäule ist neutral in Verlängerung des Rückens. 5 Atemzüge halten, danach die Seite wechseln.

Entspannter Nacken

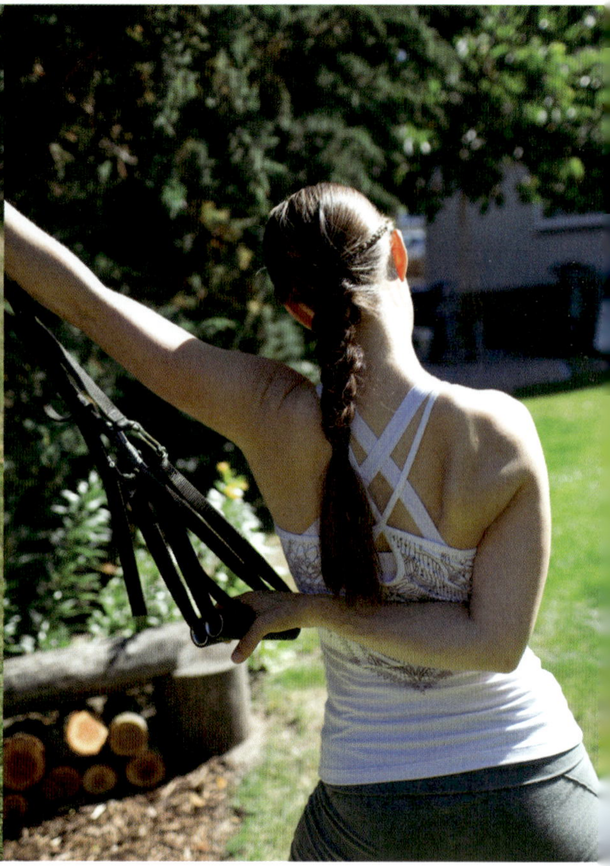

▲ Schlingenhöhe:

Im Stand auf Höhe der Taille.

Ausgangsposition:

Seitlich zum Schlingentrainer einen festen Stand einnehmen. Die rechte Hand greift hinter dem Rücken den Schlingentrainer, die linke Hand greift oberhalb in die Seile.

Ausführung:

Senken Sie die rechte Schulter und neigen den Kopf nach links, bis der Nacken lang ist. 5 – 8 Atemzüge halten, danach die Seite wechseln.

Bahn frei für Meridian-Stretching

(Geeignet für die Blutgruppen A, B, AB, zur Entspannung für A0, 0A) (Nicht geeignet für 0, 0B,B0)

Ralph (Blutgruppe AB) arbeitet in der IT-Branche. Er ist 38 Jahre alt, verheiratet und hat zwei Kinder. Er buchte ein Personaltraining bei mir und suchte ein Ausgleichstraining zum Laufen. Dabei wollte er den Fokus weniger auf die Kraft legen. Vielmehr wollte er den Körper dehnen, weil durch übermütiges *Wettkampf-Laufen* Ermüdungsbrüche und Sehnenreizungen in den Beinen entstanden sind. Sein Körper zwang ihn zu einer Pause. Er fasste ein neues Ziel ins Auge: Ich sollte ihm helfen, mit sanften Übungen die Beine wieder fit zu machen, damit er wieder laufen konnte, denn das Training fehlte ihm sehr. Aufgrund der akuten Verletzungen gab es jedoch wenig Auswahl. Zunächst ging es darum, den Körper so zu bewegen, dass die verletzten Strukturen sanft zur Heilung angeregt werden. Meridian-Yoga schien mir dafür perfekt geeignet. Dabei konnte er sich zentrieren und eine stille Kraft entfalten, die ihn vollständig heilen ließ. Für Ralph waren die Bewegungen zunächst ungewohnt. Durch den Wechsel von An- und Entspannung sowie längerem Verweilen in den Positionen kam er schnell in einen mentalen Entspannungszustand. Nach wenigen Einheiten legten wir den Fokus auf den Kraftaufbau der Beine. Nach zwei Monaten konnte Ralph langsam wieder ins Lauftraining einsteigen. Er hat in dieser Zeit festgestellt, dass Wettkämpfe nicht mehr sein Ziel sind.

Traditionelle chinesische Medizin ist eines der ältesten Heilsysteme der Welt. Sie basiert auf einem wissenschaftlichen System: Der Lehre von der Regulation der Körperfunktionen. Jegliche Abweichungen der Körperfunktionen bedürfen der Behandlung – auch wenn diese Abweichungen in der Schulmedizin noch nicht sichtbar sind. Besonders die Prävention ist deshalb eine der größten Stärken von TCM. Es geht dabei um die Energieform Qi, die Kräfte Yin und Yang, die fünf Wandlungsphasen und die Energieleitbahnen – die Meridiane. Meridiane sind unsichtbar. Sie sind wie ein Flussbett, durch das Energie im gesamten Körper verteilt wird. Diese Energie (Qi) entspringt aus dem Spannungsverhältnis von Yin (weiblich) und Yang (männlich). Besteht ein Ungleichgewicht dieser beiden Kräfte, kann es zu Beschwerden und Krankheit kommen. Nur an ganz bestimmten Punkten gelangen diese Bahnen an die Oberfläche des Körpers. Insgesamt gibt es zwölf Hauptleitbahnen, die durch spezielle Dehnübungen positiv beeinflusst werden können. Während bei der Akupunktur ein einzelner Punkt mit der Nadel behandelt wird, ist es beim Stretching die gesamte Leitbahn. Die Dehnung weitet und öffnet die Energieleitbahnen. Der Energiefluss verbessert sich. Dadurch werden blockierte Meridiane aktiviert und überfüllte können sich entladen. Diese Wirkung wird durch Achtsamkeitsübungen vertieft. Die Konzentration liegt auf der Atmung und innerer Ruhe. Die Elemente unterliegen einem ständigen Kreislauf und sind miteinander verbunden – wie Tag und Nacht oder die Jahreszeiten Winter, Frühling, Sommer und Herbst. Das Holzelement verkörpert den Frühling und alles, was mit Wachstum und Neuanfang zu tun hat. Es bedeutet Veränderung und Kreativität in einer Zeit, in der ein neues Projekt geplant wird. Die Farbe des Holzelementes ist grün – es wird dem Gallenblasen- und Lebermeridian zugeordnet. Die Emotion im Holzelement ist Wut. Diese kann auch eine kreative Energie sein. Wut kann der Ausdruck eines Neuanfangs sein. Das Feuerelement verkörpert den Sommer, welches für Aktivität, Vitalität, Begeisterung und Leidenschaft steht. Die Farbe ist rot – das Feuerelement wird dem Herz- und Dünndarm-Meridian zugeordnet sowie dem Kreislauf-Sexus-Meridian und dem Dreifacherwärmer. Die Emotion im Feuerelement ist Freude und Liebe. Das Element Erde wird dem Spätsommer zugeordnet. Es verkörpert die Reifezeit und Ernte. In dieser Zeit gilt es, die Früchte seiner Arbeit zu ernten und den Erfolg zu genießen. Seine Farbe ist gelb – es wird dem Magen- und Milz-Pankreas-Meridian zugeordnet. Emotionen im Erdelement sind Mitgefühl und Empathie. Das Metallelement steht für den Herbst – die Ernte und Beendigung eines Projektes. Seine Farbe ist weiß. Lungen- und Dickdarm-Meridian gehören zu diesem Element. Seine Emotion ist Trauer. Es geht etwas Wichtiges zu Ende. Zum Loslassen ist die Trauer eine der wichtigsten Emotionen überhaupt. Im Winter ist das Wasserelement vorherrschend. Ruhe und Stille: Das Projekt ist beendet und noch kein neues in Sicht. Jetzt ist die Zeit, um Energie aufzutanken, um im Frühjahr mit neuen Dingen durchzustarten. Seine Farbe ist blau und ihm werden der Nieren- und Blasen-Meridian zugeordnet. Die Emotion im Wasser-Element ist die Angst vor dem Ungewissen.

So geht es:

Atmen Sie generell in der Basisstellung ein und in der Dehnung aus. Verweilen Sie dort einen Moment und atmen weiter drei- bis fünfmal ruhig ein und aus. Besonders tiefes Ausatmen löst Blockaden und angestaute Energien. Machen Sie alle sechs Übungen der Reihe nach hintereinander, um alle Meridiane gleichzeitig anzusprechen. Es geht dabei weniger um Dehnerfolge, sondern vielmehr um den freundlichen Umgang mit sich selbst – das Erkennen der eigenen Grenzen mit einer tiefgehenden Entspannung.

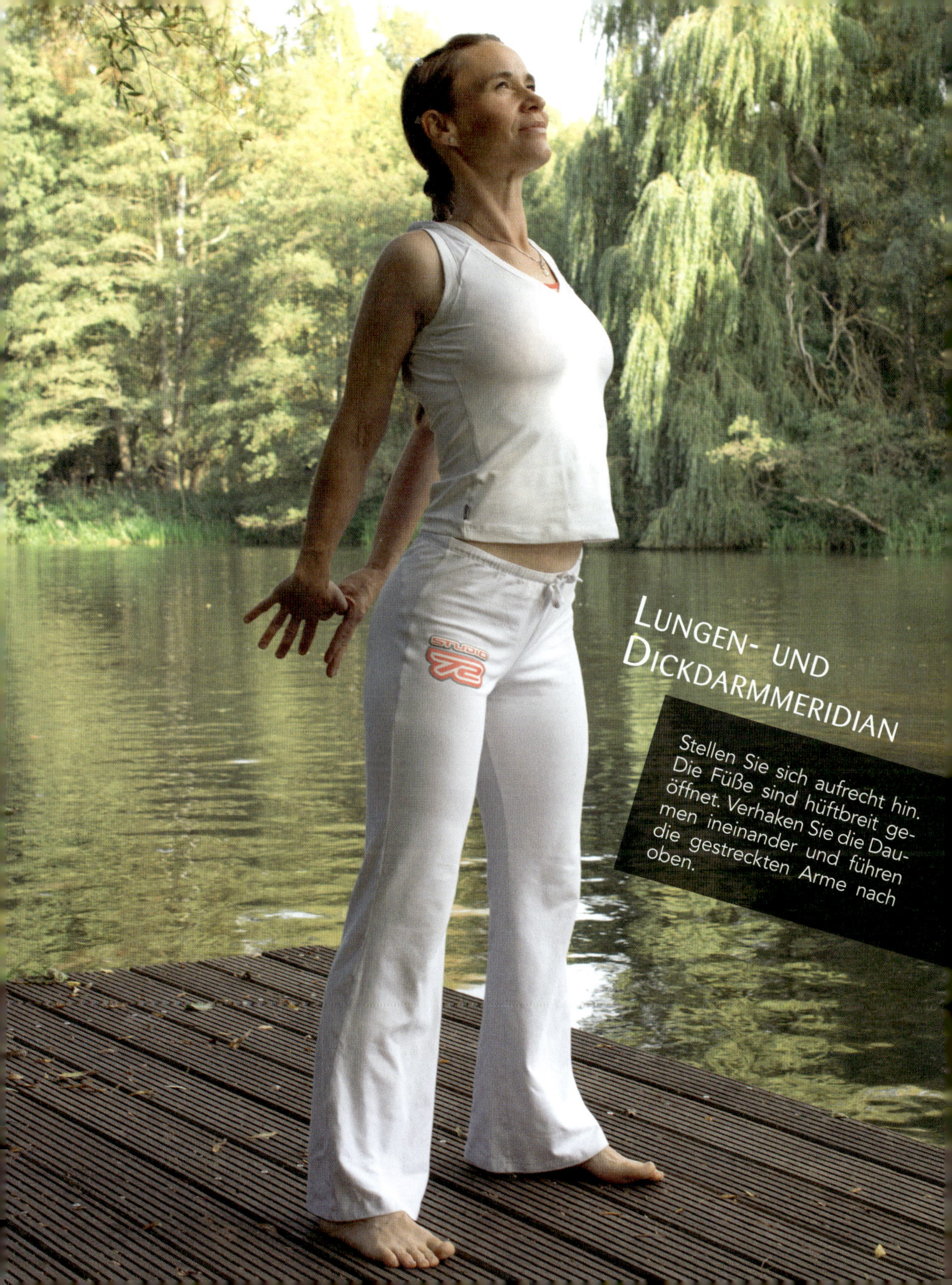

Lungen- und Dickdarmmeridian

Stellen Sie sich aufrecht hin. Die Füße sind hüftbreit geöffnet. Verhaken Sie die Daumen ineinander und führen die gestreckten Arme nach oben.

Element: Metall

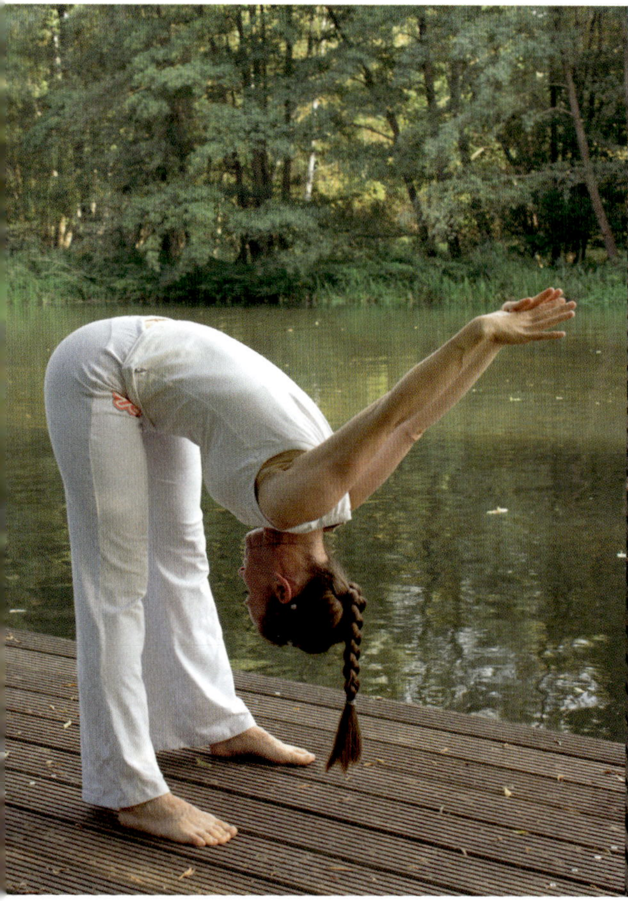

▲ Der Oberkörper neigt sich nun in einer Vorbeuge nach unten. Atmen Sie in dieser Position tief in den Bauch hinein. Entspannen Sie sich. Schwingen Sie ganz leicht ein paar Mal mit dem Oberkörper nach vorne. 5x, dann wieder aufrichten.

Element: Erde

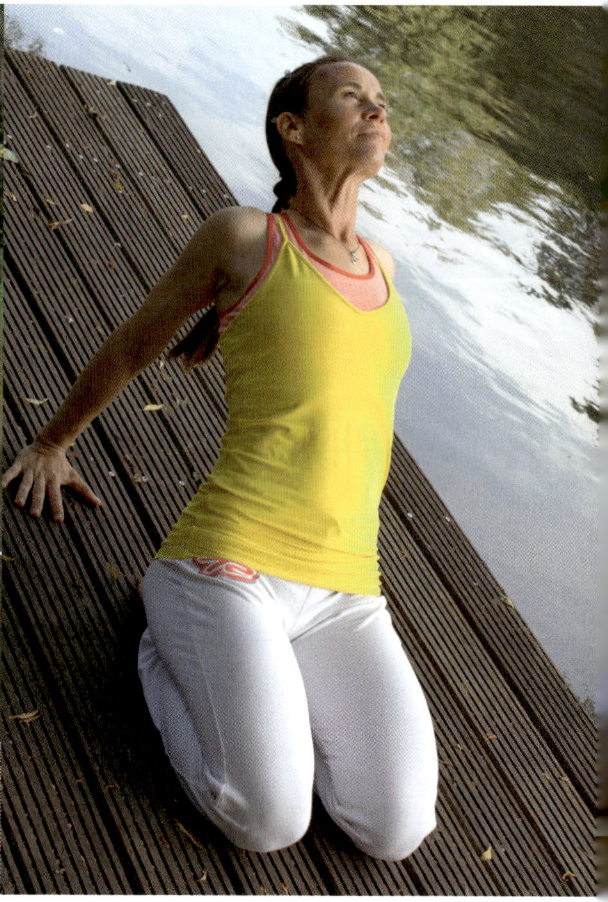

▲ Kommen Sie in den Fersensitz. Die Oberschenkel sind parallel. Beugen Sie sich langsam nach hinten und stützen Sie sich dabei auf die Unterarme. Halten Sie diese Position 5 Atemzüge lang. Wenn die Position schmerzfrei ist, können Sie noch ein Stück weiter nach hinten sinken.

Magen- und Milz-Pankreasmeridian

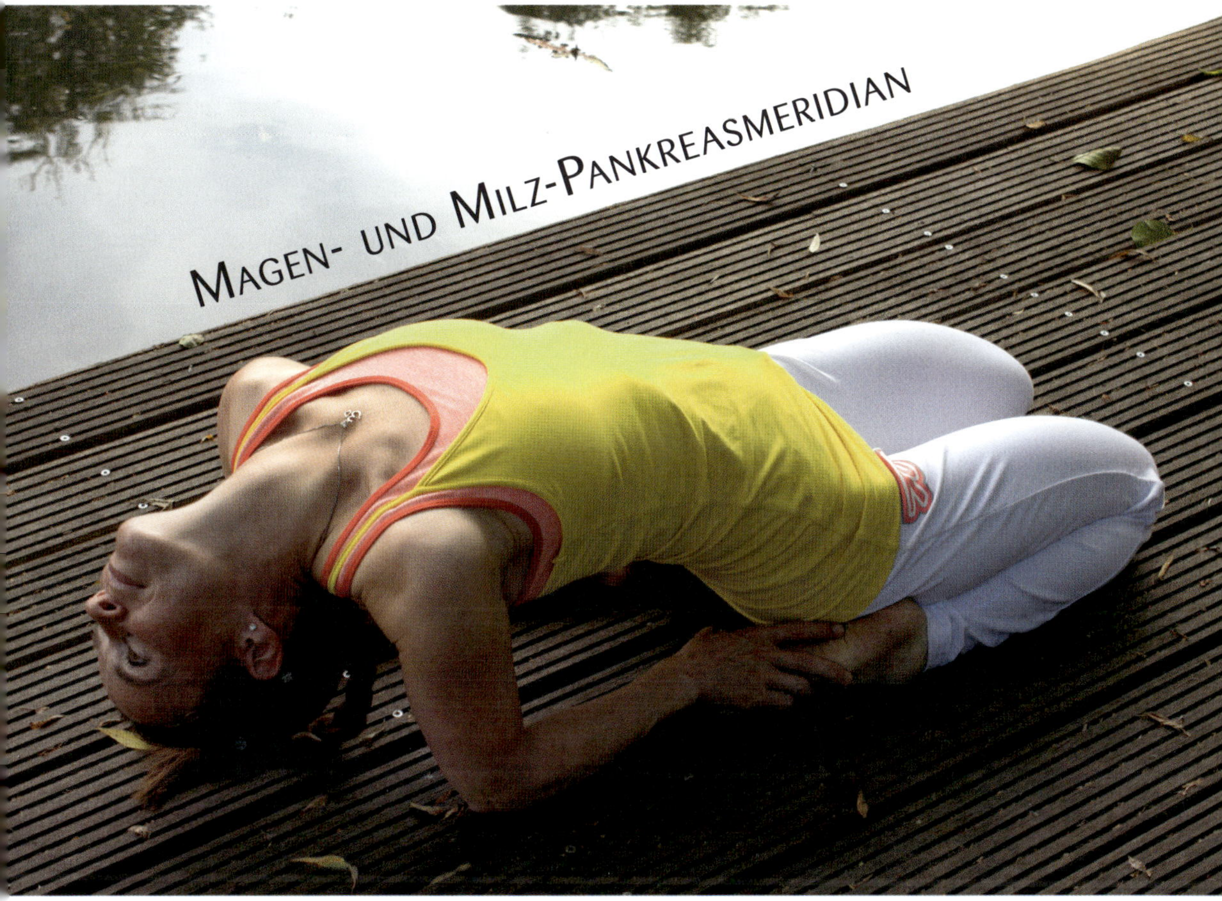

▲ Dazu bilden Sie einen Hohlrücken und legen den Kopf nach hinten. Möchten Sie sich ganz ablegen? Dann ist es einfacher, wenn das Gesäß zwischen den Fersen auf den Boden sinkt. Achten Sie darauf, dass Ihre Knie möglichst zusammen bleiben. Die Arme liegen in dieser tiefen Position entspannt hinter dem Kopf. Gehen Sie nur in die tiefe Position, wenn diese schmerzfrei ist.

Herz- und Dünndarmmeridian

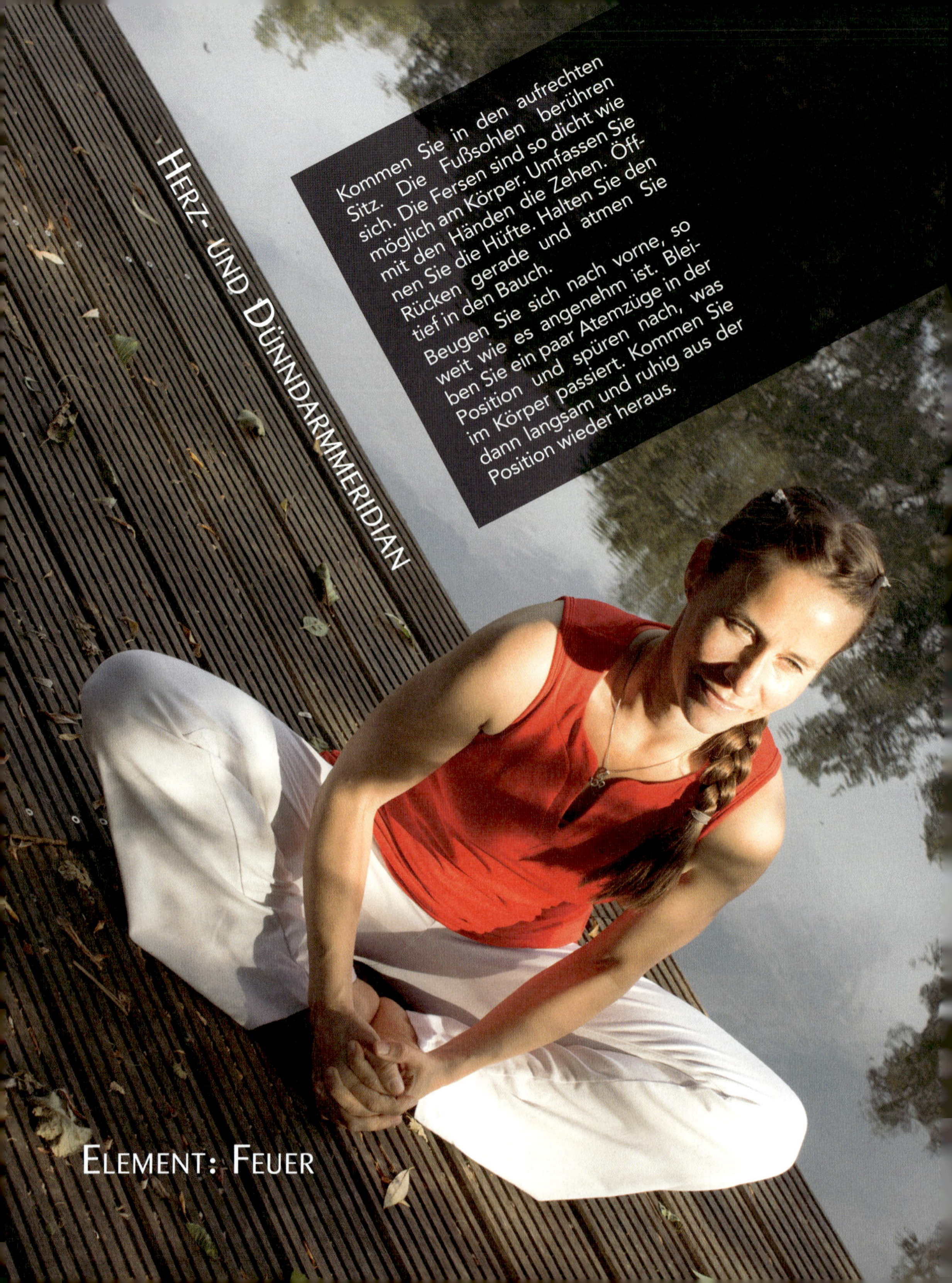

Kommen Sie in den aufrechten Sitz. Die Fußsohlen berühren sich. Die Fersen sind so dicht wie möglich am Körper. Umfassen Sie mit den Händen die Zehen. Öffnen Sie die Hüfte. Halten Sie den Rücken gerade und atmen Sie tief in den Bauch.

Beugen Sie sich nach vorne, so weit wie es angenehm ist. Bleiben Sie ein paar Atemzüge in der Position und spüren nach, was im Körper passiert. Kommen Sie dann langsam und ruhig aus der Position wieder heraus.

Element: Feuer

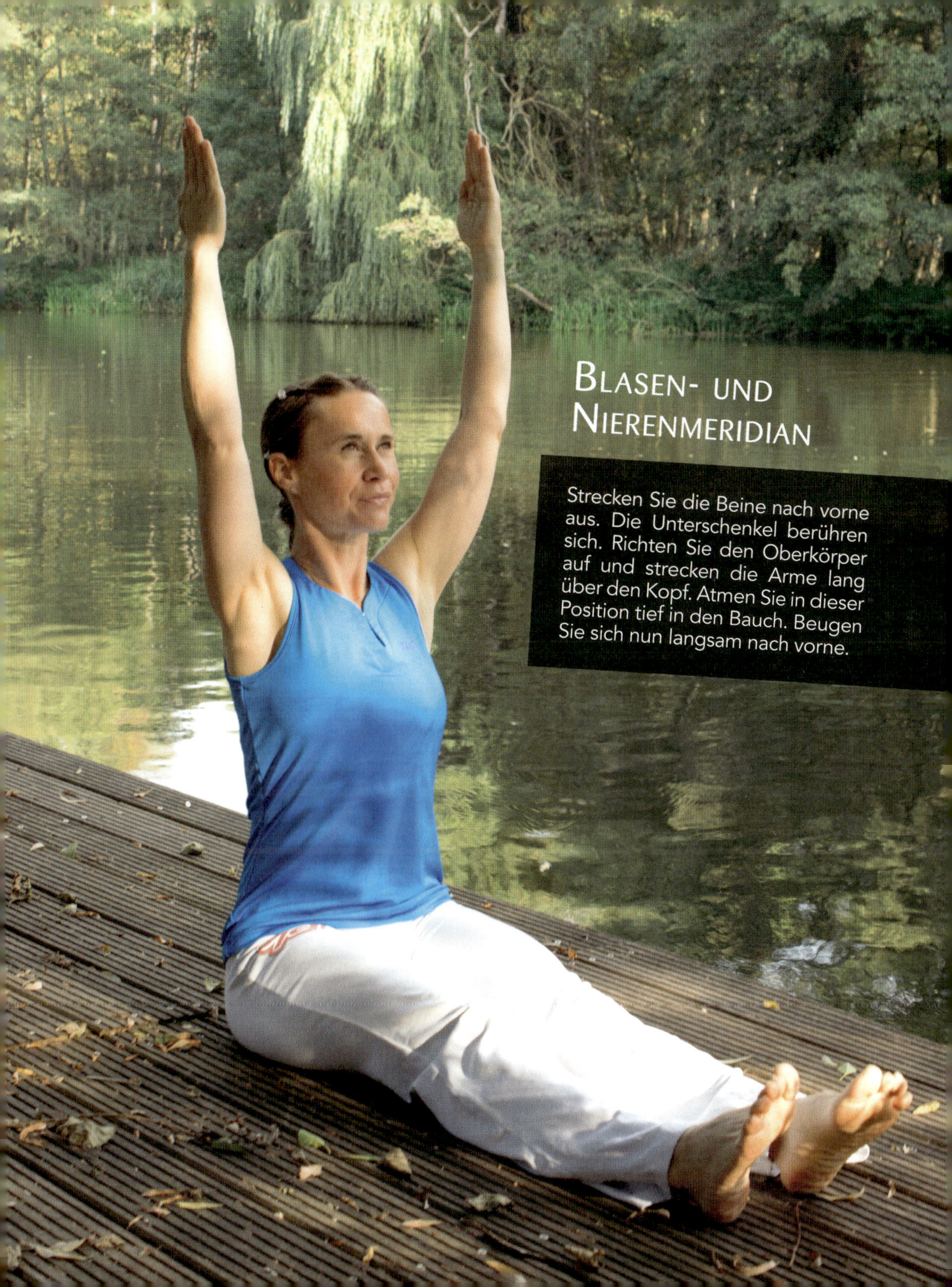

Blasen- und Nierenmeridian

Strecken Sie die Beine nach vorne aus. Die Unterschenkel berühren sich. Richten Sie den Oberkörper auf und strecken die Arme lang über den Kopf. Atmen Sie in dieser Position tief in den Bauch. Beugen Sie sich nun langsam nach vorne.

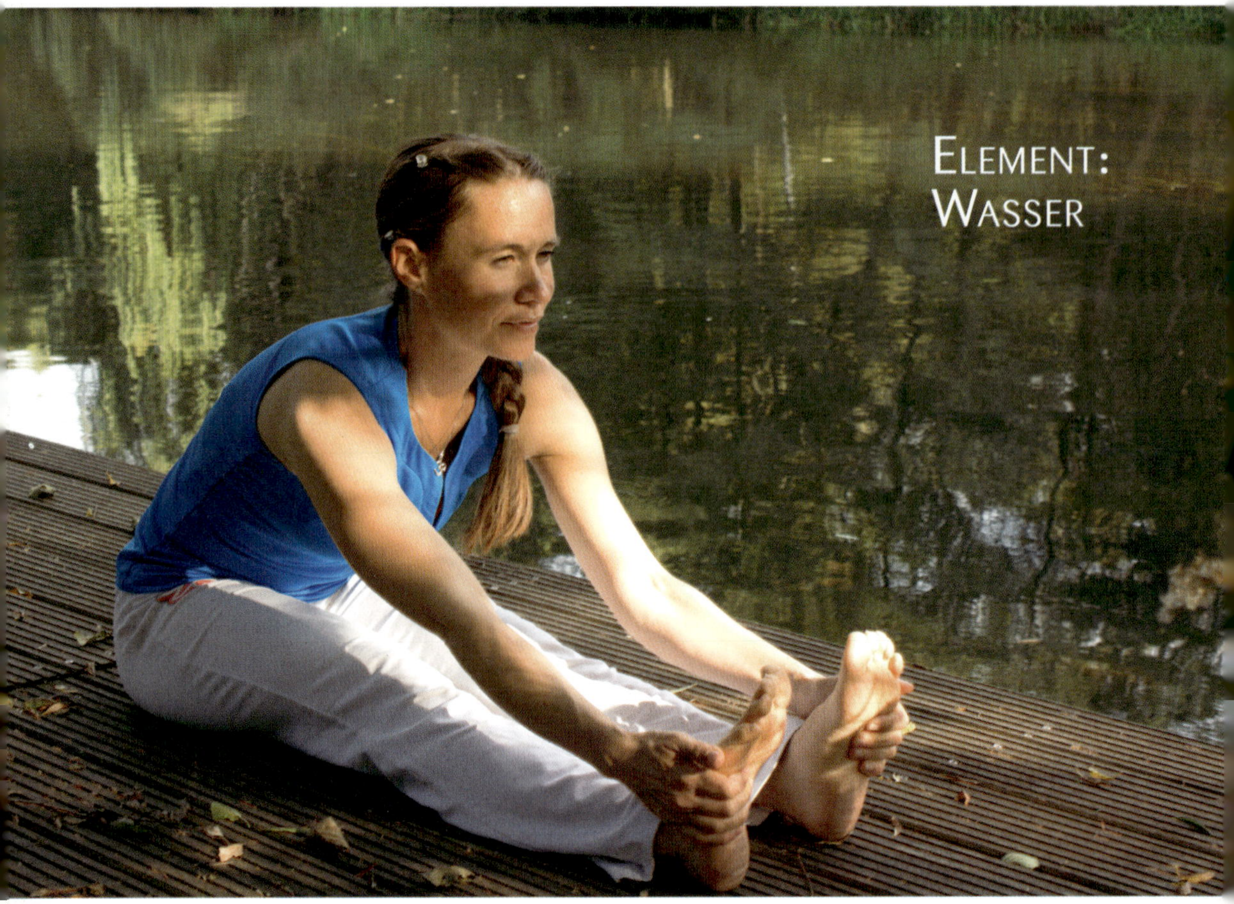

▲ Die ausgestreckten Hände bewegen sich in Richtung der Zehen. Fassen Sie den Unterschenkel oder die Zehen – je nachdem, was Sie greifen können. Der Rücken bleibt lang. Halten Sie die Beine gestreckt am Boden und atmen Sie weiter tief in den Bauch.

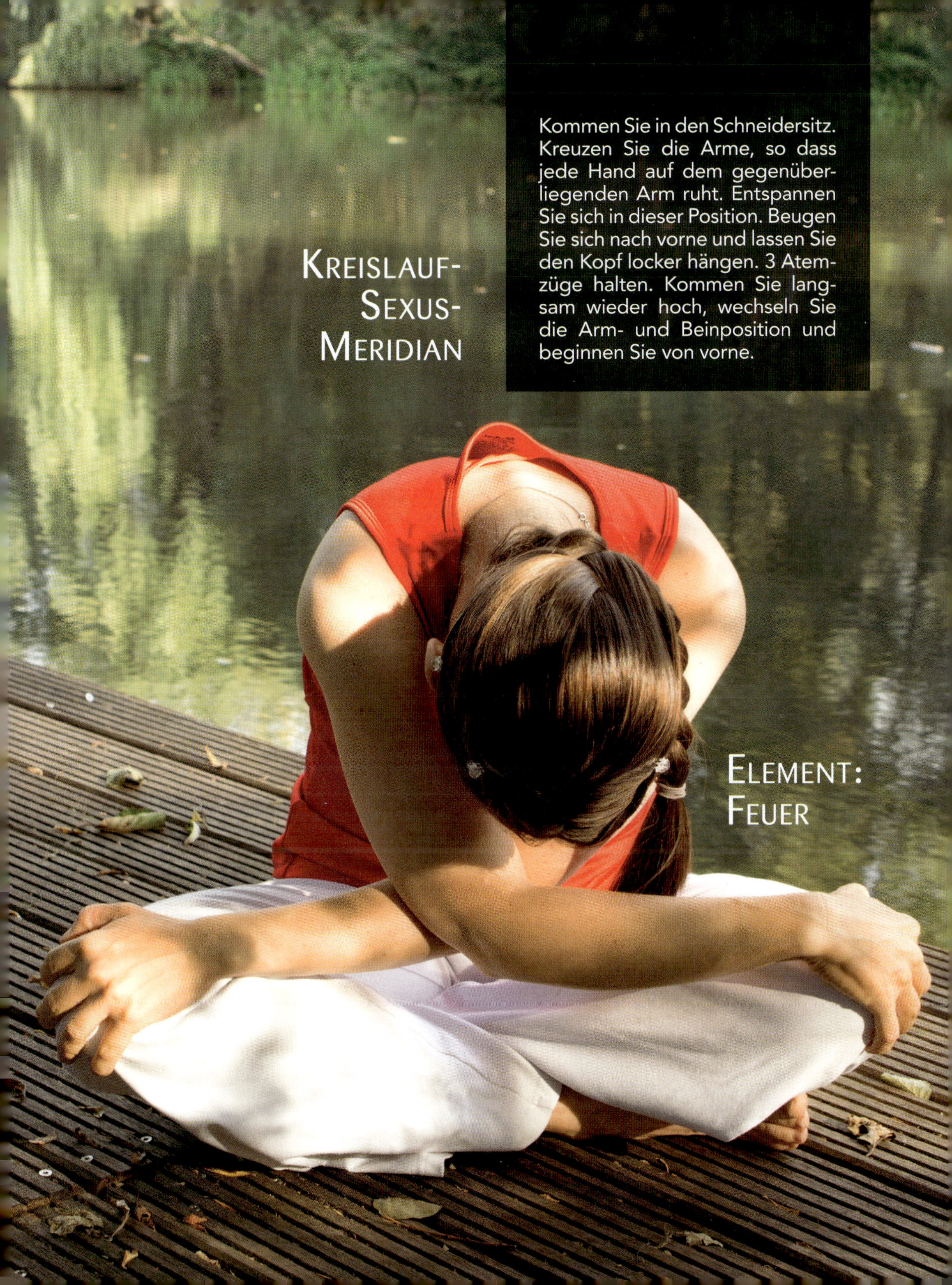

Kreislauf-Sexus-Meridian

Kommen Sie in den Schneidersitz. Kreuzen Sie die Arme, so dass jede Hand auf dem gegenüberliegenden Arm ruht. Entspannen Sie sich in dieser Position. Beugen Sie sich nach vorne und lassen Sie den Kopf locker hängen. 3 Atemzüge halten. Kommen Sie langsam wieder hoch, wechseln Sie die Arm- und Beinposition und beginnen Sie von vorne.

Element: Feuer

LEBER- UND ...

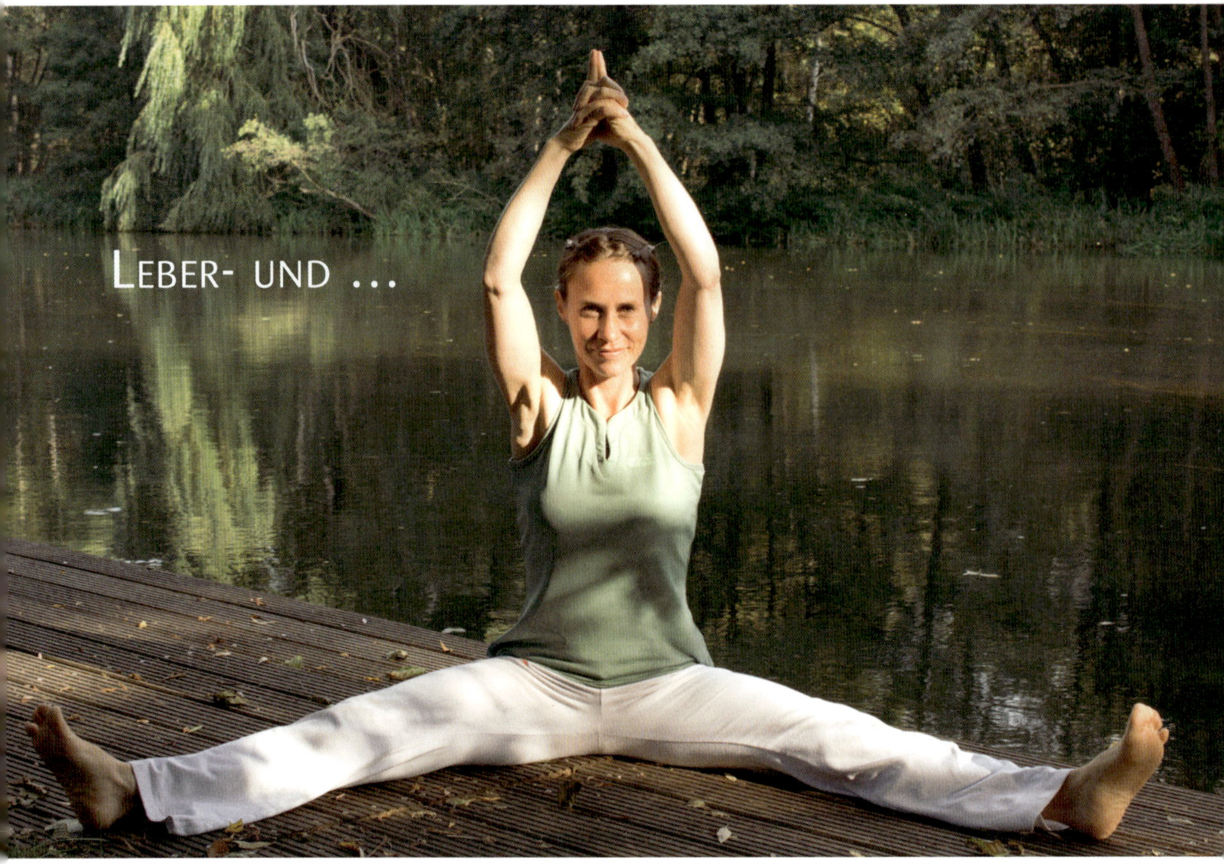

▲ Sitzend öffnen Sie die Beine zur Seite. Heben Sie die Arme nach oben und schließen die Hände. Beide Zeigefinger zum Himmel strecken.

Öffnen Sie die Arme und beugen den Oberkörper nach links. Atmen Sie bewusst in die gestreckte rechte Seite.

… Gallenblasenmeridian

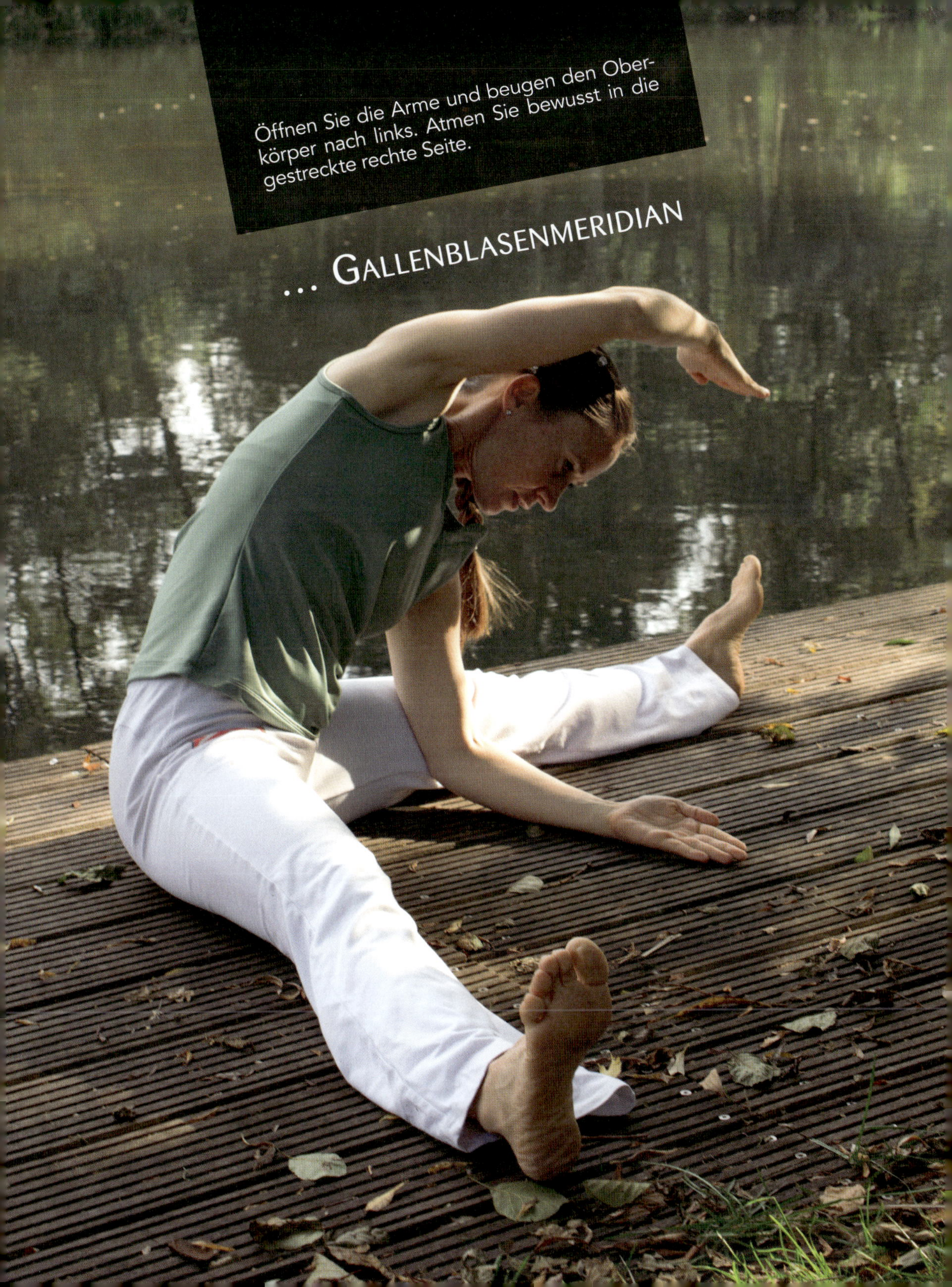

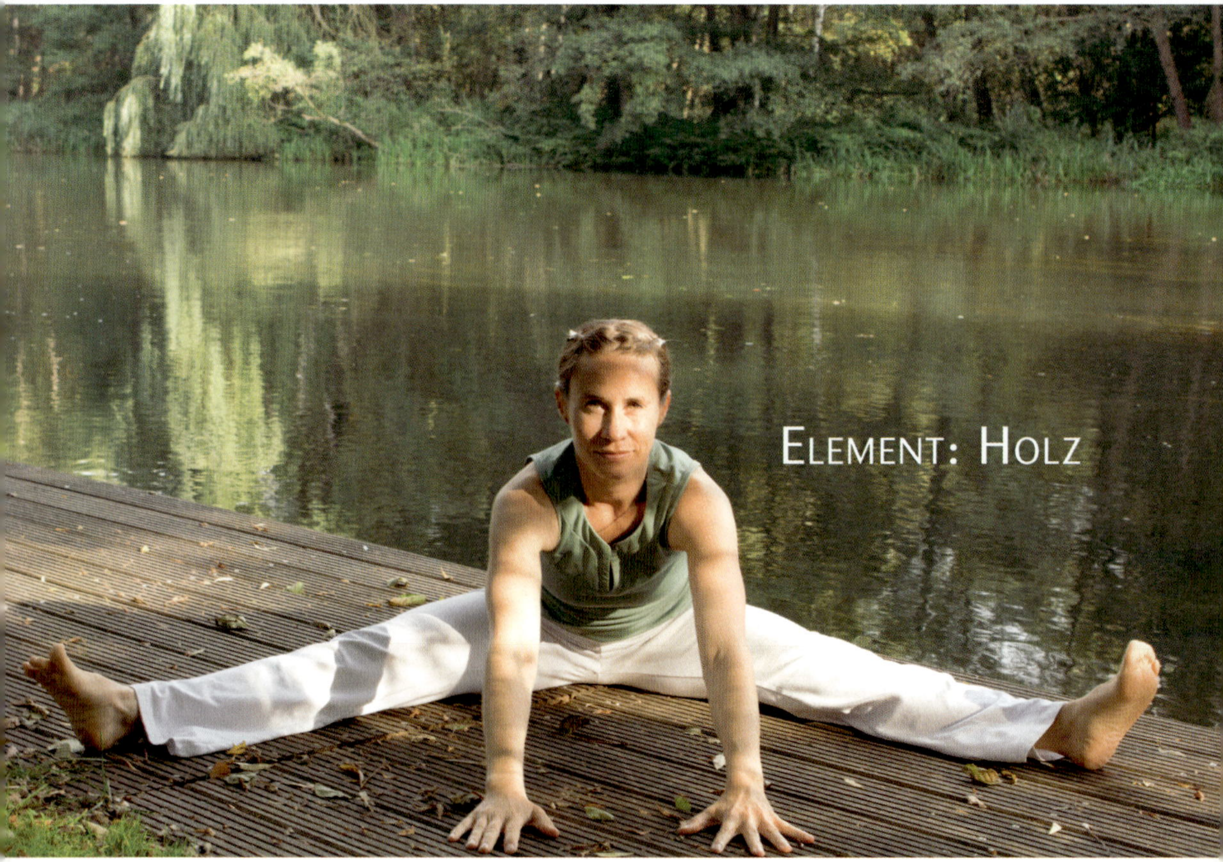

Element: Holz

▲ Mit der Einatmung richten Sie sich wieder auf und beugen den Oberkörper nach vorne – in die Mitte.

Dann wieder mit der Einatmung aufrichten und den Oberkörper zur rechten Seite beugen. Atmen Sie bewusst in die Flanken. Mit der Einatmung zurück in die Mitte. Alles von vorne wiederholen 5x. Nun beginnen Sie alles von vorne, von der ersten Übung bis zur letzten, insgesamt 3x.

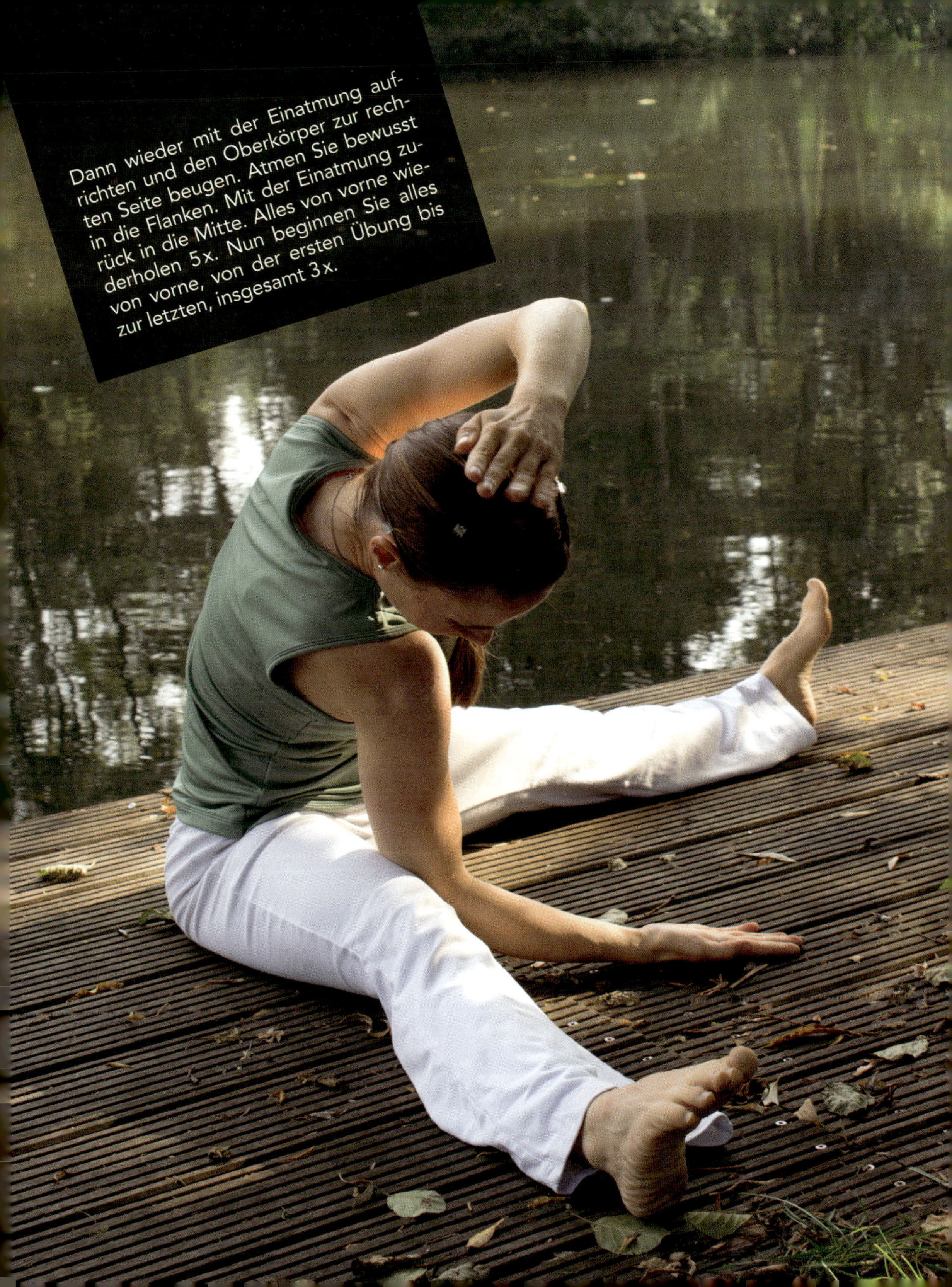

Wie Bienchen einen Netzwerker beglücken können

(Geeignet für die Blutgruppen A, B und AB) (nicht geeignet für die Blutgruppe 0)

Als ich die Bienenatmung zum ersten Mal in meinem Yogakurs anleitete, brachen alle Teilnehmer in schallendes Gelächter aus. Mit Einsetzen des *männlichen* Bienentones konnte auch ich mich vor Lachen kaum halten. In diesem Moment habe ich an eine Hummel gedacht, die abstürzt. Die konzentrierte Atmosphäre war vollkommen zerstört. Minutenlang haben wir uns geschüttelt. Wir setzten noch ein zweites Mal an und wieder bekam ich einen Lachkrampf. Dabei hatte ich zu Hause bereits mehrmals diese Übung praktiziert und die Vorteile für mich selbst genutzt. Doch ich war mir sicher, dass es klappen würde, wenn der richtige Zeitpunkt dafür gekommen wäre. Tatsächlich ist neben herzlichem Lachen diese Atemtechnik für die Blutgruppen A, B und AB ein effektives Mittel, um Stress durch entspannte Vibrationen zu verscheuchen. Ich würde Ihnen diese Technik nicht vorschlagen, wenn sie nicht wirklich funktionieren würde. Mein Tipp für die Praxis: Schließen Sie die Tür ab und üben Sie allein! Die Atmung mit Bienensummen wird Bhramari genannt. Ihren Namen hat die Technik von einer schwarzen indischen Bienenart. Das Bienensummen ist eine der besten und schnellsten Techniken, um den Geist von Wut, Aufregung, Frustration oder Angst zu befreien. Dazu wirkt Brhamari schnell und effektiv bei negativem Stress. Migränesymptome werden gelindert und die Konzentration verbessert. Durch das Summen beim Ausatmen entsteht in allen Resonanzräumen wie Kopf, Nacken und Brustraum eine starke Vibration. Dadurch verbessert sich die Durchblutung im Gewebe und der AB-Typ spürt ein angenehmes Kribbeln in Kopf, Nacken und Brustraum. Besonders entspannend wirkt das Bienensummen auf den Geist. Es lindert Nervosität und die typische innere Unruhe, die den Netzwerker zappeln lässt. Hatha-Yogis behaupten, dass eine schnelle Einatmung den Summton einer männlichen Biene hervorbringt und eine langsame Ausatmung an das Summen einer weiblichen Biene erinnert. Aber wie atmet man nun ein und erzeugt dabei einen männlichen Bienenton? Tatsächlich ist ein sanfter weiblicher Bienensummton einfacher zu erzeugen als der kraftvolle männliche Part beim Einsaugen der Luft.

▶ Versuchen Sie es so: Nehmen Sie eine bequeme und aufrechte Sitzhaltung ein. Schließen Sie Augen und Mund. Nehmen Sie die Zeigefinger auf die jeweiligen Ohrknorpel zwischen Wange und Ohrmuschel. Atmen Sie tief durch die Nase ein. Mit der Ausatmung drücken Sie sanft und rhythmisch auf den Ohrknorpel und erzeugen innerlich ein summendes Geräusch, das einer Biene gleicht. Wählen Sie für das Summen eine hohe Tonlage. Erzeugen Sie nun auch mit der Einatmung das tiefere Summen einer männlichen Biene. Nach ein paar Atemzügen kommen Sie in einen fließenden Atemrhythmus. Wiederholen Sie die Technik – drei bis sechs Atemzüge lang. Am Schluss halten Sie die Augen geschlossen und horchen Sie in Ihren Körper hinein. Wie fühlen Sie sich? Was machen die Gedankenströme? Spüren Sie die Stille in Ihrem Körper? Das Bienensummen kann auch in Rückenlage praktiziert werden. Dabei ist es nicht nötig, die Zeigefinger auf die Ohrknorpel zu drücken. Am besten drei bis viermal pro Tag üben, wenn Sie der Stress plagt.

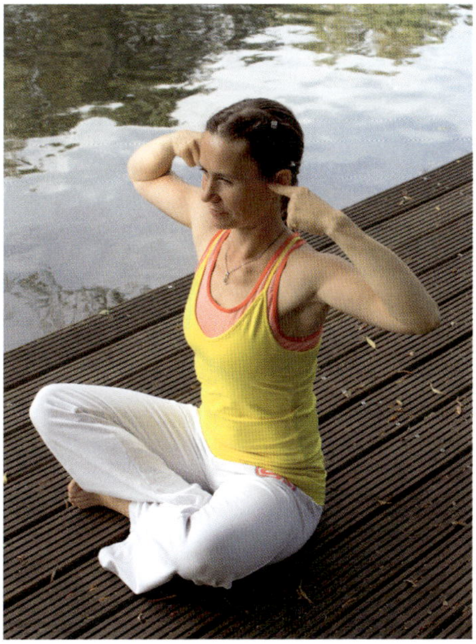

Bewusst schlafen für mehr Netzwerkpower

(Geeignet für alle Bluttypen – für den 0-Typ reichen zehn Minuten)

„Vor dem Schlafen habe ich Angst.“, erzählte mir Sonja (Blutgruppe AB). Sonja ist Mitte Vierzig. Sie steckt in einer Lebenskrise. Ihre Kinder sind im Teenageralter. Plötzlich hat sie wieder mehr Zeit für sich neben der Arbeit. Dabei kommt Sonja ins Grübeln: Welche Dinge müssen verändert werden und was macht unglücklich? Existenzängste bereiten Sonja im Moment große Sorgen. Sie ist sehr ehrgeizig im Job, hat eine Führungsposition und eckt bei ihren Kollegen mit ihrer sturen Art oft an. Hinzu kommt die Angst, ihren Partner zu verlieren. Ihr Mann hat sich in eine Kollegin verliebt. Deswegen hat er sich in der letzten Zeit von seiner Frau innerlich abgewendet. Sonja hat verzweifelt um seine Zuwendung gekämpft. Dieser ganze emotionale Stress hat sie aus ihrer Mitte gebracht und das Nervensystem belastet. Nun hat Sonja Schwierigkeiten mit dem Ein- und Durchschlafen. Stundenlang liegt sie im Bett und wälzt Probleme. Kurz bevor der Wecker klingelt, nickt sie ein. Nur sehr schwer kommt Sonja morgens aus dem Bett. An nächtliche Erholung kann sie sich schon gar nicht mehr erinnern. Sonja sollte wieder *lernen*, richtig tief und fest zu schlafen. Aber vor allem musste sie sich auf sich selbst besinnen, um ihren Ängsten vor Liebesverlust tief zu begegnen. Dies ist der Moment, in dem sie sich selbst annimmt, liebt und lernt, ihren Mann loszulassen, damit er eventuell freiwillig zu ihr zurückkommt. Im Falle einer Trennung, könnte sie entspannter mit der Situation umgehen.

Oft ist der AB-Typ mit seinen Gedanken in der Vergangenheit oder in der Zukunft. Er versucht, aus der Vergangenheit zu lernen und malt sich eine bessere Zukunft aus. Aber genau dieser Moment im Hier und Jetzt ist es, der ihn von seinen Ängsten und Sorgen befreit. Den Körper komplett loszulassen, fällt vielen Menschen sehr schwer. Besonders der AB-Typ hat Angst, die Kontrolle zu verlieren. Diese Entspannungsphase ist für ihn jedoch sehr wichtig. Fällt sie weg, kommt er am nächsten Tag nur schwer aus dem Bett. Seine Batterien sind nur halb gefüllt. Daher ist eine bewusste Tiefenentspannung der perfekte Abschluss jeder Sporteinheit. *Yoga Nidra* ist eine der effektivsten Techniken, um den Körper schnell in einen gesteuerten Schlafzustand zu bringen. Negativer Stress wird abgebaut, Körper und Geist werden tiefgreifend entspannt und regeneriert. Die Schwingung der Muskulatur wird verringert. Dadurch lösen sich festsitzende Blockaden und schmerzhafte Verspannungen. Das bringt auch dem Geist mehr Gelassenheit und Harmonie.

Yoga Nidra stammt aus Indien und wurde von Swami Satyananda Saraswati entwickelt. Die Grundlage sind Tantra- und Yogatechniken. Es ist eine andere Art Meditation, die unabhängig von einer Kultur oder Religion durchgeführt werden kann. Yoga Nidra ist ein dynamischer, bewusster Schlaf, mit dem man abtaucht in die ganz große Leere. Dieses *zur*

Ruhe kommen verändert die mentalen Muster. Es ist ein Zustand zwischen Traumschlaf und Wachsein. Dieser Zustand folgt einem bewussten Muster im Gehirn, welcher dem Alpha-Zustand entspricht. Dafür muss sich die Frequenz der Gehirnwellen ändern. Im Wachzustand ist das Gehirn ständig mit der Verarbeitung von Sinneseindrücken aus äußeren Gegebenheiten beschäftigt. Die Frequenz der Gehirnströme bewegt sich zwischen 14 und 20 Hertz (Beta-Wellen). Das ist schnell. Im Tiefschlaf liegt diese Frequenz zwischen 0,5 und 4 Hertz (Delta-Wellen). Diese niedrige Frequenz wird nur erreicht, wenn es überhaupt keine mentalen Aktivitäten im Gehirn gibt. Der Kopf ist vollständig geleert. Im Traumschlaf tritt das Unterbewusstsein hervor bei einer Frequenz von 8 – 14 Hertz (Theta-Wellen). Zwischen den Beta- und den Thetawellen liegt auch die Frequenz von Yoga Nidra-Wellen (Alpha-Wellen). In der Psychologie wird dies *hypnagogischer Zustand* genannt. Alpha-Wellen entstehen nicht nur beim Yoga Nidra, sondern auch kurz vor dem Einschlafen und kurz vor dem Aufwachen. Geübte Menschen können den Alpha-Zustand auch im Alltag erleben, wenn sie sich im Flow befinden, wobei sie weder Zeit noch Raum spüren. Forscher am Kennedy Institut in Kopenhagen haben mittels PET-Scanner und EEG herausgefunden, dass Personen im Yoga Nidra in einem meditativen Zustand verweilen, der das Gehirn maßgeblich beeinflusst. Yoga Nidra ist bewusste Entspannung, weil der Mensch die Kontrolle darüber hat. Dieser hohe Zustand der Konzentration erfordert jedoch keine Anstrengung im Gehirn, im Gegenteil: Die Personen sind von Anfang bis Ende vollkommen entspannt. Yoga Nidra ist ein sehr tiefer und stabiler Zustand, der bewusst gelenkt werden kann. Die Aktivität des Gehirns ist dadurch jederzeit beeinflussbar und kann gesteuert werden. Das Beste daran: Dieser entspannte Zustand hält noch mehrere Stunden an und kann sich günstig auf den Rest des Tages auswirken. Bereits nach 10 Minuten fühlt sich der AB-Typ erfrischt wie nach drei Stunden Tiefschlaf. Die Technik ist einfach zu erlernen, erfordert allerdings ein wenig Übung, wenn es um das Loslassen des Körpers geht. Das gesamte Gewicht soll mit dem Boden verschmelzen, bis ein Gefühl der Schwerelosigkeit entsteht und der Körper nach einer gewissen Zeit gar nicht mehr wahrgenommen wird. Durch das Loslassen wird bewusst der physische Tod *geübt*. Menschen mit schwerwiegenden psychischen Problemen sollten daher Yoga Nidra nur unter fachkundiger Anleitung üben, da sich sonst Panikattacken einstellen können. Um in die tiefsten Ebenen des Seins zu gelangen, sollten Sie systematisch vorgehen:

In der Vorbereitungsphase nehmen Sie die Grundhaltung *Shavasana* ein. Sie liegen auf dem Rücken, die Arme sind leicht abgespreizt, die Handflächen zeigen nach oben, die Füße fallen entspannt zur Seite. Schließen Sie die Augen. Zunächst wird nur der Körper wahrgenommen und tief in den Bauch geatmet. Mit der Wahrnehmung kreisen Sie dann langsam durch den Körper. Stellen Sie sich vor, Sie atmen über die Fußinnenseiten ein, über die Außenseiten aus, so dass beide Füße in den Boden sinken. Wiederholen Sie gedanklich die

Namen der Körperteile. Das Gehirn führt den Körper damit in eine vollkommene Entspannung in dieser Region. Gehen Sie Stück für Stück durch den Körper von unten bis nach oben zum Kopf. Sie können sich auch Empfindungen vorstellen wie kalt und heiß oder hell und dunkel, schwer und leicht. Wenn Sie komplett durch sind, fühlen Sie in den Körper hinein. Der gesamte Energiefluss erhöht sich durch das Loslassen und die Erleichterung des Körpers. Vielleicht spüren Sie diese Energie, die in den Füßen und Händen zirkuliert. Vielleicht spüren Sie auch eine wellenartige Energie im Bauchnabel. Die Sinne ziehen sich von außen nach innen zurück. Folgen Sie gedanklich Ihrem Atem. Spüren Sie die Schwere des Körpers und lassen Sie bewusst los, wenn Sie irgendwo eine Spannung spüren. Entspannende Instrumentalklänge können diesen Zustand verstärken. Verweilen Sie – solange es angenehm ist – in dem losgelösten Zustand von Yoga Nidra. Wenn Sie wieder *wach* werden möchten, kommen Sie gedanklich langsam zurück, indem Sie mindestens dreimal tief einatmen und lange ausatmen. Danach bewegen Sie mit geschlossenen Augen Finger und Füße und wecken den Körper sanft auf. Blinzeln Sie mit den Augen. Öffnen Sie die Augen und strecken Sie den Körper wie nach einer langen entspannten Nacht. Danach drehen Sie sich auf die Seite und bleiben in dieser Position noch ein wenig liegen, bis Ihnen danach ist, in den Sitz zu kommen und aufzustehen. Genießen Sie noch einen Moment den Zustand der Glückseligkeit!

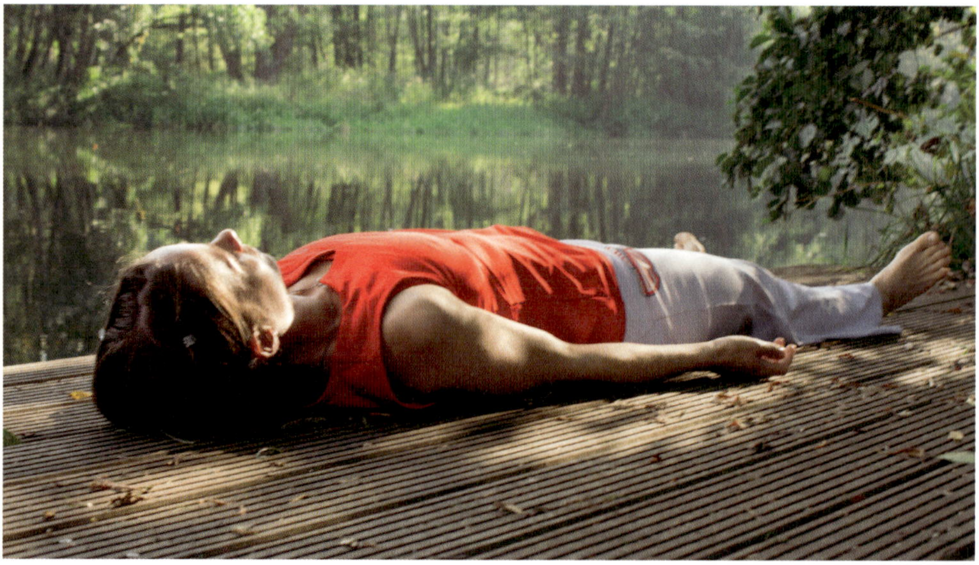

Schlusswort

Ein gesundes und aktives Leben ist ein Geschenk, das nicht immer von alleine ins Leben kommt. Mit dem Wissen um die genetischen Voraussetzungen haben Sie nun ein wichtiges Instrument an der Hand, um Ihrem Glück einen Schritt näher zu kommen. Die Vorbeugung von Krankheiten sollte immer ganzheitlich betrachtet und gelebt werden. Denken Sie bei einer Ernährungsumstellung nicht an Verzicht, sondern daran, Neuland zu entdecken. Neue Lebensmittel werden Ihre Aufmerksamkeit wecken und Schwung in den Alltag bringen. Auch die sportliche Betätigung in der richtigen Dosierung gehört zu einem bewegten Leben einfach dazu. Letztlich geht es darum, alles miteinander zu verbinden, daran Freude zu entwickeln und seinen eigenen Weg zu gehen. Seien Sie achtsam mit sich selbst. Ich wünsche Ihnen bei der Umsetzung viel Erfolg und Freude.

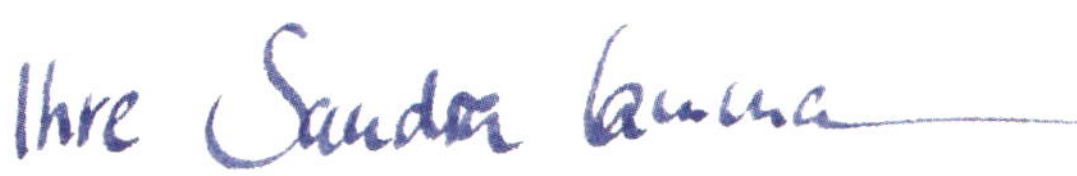

Anhang – Ernährungsumsetzung

Eine individuell angepasste Ernährung macht mindestens 70 Prozent der Gesundheit und Leistungsfähigkeit des Körpers aus. Oft fehlt jedoch die Motivation für eine radikale Ernährungsumstellung.

Die folgenden Vorschläge sind lediglich ein Anhaltspunkt. Versuchen Sie, mit der Umstellung Ihrer Ernährung wieder ein Gefühl für Ihren Körper zu bekommen: Welche Nahrungsmittel tun Ihrem Körper gut und welche nicht? Werden Sie Ihr eigener Beobachter! Wenn Sie aufgrund einer schweren Stoffwechselstörung oder Krankheit keine Erfolge mit diesen Ernährungstipps erzielen, können Sie Ihr Blut bei einem Arzt oder Heilpraktiker Ihres Vertrauens auf Nahrungsmittelunverträglichkeiten testen lassen. Lesen Sie dazu gerne noch einmal den Absatz *Antikörper: Polizisten im Einsatz.*

Allgemeine Regeln

Einheitlich für alle Blutgruppen gilt: Zu viele Kohlenhydrate sind ungesund, lassen den Blutzuckerspiegel in die Höhe schießen und das sorgt wiederum für eine Einlagerung von Fett ins große Depot des Körpers. Zu den schnell verwertbaren Kohlenhydraten werden Einfachzucker gezählt (Süßigkeiten, gezuckerte Fertignahrung), aber auch Obst und Gemüse wie Möhren und Kartoffeln. Dieses kohlenhydratreiche Gemüse und Obst sollte daher nicht mehr am Abend verzehrt werden, sondern morgens oder mittags in Maßen. Süßigkeiten sind in kleinen Mengen erlaubt. Die beste Strategie, um nicht zu viel aufzunehmen: Süßes nach dem Mittagessen verzehren, wenn der Magen voll ist. Ein kleines Stück Schokolade als Genuss wird sich nicht gleich wieder auf den Hüften niederlegen. Und für den Arbeitsplatz gilt: Besser keine Süßigkeiten in greifbarer Nähe aufbewahren!

Wochenweise zum Erfolg

Dieses Ernährungsprogramm sollte kontinuierlich, langsam und in mehreren Schritten umgesetzt werden. Nach wenigen Wochen werden Sie eine positive Veränderung spüren: mehr Energie, Ausdauer, Gewichtsverlust bei Übergewicht, Gewichtsaufbau bei Untergewicht, Leichtigkeit und eine positive Grundeinstellung zum Leben.

Fast alle Nahrungsmittel werden ab jetzt in einem natürlichen Zustand sein: frisch, ohne Zusatzstoffe, und möglichst aus biologischem Anbau.

Ernährungsplan anhand eines Kundenbeispiels für Blutgruppe A

Woche 1:

Der Körper soll schonend auf die neue Ernährung vorbereitet werden. In dieser Phase geht es deshalb darum, in kleinen Schritten Lebensmittel aus dem gewohnten Rhythmus durch andere zu ersetzen. Mein Tipp: Beginnen Sie zunächst mit der Reduktion von Fleischkonsum und essen stattdessen Fisch, viel Gemüse und Obst. Als Aufschnitt wählen Sie Käse aus Schaf oder Ziege und Antipasti. Zusätzlich trinken Sie viel Wasser ohne Kohlensäure, um die Entgiftung anzukurbeln.

Woche 2:

Nun geht es darum, die Änderungen aus Woche 1 beizubehalten. Außerdem können Sie probieren, Milch im Kaffee durch eine Alternative (Mandel, Hafer, Reis) zu ersetzen oder gegebenenfalls den Kaffee schwarz zu trinken. Versuchen Sie alle Milchprodukte wie Joghurt und Käse durch Ziege und Schaf zu ersetzen und insgesamt den Konsum von Milchprodukten zu reduzieren (insbesondere Sahne, Joghurt, Käse, Milchschokolade, Milchspeiseeis, etc.). Butter ist in der Regel besser verträglich und immer noch gesünder als Margarine, weil diese auf unnatürliche Weise hergestellt wird.

Woche 3:

Halten Sie die Ernährungsumstellungen von Woche 1 und 2 bei. An den Wochenenden darf ruhig *gesündigt* werden. Aber auch hier gilt: in Maßen und nicht in Massen essen. Von Montag bis Freitag ist dann wieder *Diät* angesagt. Essen Sie sich in dieser Phase satt mit allen Lebensmitteln, die gut verträglich sind und neutral wirken.

Woche 4:

Überdenken Sie Ihren Getreidekonsum – insbesondere Weizen, auf welches viele Menschen mit Bauchweh reagieren. Versuchen Sie alle Lebensmittel aus Weizen auszutauschen: Nudeln, Brot, Brötchen, keine Fertigsaucen mehr, keine weiterverarbeiteten Lebensmittel mit Weizenstärke, keine Seitanprodukte etc. Schmackhafte Dinkelnudeln gibt es in mehreren Varianten, Brot und Brötchen aus reinem Dinkel oder Roggen findet man bereits bei jedem deutschen Bäcker und sogar zum Aufbacken im Supermarkt. Selber herstellen ist allerdings noch besser, wenn es die Zeit erlaubt. Ein Hefeteig ist schnell angefertigt. Knäckebrot ist vom Stoffwechsel leichter zu verarbeiten als frische Backwaren (auch hier gibt es bereits viele Sorten ohne Weizen). Versuchen Sie mehr Kohlenhydrate aus Obst und Gemüse zu essen und bei den Fertignahrung und weiterverarbeiteten Lebensmitteln rigoros zu sparen. Bevor Sie Obst verzehren, wäre es ratsam, vorher ein paar eiweißreiche Nüsse zu essen, damit der Blutzuckerspiegel nicht zu sehr Achterbahn fährt.

Woche 5:

Jetzt heißt es: Am Ball bleiben und die neuen Essgewohnheiten von Woche 1–4 beizubehalten!

Woche 6:

Schlechte Laune gehört der Vergangenheit an – erst Recht in Bezug auf die Essensumstellung. Sicherlich sind ein paar neue Lebensmittel in den Müll gewandert, weil Sie Ihnen einfach nicht schmeckten. Das ist legitim und keine Schande. Dafür haben Sie neue Nahrungsquellen entdeckt, die Ihnen richtig gut tun und auch gut schmecken. Es fällt Ihnen nun leichter, die alten Lieblingsspeisen wegzulassen oder auswärts darauf zu verzichten. Deswegen geht es in dieser Woche um den Feinschliff. Schauen Sie ein weiteres spezielles Lebensmittel an, das Ihrer Blutgruppe schadet, wenn Sie es täglich zu sich nehmen. Verbannen Sie es von Ihrem Speiseplan (zum Beispiel Tomaten, Kartoffeln – schauen Sie in die Lebensmittelliste).

Woche 7:

Schauen Sie sich die restlichen Lebensmittel auf der Liste an, die Sie eigentlich nicht essen sollten, die aber ab und zu immer noch auf dem Teller landen und lassen auch diese weg. Bedienen Sie sich in erster Linie von den Lebensmitteln, die ihrem Körper und Geist richtig gut tun. Damit es nicht langweilig wird und Sie möglichst viele Vitamine und Mineralstoffe aufnehmen, denken Sie an die neutralen Lebensmittel. Das können auch Lebensmittel sein, die überhaupt nicht in der Liste auftauchen. Hier heißt es wieder: Essen und beobachten. Sie sind nun in einer Phase, in der die Umstellung langsam Spaß bringt. Werden Sie in der Küche kreativ, suchen Sie nach neuen Rezepten mit außergewöhnlichen Zutaten und backen Sie zum Beispiel Ihren ersten glutenfreien Kuchen aus Mandelmehl und dunkler Schokolade.

Woche 8 bis 10:

Blicken Sie zurück. Wie geht es Ihnen? Besser? Schlechter? Möchten Sie Ihre alten Essgewohnheiten zurück? Niemand wird Sie daran hindern, aber vielleicht geht es Ihnen nun so gut und Ihr Geschmack hat sich so sehr verändert, dass Sie nur noch hochwertige Lebensmittel essen möchten. Dann bleiben Sie guten Gewissens dabei. Lassen Sie die Zügel wieder etwas lockerer und essen auch einmal *Verbotenes*. Doch denken Sie daran, wenn sich alte Gewohnheiten einschleichen und es Ihnen mal nicht so gut geht, dass es vielleicht auch an der Ernährung liegen könnte. Dann ziehen Sie die Zügel wieder an. So einfach ist das!

Ich wünsche Ihnen einen starken Willen für die Umsetzung. Der Anfang ist schwer, aber der Erfolg wird Ihnen nach ein paar Wochen Flügel verleihen.

Noch ein paar praktische Tipps:

- Trinken Sie morgens nach dem Aufstehen ein Glas warmes Wasser mit frischer Zitrone oder Limette. Das regt die Verdauung an und entgiftet.
- Essen Sie immer ausreichend. Der Magen soll zu ¾ gefüllt sein. Also nicht papp-satt, aber zufrieden satt!
- Nehmen Sie täglich drei Hauptmahlzeiten zu sich und im Laufe des Vormittags einen kleinen Snack in Form von Nüssen/Obst. Drei Stunden vor dem Schlafengehen sollte nichts mehr verzehrt werden.
- Obst in Form einer Mahlzeit verzehren, damit der Blutzuckerspiegel nicht so rasch ansteigt.
- Trinken Sie täglich eineinhalb Liter Wasser, damit der Stoffwechsel in Schwung bleibt. Kaffee, Tee und Spirituosen sind Genussmittel!
- Behalten Sie Ihr aktives Bewegungsprogramm bei. Ausdauertraining wie Radfahren und zusätzlich Kräftigungsübungen. Viele Anregungen finden Sie in den zehnminütigen Übungsprogrammen dieses Buches.
- Das Mittag- und Abendessen besteht immer aus einem Anteil Eiweiß und einem Anteil Gemüse. Als Nachtisch wählen Sie eine Obstsorte. Und nach dem Mittag auch zum Beispiel ein Stück (oder zwei, oder drei – nur nicht eine ganze Tafel) dunkle Schokolade mit einem hohen Kakaoanteil! Verzichten Sie am Abend weitgehend auf Kohlenhydrate, damit die Fettverbrennung über Nacht auf Hochtouren läuft.
- Eier erhöhen nicht den Cholesterinspiegel. Sie haben eine hohe biologische Wertigkeit und sind für die meisten Menschen gesund. Mehr als vier pro Woche sollten es jedoch nicht sein. Sollten Sie Eier nicht vertragen, verzichten Sie natürlich darauf. Es gibt noch andere hochwertige Eiweißquellen für Ihren Körper.
- Alkohol ist (bis auf ein Glas Wein am Wochenende – Blutgruppe A) in den zehn Wochen tabu. Er belastet den Stoffwechsel, fördert den Fettaufbau und behindert den Fettabbau.
- Ihr täglicher Begleiter: ein Apfel und ungesalzene Nüsse – gegen Hungerast.
- Bei Einladungen wählen Sie Gemüse kombiniert mit einem Eiweiß wie Fisch. Verzichten Sie auf Nudeln, Kartoffeln, Reis oder Pizza, wenn Sie Gewicht verlieren möchten.

Der Bluttyp A

Beispiele für ein Frühstück:

- Dinkelbrot/Brötchen mit Belag aus der Nahrungsmittelliste
- Müsli: Getreideflocken(Hafer, Dinkel, Amaranth, Quinoa o.ä.) mit Obst und Nüssen. Dazu Mandel-, Hafer-, Reis- oder Sojamilch.
- Smoothie: Obst oder Gemüse im Mixer pürieren, Zwei Esslöffel Getreideflocken mit 50 ml Wasser oder Sojamilch im Mixer pürieren. Vorweg ein paar Nüsse essen.
- Omelett (nur ein bis zwei Mal pro Woche): Rühreier, gekochte Eier oder Spiegeleier von höchstens zwei Eiern. Dazu Knäckebrot und Obst oder Gemüse.
- Porridge: Getreideflocken mit Wasser aufkochen und mit Nüssen, Gewürzen und Obst nach Wunsch mit einem Milchprodukt (zum Beispiel aus Mandeln oder Soja) verfeinern.

Lebensmittel, die auf den Stoffwechsel des A-Typs aktivierend wirken:

Tierisches Eiweiss:

Zwei bis drei Mal pro Woche Fisch (Fleisch durch Fisch ersetzen): Lachs, Lachsforelle, Kabeljau, Makrele, Regenbogenforelle, Weinbergschnecken, Sardine, Seeteufel, Zackenbarsch oder gleich auf vegetarische Kost umstellen!

Sojakäse, Sojamilch

Öle und Fette:

Olivenöl: Ein Esslöffel pro Tag an Speisen oder Salat kann den Cholesterinspiegel senken

Leinsamenöl

Nüsse:

Eine gute alternative Eiweißquelle. Eine Handvoll täglich: Erdnüsse, Kürbiskerne

Bohnen und Hülsenfrüchte:

Adzukibohnen, Berglinsen, grüne Bohnen, grüne Linsen, rote Linsen, Pintobohnen, Sojabohnen

Getreideflocken/Müsli:

Amaranth, Buchweizen

Getreidewaren:

Essener Brot, Reiswaffeln.

Teigwaren aus:

Buchweizen, Hafermehl, Reismehl, Roggenmehl, Topinambur

Gemüse:

Artischocken, Brokkoli (viele Antioxidantien), Chicorée, Endivie, Kürbis, Zwiebel, Grünkohl, Kohlrabi, gelbe Rüben, Löwenzahn, Mangold, Merrettich, Möhren, Pastinaken, Porree, Romanasalat, weiße Rüben, Spinat, Tempeh, Tofu, Topinambur

Obst:

Ananas (fördert die Verdauung und steigert die Kalorienausnutzung), Aprikosen, Blaubeeren, Brombeeren, Dörrpflaumen, Feigen (frisch und getrocknet), Grapefruits, Kirschen, Pflaumen, Preiselbeeren, Kiwi

Säfte mit Wasser im Verhältnis 1 zu 3:

Ananassaft, Grapefruitsaft, Kirschsaft, Möhrensaft, Pflaumensaft, Selleriesaft, Wasser mit Zitrone

Gewürze und Kräuter (zur Stärkung des Immunsystems):

Ingwer (steigert die Produktion von Magensaft), Knoblauch, Melasse, Sojasauce, Tamari

Kräutertees:

Bockshornklee, Ginseng, Grüner Tee, Hagebutten, Ingwer, Johanniskraut, Kamille, Mariendistel, Echinacea

Getränke:

Bohnenkaffee (steigert die Produktion von Magensäure, trotzdem nicht zu viel, lieber nur drei Tassen pro Tag), grüner Tee, Rotwein (ein Glas hat eine positive Wirkung auf das Herzkreislaufsystem)

Neutrale Lebensmittel:

Tierisches Eiweiss:

Fleisch: Hähnchen oder Pute, Eier
Fisch: Stint, Stör, Weißbarsch, Wolfsbarsch
Milchprodukte: Schafskäse (Feta), Schafsjoghurt, Ziegenkäse, Ziegenjoghurt, Ziegenfrischkäse, Mozzarella

Öle und Fette:

Rapsöl

Nüsse und Samen:

Haselnüsse, Macadamia, Mandeln, Pinienkerne, Sesam, Sonnenblumenkerne, Walnüsse

Hülsenfrüchte:

dicke Bohnen, grüne Erbsen, weiße Bohnen, Zuckerschoten

Getreide:

Dinkel, Gerste, Hafer, glutenfreies Brot, Roggen, Vollreis, Quinoa, Basmatireis, Wildreis

Getreideflocken/Müsli: Dinkel, Hafer, Kamut, Mais, Puffhirse, Reisflocken

Gemüse:

Algen, Austernpilze, Avocado, Bambussprossen, Blumenkohl, Fenchel, Brunnenkresse, Champignons, Eisbergsalat, Gurken, Kopfsalat, Mais, Mungbohnen, Oliven (grün), Pak-Choi, Radicchio, Radieschen, Rettich, Rosenkohl, Schalotten, Spargel, Staudensellerie, Zucchini

Obst:

Äpfel, Birnen, Datteln, Erdbeeren, Granatäpfel, Guaven, Himbeeren, Holunderbeeren, Johannisbeeren (rot und schwarz), Kaktusfeigen, Kiwis, Kumquats, Limetten, Nektarinen, Pfirsiche, Rosinen, Stachelbeeren, Sternfrucht, Wassermelonen, Weintrauben, Zitronen

Säfte und Getränke:

Apfelmost, Apfelsaft, Traubensaft, Gemüsesaft: Gurkensaft, Preiselbeersaft, Weißwein

Gewürze und Kräuter:

Ahornsirup, Anis, Basilikum, Bohnenkraut, Carob, Curry, Dill, Estragon, Gewürznelken, grüne Minze, Honig, Kardamom, Kerbel, Kombualgen, Koriander, Kreuzkümmel, Kümmel, Kurkuma, Lorbeerblatt, Maissirup, Maisstärke, Majoran, Meerrettich, Muskat, Naturreissirup, Nelkenpfeffer, Oregano, Paprika, Petersilie, Pfefferminze, Piment, Rosmarin, Rotalge, Safran, Salbei, Salz, Schnittlauch, Senf, Thymian, Vanille, Weinstein, Zimt, Zuckerrohrsaft, Gelbwurz, grüne Minze, Helmkraut, Himbeerblätter, Holunder, Hopfen, Lindenblüten, Löwenzahn, Pfefferminze, Salbei, Schafgarbe, Süßholzwurzel, Maulbeere, Kamille

Lebensmittel, die vermieden werden sollten:

Tierisches Eiweiss:

Fleisch: Kalb, Lamm, Rind, Schwein, Wachtel, Wild, Gans, Ente
Fisch: Aal, Austern, Garnelen, Heilbutt, Hering, Hummer, Jakobsmuscheln, Tintenfisch, Kaviar, Krabben, Räucherlachs, Seezunge

Ganz verzichten auf: Schinken, Würstchen, Aufschnitt (enthält Nitrate, die bei Menschen mit geringer Magensäure Magenkrebs fördern können) sowie alle Kuhmilchprodukte (hemmen den Stoffwechsel, begünstigen die Schleimbildung)

Öle:

Distelöl, Maiskeimöl, Sesamöl

Nüsse und Samen:

Cashewnüsse, Paranüsse, Pistazien

Hülsenfrüchte:

Kichererbsen, Kidneybohnen (führen zu einer verminderten Insulinproduktion und damit der Einspeicherung von Fett, verlangsamen den Stoffwechsel), Limabohnen, rote Bohnen

Getreide:

Weizen

Teigwaren aus Weizen (Weizen bildet sehr viele Säuren / Säure-Basen-Gleichgewicht im Muskelgewebe, hemmt die Wirksamkeit von Insulin und die Kalorienausnutzung)

Gemüse:

Auberginen, Chilischoten, Chinakohl, Kartoffeln, Oliven (schwarz), Paprikaschoten (grün, gelb, rot), Rotkohl, Süßkartoffeln, Tomaten, Weißkohl, Yamswurzel

Obst:

Bananen, Honigmelonen (schwer verdaulich), Kantalupmelonen (schwer verdaulich), Kochbananen, Kokosnüsse, Mandarinen, Mangos, Orangen (reizen den Magen/Schleimhaut und stören zum Teil die Resorption wichtiger Mineralien), Papayas, Rhabarber

Säfte und Getränke:

Orangensaft, Papayasaft, Tomatensaft, Bier, Cola, Diätlimonade, Mineralwasser (mit Kohlensäure), schwarzer Tee

Gewürze und Kräuter:

Apfelessig, Balsamico-Essig, Cayennpfeffer, Chilis (rot), Gelatine, Kapern, Pfeffer (schwarz und weiß), Rotweinessig, Weißweinessig, Wintergrün

Der Bluttyp 0

Beispiele für ein Frühstück:

- Obstsalat mit Nüssen
- Glutenfreies Brot (ohne Mais) mit eiweißreichem Aufstrich aus der Nahrungsmittelliste
- Omelett mit Gemüse
- Ziegenjoghurt und Nüsse
- Frischer Smoothie aus Obst und Gemüse

Lebensmittel, die den Stoffwechsel des Bluttyps 0 aktivieren:

- Algen (enthalten Jod für die Produktion des Schilddrüsenhormons)
- Fisch und Meeresfrüchte
- Leber (als Vitamin-B-Quelle)
- Rotes Fleisch (aktiviert den Stoffwechsel)
- Grünkohl, Spinat und Brokkoli (aktiviert den Stoffwechsel)

Ausserdem sehr gesund wirken:

Tierisches Eiweiss:

Fleisch: Lamm, Rind, Hammel, Wild,
Fisch: Hecht, Heilbutt, frischer Hering, Kabeljau, Lachs, Makrele, Regenbogenforelle, Roter Schnapper, Sardine, Schwertfisch, Seehecht, Seezunge, Stör, Streifenbarsch, Weißfisch, Flussbarsch

Öle und Fette:

Leinsamenöl, Olivenöl

Nüsse und Samen:

Kürbiskerne, Walnüsse

Bohnen und Hülsenfrüchte:

Adzukibohnen, Augenbohnen, Pintobohnen

Gemüse:

Algen, Artischocken, Brokkoli, Chicorée, Eskarol, Gartenkürbis, Gemüsezwiebeln, Grünkohl, Kohlrabi, Löwenzahn, Mangold, Paprika, Pastinaken, Porree, Römischer Salat, Rübengrün, Spinat, Süßkartoffeln, weiße Rüben, Topinambur, Zwiebeln

Obst:

Frische und getrocknete Feigen, Pflaumen

Säfte und Getränke:

Ananassaft, Kirschsaft (Schwarzkirschen), Pflaumensaft, Mineralwasser ohne Kohlensäure

Kräuter und Gewürze:

Carob, Cayennepfeffer, Curry, Kurkuma, Petersilie, Rotalge

Neutral auf den Körper wirken:

Tierisches Eiweiß:

Fleisch: Ente, Fasan, Huhn, Kaninchen, Truthahn, Pute, Wachtel,
Fisch: Aal, Austern, Fächerfisch, Flusskrebse, Garnelen, Hai, Hechtbarsch, Hummer, Karpfen, Krabben, Jakobsmuscheln, Tintenfisch, Lachsforelle, Meerbrassen, Miesmuscheln, Rotbarsch, Sardellen, Schellfisch, Seebarsch, Seeteufel, Stint, Venusmuscheln, Weinbergschnecken, Weißstör, Wolfsbarsch, Zackenbarsch,
Milchprodukte: Butter, Mozzarella, Schafskäse, Ziegenkäse

Fette und Öle:

Dorschleberöl (Lebertran), Rapsöl, Sesamöl

Nüsse und Samen:

Esskastanien, Haselnüsse, Macadamianüsse, Mandeln, Pekannüsse, Pinienkerne, Sesamsamen, Sonnenblumenkerne

Hülsenfrüchte:

Dicke Bohnen, Grüne Bohnen, Grüne Erbsen, Kichererbsen, Limabohnen, Puffbohnen, Rote Bohnen, Schwarze Bohnen, Sojabohnen, weiße Bohnen, Zuckerschoten

Getreide:

Amaranth, Buchweizen, Dinkel, Gerste, Kamut, Hirse, Roggen, Soja, Vollreis, Gerste, Quinoa (ist eigentlich kein Getreide, sondern Samen)

Gemüse:

Abalonepilze, Austernpilze, Bambussprossen, Brunnenkresse, Champignons, Chilischoten, Rettich, Eisbergsalat, Endivien, Fenchel, Frühlingszwiebeln, gelbe Kohlrüben, Gurken, Kopfsalat, Melonenkürbis, Möhren, Mungbohnensprossen, grüne Oliven, Pak-choi, Radicchio, Radieschen, Rettichsprossen, Rote Rüben, Rucola, Schalotten, Spargel, Staudensellerie, Steckrüben, Tempeh, Tomaten, Yamswurzel, Zucchini

Obst:

Äpfel, Ananas, Birnen, Blaubeeren, Boysenbeeren, Datteln, Aprikosen, Bananen, Granatäpfel, Grapefruits, Guaven, Himbeeren, Holunderbeeren, Johannisbeeren rot und schwarz, Kaktusfeige, Kirschen, Kiwis, Kumquats, Limetten, Loganbeeren, Mangos, Nektarinen, Papayas, Persimonen, Pfirsiche, Preiselbeeren, Rosinen, Stachelbeeren, Sternfrucht, Wassermelonen, Weintrauben, Wintermelonen, Zitronen

Säfte und Getränke:

Aprikosensaft, Gemüsesaft von bekömmlichen Sorten, Grapefruitsaft, Gurkensaft, Möhrensaft, Papayasaft, Preiselbeersaft, Selleriesaft, Tomatensaft mit Zitrone, Traubensaft, Bier, grüner Tee, Rotwein, Weißwein

Kräuter und Gewürze:

Agar-Agar, Ahornsirup, Anis, Basilikum, Bergamottöl, Bohnenkraut, Chilis, Dill, Estragon, Gelatine, Gerstenmalz, Gewürznelke, grüne Minze, Honig, Ingwer, Kardamom, Kerbel, Knoblauch, Koriander, Kreuzkümmel, Lorbeerblatt, Majoran, Mandelöl, Meerrettich, Melasse, Miso, Naturreissirup, Nelkenpfeffer, Paprikapulver, Pfefferkörner, Pfefferminze, Piment, Reissirup, Rosmarin, Safran, Salbei, Salz, Schnittlauch, Senfpulver, Sojasauce, Tamari, Tamarinde, Tapioka, Thymian, Weinstein, weißer und brauner Zucker, Zuckerrohrsaft

Zu vermeiden sind folgende Lebensmittel:

Tierisches Eiweiss:

Fleisch: Gans, Schinken, Schwein, Speck
Fisch: Barrakuda, marinierter Hering, Katzenfisch, Wels, Kaviar, Krake, Meerschnecken, Räucherlachs
Milchprodukte: Blauschimmelkäse, Brie, Buttermilch, Camembert, Cheddar, Edamer, Emmentaler, Fettarme Milch, Frischkäse, Gouda, Hüttenkäse, Joghurt, Kefir, Magermilch, Molke, Parmesan, Ricotta, Schmelzkäse, Speiseeis, Vollmilch, Ziegenmilch

Öle und Fette:

Distelöl, Erdnussöl, Maiskeimöl

Nüsse und Samen:

Cashewnüsse, Erdnüsse, Mohnsamen, Paranüsse, Pistazien

Bohnen und Hülsenfrüchte:

Berglinsen, grüne Linsen, Kidneybohnen, Perlbohnen, rote Linsen

Getreide:

Weizen, Hafer, Mais, Bulgur, Couscous, glutenhaltiges Mehl

Gemüse:

Alfalfasprossen, Auberginen, Avocados, Blumenkohl, Chinakohl, Kartoffeln, Mais, schwarze Oliven, Rosenkohl, Rotkohl, Senfkohlblätter, Shiitakepilze, Weißkohl

Obst:

Brombeeren, Erdbeeren, Honigmelonen, Kantalupmelonen, Kochbananen, Kokosnüsse, Litschis, Mandarinen, Orangen, Rhabarber

Säfte und Getränke:

Apfelmost, Apfelsaft, Kohlsaft, Orangensaft, Bohnenkaffee, Cola, schwarzer Tee, hochprozentiger Alkohol

Kräuter und Gewürze:

Apfelessig, Balsamico-Essig, Kapern, Maisstärke und Maissirup, Muskatnuss, Pfeffer (schwarz und weiß gemahlen), Rotweinessig, Vanille, Weißweinessig, Zimt

Der Bluttyp B

Beispiele für ein Frühstück:

- Essener Brot mit Kräuterfrischkäse und ein gekochtes Ei
- Müsli mit Banane und Magermilch
- Joghurt mit Müsli und Walnüssen

Lebensmittel, die den Stoffwechsel aktivieren:

- Blattgemüse
- Fettarmes Fleisch (vorzugsweise Lamm, Hammel oder Kaninchen)
- Leber
- Eier
- Fettarme Milchprodukte
- Süßholztee

Außerdem sehr gesund wirken:

Tierisches Eiweiss:

Fleisch: Hammel, Kaninchen, Lamm, Wild

Fisch: Hecht, Heilbutt, Kabeljau, Makrele, Lachsforelle, Kaviar, Meerbrassen, Goldbarsch, Sardine, Schellfisch, Seehecht, Seeteufel, Stör, Zackenbarsch
Milchprodukte: Farmerkäse, fettarme Milch, Hüttenkäse, Joghurt, Kefir, Magermilch, Mozzarella, Ricotta, Schafskäse, Ziegenkäse, Ziegenmilch

Fette und Öle:

Olivenöl

Hülsenfrüchte:

Kideneybohnen, Limabohnen, Perlbohnen

Getreide:

Dinkel, Hafer, Hirse, Reis

Gemüse:

Auberginen, Blumenkohl, Brokkoli, Chilischoten, Chinakohl, Grünkohl, Möhren, Paprika, Pastinaken, Rosenkohl, Rote Rüben, Rotkohl, Rübengrün, Senfkohlblätter, Shiitakepilze, Süßkartoffeln, Weißkohl, Yamswurzel

Obst:

Ananas, Bananen, Papayas, Pflaumen, Preiselbeeren, Weintrauben

Säfte und Getränke:

Ananassaft, Kohlsaft, Papayasaft, Preiselbeersaft, Traubensaft, grüner Tee

Kräuter und Gewürze:

Cayennepfeffer, Curry, Ingwer, Meerrettich, Petersilie
Ginseng, Hagebutte, Himbeerblätter, Pfefferminze, Salbei, Süßholzwurzel (Dosierung nach Rücksprache mit einem Arzt)

Neutral auf den Körper wirken:

Tierisches Eiweiss:

Fleisch: Büffel, Fasan, Kalb, Leber, Rind, Truthahn, Pute
Fisch: Blaufisch, Fächerfisch, Flussbarsch, Hai, frischer und marinierter Hering, Jakobsmuscheln, Tintenfisch, Karpfen, Steinbeißer, Wels, Lachs, Regenbogenforelle, Roter Schnapper, Schnappbarsch, Schwertfisch, Seebarsch, Stint, Weißbarsch
Milchprodukte: Brie, Butter, Buttermilch, Camembert, Cheddar, Colby, Edamer, Emmentaler, Frischkäse, Gouda, Molke, Parmesan, Vollmilch

Sojakäse, Sojamilch, Sorbet

Fette und Öle:

Dorschleberöl (Lebertran)
Leinsamenöl

Nüsse und Samen:

Esskastanien, Macadamianüsse, Mandeln, Paranüsse, Pekannüsse, Walnüsse

Hülsenfrüchte:

Cannellinobohnen, Dicke Bohnen, Grüne Bohnen, Grüne Erbsen, Puffbohnen, Rote Bohnen, Sojabohnen, Weiße Bohnen, Zuckerschoten

Getreide:

Glutenfreies Brot, Dinkel, Soja, Quinoa (Samen)

Gemüse:

Abalonepilze, Alfalfasprossen, Algen, Austernpilze, Bambussprossen, Brunnenkresse, Champignons, Chicorée, Daikon (japanischer Rettich), Eisbergsalat, Endivie, Enokipilze, Eskarol (Winterendivie), Fenchel, Frühlingszwiebeln, Gelbe Kohlrübe, Gemüsezwiebeln, Gurken, Kartoffeln, Kohlrabi, Kopfsalat, Löwenzahn, Mangold, Meerrettich, Melonenkürbis, Pak-Choi, Porree, Radicchio, Römischer Salat, Rucola, Schalotten, Spargel, Spinat, Staudensellerie, Weiße Rüben, Zucchini, Zwiebeln

Obst:

Äpfel, Aprikosen, Birnen, Blaubeeren, Boysenbeeren, Brombeeren, Datteln, Dörpflaumen, Erdbeeren, frische und getrocknete Feigen, Grapefruits, Guaven, Himbeeren, Holunderbeeren, Honigmelonen, Johannisbeeren, Kantalupmelonen, Kirschen, Kiwis, Kochbananen, Kumquats, Limetten, Litschis, Loganbeeren, Mandarinen, Mangos, Nektarinen, Orangen, Pfirsiche, Rosinen, Stachelbeeren, Wassermelonen, Wintermelonen, Zitronen

Säfte und Getränke:

Apfelmost, Apfelsaft, Aprikosensaft, Gemüsesaft (von bekömmlichen Sorten), Grapefruitsaft, Gurkensaft, Kirschsaft, Möhrensaft, Orangensaft, Pflaumensaft, Selleriesaft, Wasser (mit Zitrone), Bier, Bohnenkaffee, Rotwein, Weißwein, schwarzer Tee

Kräuter und Gewürze:

Agar-Agar, Ahornsirup, Anis, Apfelessig, Balsamico, Basilikum, Bergamottöl, Bohnenkraut, Carob, Chilis (rot), Dill, Estragon, Gewürznelken, Grüne Minze, Honig, Kapern, Kardamom, Kerbel, Knoblauch, Kombualgen, Koriander, Kreuzkümmel, Kümmel, Kurkuma

Baldrian, Alfalfa, Eisenkraut, Erdbeerblatt, Große Klette, Holunder, Johanniskraut, Kamille, Katzenminze, Krauser Ampfer, Löwenzahn, Maulbeere, Rotulmenrinde, Sarsapille, Schafgarbe, Sonnenhut, Thymian, Vogelmiere, Weißbirke, Weißdorn, Weißeichenrinde, Lorbeerblätter, Majoran, Melasse, Minze, Miso, Muskat, Oregano, Paprikapulver, Pfefferminze, Piment, Rosmarin, Rotalge, Rotweinessig, Safran, Salbei, Salz, Schnittlauch, Senfpulver, Sojasauce, Tamari, Tamarinde, Thymian, Vanille, Weinstein, Weißweinessig, weißer und brauner Zucker

Zu vermeiden sind folgende Lebensmittel:

Tierisches Eiweiss:

Fleisch: Ente, Gans, Herz, Huhn, Rebhuhn, Schinken, Schwein, Speck, Wachtel
Fisch: Aal, Austern, Barrakuda, Flusskrebse, Garnelen, Gelbschwanz, Hummer, Krabben, Krake, Meerschnecken, Miesmuscheln, Räucherlachs, Sardellen, Sonnenfisch, Streifenbarsch, Venusmuscheln, Weinbergschnecken, Weißstör, Wolfsbarsch
Milchprodukte: Blauschimmelkäse, Schmelzkäse

Fette und Öle:

Baumwollsaatöl, Distelöl, Erdnussöl, Maiskeimöl, Rapsöl, Sesamöl, Sonnenblumenöl

Nüsse und Samen:

Cashewnüsse, Erdnüsse, Haselnüsse, Kürbiskerne, Mohnsamen, Pinienkerne, Pistazien, Sesamsamen, Sonnenblumenkerne

Hülsenfrüchte:

Adzukibohnen, Augenbohnen, Berglinsen, Grüne Linsen, Kichererbsen, Pintobohnen, Rote Linsen, Schwarze Bohnen

Getreide:

Mais, Buchweizen, Gerste, Kamut, Roggen, Weizen, Topinambur, wilder Reis

Gemüse:

Artischocken, Avocados, Gartenkürbis, Mais (gelb und weiß), Mungbohnensprossen, schwarze und grüne Oliven, Radieschen, Rettich, Rettichsprossen, Tempeh, Tofu, Tomaten, Topinambur

Obst:

Granatäpfel, Kaktusfeigen, Kokosnüsse, Persimonen, Rhabarber, Sternfrucht

SÄFTE UND GETRÄNKE:

Tomatensaft, Cola, Limonade, Mineralwasser, hochprozentiger Alkohol

KRÄUTER UND GEWÜRZE:

Gelatine, Gerstenmalz, Maissirup, Maisstärke, Nelkenpfeffer, schwarzer und weißer Pfeffer, Tapioka, Zimt

Aloe, Bockshornklee, Enzian, Gelbwurz, Hopfen, Huflattich, Lindenblüten, Rotklee, Sennesblätter

Der Bluttyp AB

BEISPIELE FÜR EIN FRÜHSTÜCK FÜR DEN AB-TYP:

- Essener Brot mit Joghurtaufstrich und frischen Kräutern, ein gekochtes Ei
- Müsli mit Sojamilch, Walnüssen und Trockenfrüchten
- Omelett/Rührei und Obstsalat, eine Handvoll Nüsse

LEBENSMITTEL, DIE DEN STOFFWECHSEL DES AB-TYPS AKTIVIEREN:

- Tofu
- Fisch und Meeresfrüchte
- Eventuell Milchprodukte (ausprobieren)
- Grünes Gemüse
- Kombualgen
- Ananas

AUSSERDEM SEHR GESUND WIRKEN:

TIERISCHES EIWEISS:

Fleisch: Hammel, Kaninchen, Lamm und Pute
Fisch: Alse, Fächerfisch, Hecht, Hechtbarsch, Kabeljau, Lachsforelle, Makrele, Meerbrassen, Regenbogenforelle, Rotbarsch, Roter Schnapper, Sardine, Seehecht, Seeteufel, Stör, Weinbergschnecken, Zackenbarsch
Milchprodukte: Farmerkäse, Hüttenkäse, Joghurt, Kefir, Mozzarella, Ricotta, saure Sahne, Schafskäse, Ziegenkäse, Ziegenmilch

ÖLE UND FETTE:

Olivenöl

NÜSSE UND SAMEN:

Erdnüsse, Esskastanien, Walnüsse

Hülsenfrüchte und Bohnen
Grüne Linsen, Perlbohnen, Pintobohnen, Rote Bohnen, Sojabohnen

Getreide:

Dinkel, Hafer, Hirse, Reis, Roggen

Gemüse:

Alfalfasprossen, Auberginen, Blumenkohl, Brokkoli, Grünkohl, Gurken, Löwenzahn, Maitakepilze, Pastinaken, Rote Rüben, Rübengrün, Senfkohlblätter, Staudensellerie, Süßkartoffeln, Tempeh, Tofu, Yamswurzel

Obst:

Ananas, frische und getrocknete Feigen, Grapefruits, Kirschen, Kiwis, Loganbeeren, Pflaumen, Preiselbeeren, Stachelbeeren, Weintrauben, Zitronen

Säfte und Getränke:

Kirschsaft, Kohlsaft, Möhrensaft, Papayasaft, Preiselbeersaft, Selleriesaft, Traubensaft
Bohnenkaffee, Grüner Tee

Kräuter und Gewürze:

Curry, Knoblauch, Meerrettich, Miso, Petersilie, Alfalfa, Erdbeerblätter, Ginseng, Große Klette, Hagebutte, Ingwer, Kamille, Sonnenhut, Süßholzwurzel (nach Rücksprache mit einem Arzt)

Neutral auf den Körper wirken:

Tierisches Eiweiss:

Fleisch: Fasan, Leber
Fisch: Barramunda, Blaufisch, Flussbarsch, Hai, frischer Hering, Jakobsmuscheln, Tintenfisch, Karpfen, Katzenfisch, Kaviar, Lachs, Miesmuscheln, Schnappbarsch, Schwertfisch, Seebarsch, Stint, Weißbarsch, Weißfisch, Ziegelfisch
Milchprodukte: Cheddar, Edamer, Emmentaler, fettarme Milch, Frischkäse, Gouda, Magermilch, Molke, Schmelzkäse

Sojakäse, Sojamilch

Öle und Fette:

Dorschleberöl, Erdnussöl, Leinsamenöl, Rapsöl

Nüsse und Samen:

Cashewnüsse, Macadamianüsse, Mandeln, Paranüsse, Pinienkerne, Pistazien
Hülsenfrüchte und Bohnen

Berglinsen, Grüne Bohnen, Grüne Erbsen, Puffbohnen, rote Linsen, weiße Bohnen, Zuckerschoten

Getreide:

Amaranth, Gerste, Reis, Soja, Weizen, Quinoa (Samen)

Gemüse:

Abalonepilze, Algen, Bambussprossen, Brunnenkresse, Champignons, Chicorée, Chinakohl, Japanischer Rettich, Eisbergsalat, Endivie, Enokipilze, Eskarol, Fenchel, Frühlingszwiebel, Gartenkürbis, Gemüsezwiebel, Gelbe Kohlrüben, Kartoffeln, Kohlrabi, Kopfsalat, Mangold, Meerrettich, Melonenkürbis, Möhren, grüne Oliven, Pak-Choi, Porree, Radicchio, Römischer Salat, Rosenkohl, Rotkohl, Rucola, Schalotten, Shiitakepilze, Spargel, Spinat, Tomaten, Wasserkastanie, weiße Rüben, Weißkohl, Zucchini, Zwiebeln

Obst:

Äpfel, Aprikosen, Birnen, Blaubeeren, Boysenbeeren, Brombeeren, Datteln, Dörrpflaumen, Erdbeeren, Himbeeren, Holunderbeeren, Honigmelonen, Johannisbeeren, Kantalupmelonen, Kochbananen, Kumquats, Limetten, Litschis, Mandarinen, Rosinen, Wassermelonen, Wintermelonen, Nektarinen, Papayas, Pfirsiche

Saft und Getränke:

Ananassaft, Apfelmost, Apfelsaft, Aprikosensaft, Gemüsesaft (von bekömmlichen Gemüsesorten), Grapefruitsaft, Gurkensaft, Pflaumensaft, Wasser (mit Zitrone), Bier, Mineralwasser, Rotwein, Weißwein

Kräuter und Gewürze:

Agar-Agar, Ahornsirup, Apfelessig, Balsamico, Basilikum, Bergamottöl, Bohnenkraut, Carob, Dill, Estragon, Gewürznelke, Grüne Minze, Honig, Kardamom, Kerbel, Kombualgen, Koriander, Kreuzkümmel, Kurkuma, Lorbeerblatt, Majoran, Melasse, Minze, Muskatnuss, Naturreissirup, Paprikapulver, Pfefferminze, Piment, Rosamarin, Rotalge, Rotweinessig, Safran, Salbei, Salz, Schnittlauch, Senfpulver, Sojasauce, Tamari, Tamarinde, Thymian, Vanille, Weinstein, Zimt, brauner und weißer Zucker, Baldrian, Chilis, Eisenkraut, Gelbwurz, Himbeerblätter, Holunder, Johanniskraut, Katzenminze, Krauser Ampfer, Löwenzahn, Maulbeere, Petersilie, Pfefferminze, Rotulmenrinde, Salbei, Sarsaparille, Schafgarbe, Thymian, Vogelmiere, Weißbirke, weißer Andorn

Zu vermeiden sind folgende Lebensmittel:

Tierisches Eiweiss:

Fleisch: Büffel, Ente, Gans, Herz, Huhn, Kalb, Rebhuhn, Rind, Schwein, Wachtel, Wild

Fisch: Aal, Austern, Barracuda, Flusskrebse, Garnelen, Heilbutt, marinierter Hering, Hummer, Krabben, Krake, Meerschnecken, Räucherlachs, Sardellen, Schellfisch, Seezunge, Sonnenfisch, Streifenbarsch, Venusmuscheln, Weißstör, Wolfsbarsch
Milchprodukte: Blauschimmelkäse, Brie, Butter, Buttermilch, Camembert, Parmesan, Speiseeis, Vollmilch

Öle und Fette:

Baumwollsaatöl, Distelöl, Maiskeimöl, Sesamöl, Sonnenblumenöl

Nüsse und Samen:

Haselnüsse, Kürbiskerne, Mohnsamen, Sesam, Sonnenblumenkerne

Hülsenfrüchte und Bohnen:

Adzukibohnen, Augenbohnen, Dicke Bohnen, Kichererbsen, Kidneybohnen, Limabohnen, Schwarze Bohnen

Getreide:

Buchweizen, Kamut, Mais

Gemüse:

Artischocken, Avocados, Chilischoten, Mais (gelb und weiß), Mungbohnensprossen, schwarze Oliven, Paprikaschoten, Radieschen, Rettich, Topinambur

Obst:

Bananen, Granatäpfel, Guaven, Kaktusfeigen, Kokosnüsse, Mangos, Orangen, Persimonen, Rhabarber, Sternfrucht

Saft und Getränke:

Orangensaft, Cola, Limonade, schwarzer Tee, hochprozentiger Alkohol

Kräuter und Gewürze:

Anis, Cayennepfeffer, Chilis (rot), Gelatine, Gerstenmalz, Kapern, Maissirup, Maisstärke, Mandelöl, Nelkenpfeffer, schwarzer und weißer Pfeffer, Tapioka, Weißweinessig, Aloe, Bockshornklee, Enzian, Helmkraut, Hirtentäschel, Hopfen, Huflattich, Königskerze, Lindenblüten, Maisgriffel, Rhabarber, Rotklee, Sennesblätter

Danksagungen

Mein Dank geht an all die Menschen, die an diesem Buch mitgewirkt haben: Meine Familie, meine Freunde, meine Geschäftspartner und meine Kunden, die ich seit vielen Jahren sportlich begleiten darf. Einige von ihnen haben dieses Buch mit ihren individuellen Lebensgeschichten gefüllt. Ein besonderer Dank geht an Lutz und Barbara, die das Lektorat und Korrektorat übernommen haben. Ihr habt für mich sehr viel Zeit geopfert und mit eurem anschließenden Sporteifer gezeigt, dass dieses Buch seine Wirkung nicht verfehlt. Ein weiterer Dank geht an Catherine Artzt von der Firma Artzt Vitality. Frau Artzt hat mich mit dem AeroSlingTrainer für die Fotoproduktion zum Thema *Der Netzwerker in der Schlinge* ausgestattet. Danke Sarah Muthig, dass du dir Zeit für mich genommen hast. Durch deinen einzigartigen Fotoblick sind tolle Bilder für die Praxisübungen entstanden. Das Trampolinworkout für den A-Typ ist im KraftWerk (Finest Boulder Lounge Lüneburg) entstanden. Die beiden Seniorgeschäftsführer Elke und Andreas sind seit 15 Jahren treue Yogateilnehmer meiner Stunden. Danke Ihr Lieben – es ist schön, dass es euch gibt!

Über die Autorin

Ich bin Sportwissenschaftlerin, freie Journalistin und Mutter von zwei Kindern.

Schreiben ist meine Leidenschaft: Gesundheitsthemen wie ein schmerzfreier Körper, präventive Ernährung und das Aufbauen eines starken Immunsystems sind zentrale Themen meiner Arbeit.

Weitere Informationen erhalten Sie auf:
www.sandracammann.de

Für Fragen und Anregungen:
sandracammann@web.de

Sandra Cammann
Sonninstraße 13
D-21339 Lüneburg

Tel.: 04131-7064011

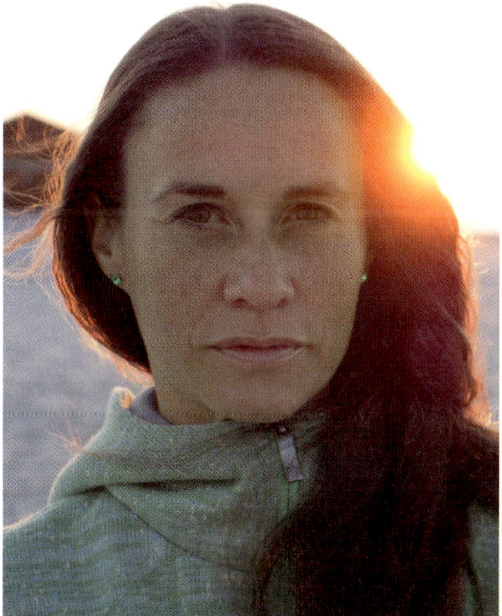

Fotonachweise

Coverbild: Schulzentrum Oedeme, Foto: Henning Cammann
Blutgruppe 0: Sonninstraße in Lüneburg, Foto: Henning Cammann
Blutgruppe A: Kreidebergsee in Lüneburg, Foto: Sarah Muthig
Herz über Kopf: Sonninstraße in Lüneburg, Foto: Sarah Muthig
Blutgruppe B: Kreidebergsee in Lüneburg, Foto: Sarah Muthig
Harmonischer Stress: Sonninstraße in Lüneburg, Foto: Henning Cammann
Muskelzuckungen durch Magnesiummangel: Universität Lüneburg, Foto: Henning Cammann
Blutgruppe AB: Salztherme Lüneburg, Foto: Henning Cammann
Der genetisch vererbte Mischtyp: Rote Schleuse in Lüneburg, Foto: Henning Cammann
Welcher Sport passt zu mir? KraftWerk Lüneburg, Foto: Sarah Muthig
Aller Anfang ist schwer: Universität Lüneburg, Foto: Henning Cammann
Bisschen sauer macht fit: Sporthalle Grundschule Adendorf, Foto: Henning Cammann
Der Weg ist das Ziel: Laufen im Wilschenbrucher Wald Lüneburg, Fotos: Henning Cammann
Zeit der Stille: Kalkberg Lüneburg, Foto: Henning Cammann
Der siegreiche Kriegeratem: Yoga am Kalkberg Lüneburg, Fotos: Henning Cammann
Das moderne Kriegerworkout: Functional Fitness am Schulzentrum Oedeme, Fotos: Henning Cammann
Völlig von der Rolle: Faszientraining am Schulzentrum Oedeme, Fotos: Henning Cammann
Der Drahtesel als Zufluchtsort: Fahrrad im eigenen Garten/Lüneburg, Foto: Henning Cammann
Schwungvolles Schwitzen: Minitrampolin im KraftWerk Lüneburg, Fotos: Sarah Muthig
Bewegte Meditation: Gehmeditation an der Illmenau Lüneburg, Fotos: Henning Cammann
Natürlich Bauch: Herzübungen am Kreidebergsee Lüneburg, Fotos: Sarah Muthig
Schwerelos eintauchen: Aquacycling in der Salztherme Lüneburg, Foto: Henning Cammann
Ein lieber Gruß an die Sonne: Yoga am Kreidebergsee Lüneburg, Fotos: Sarah Muthig
Der Netzwerker in der Schlinge: Schlingentraining im eigenen Garten/Lüneburg, Fotos: Sarah Muthig
Bahn frei für Meridianstretching: Meridianübungen auf dem Steg des Ruderclubs an der Illmenau in Lüneburg, Fotos: Henning Cammann
Portrait: Henning Cammann

Nachtrag

Eine Literaturliste erhalten Sie auf Wunsch beim Verfasser.